本书为浙江省哲学社会科学一般规划项目“社交网络与浙江医患冲突事件中利益双方沟通及协商机制研究”（项目编号：17NDJC185YB）最终成果；本书受浙江省传播与文化产业研究中心资助，是该中心研究成果。

看见“医与患”

健康传播视域下的医患关系研究

李欣　彭毅◎著

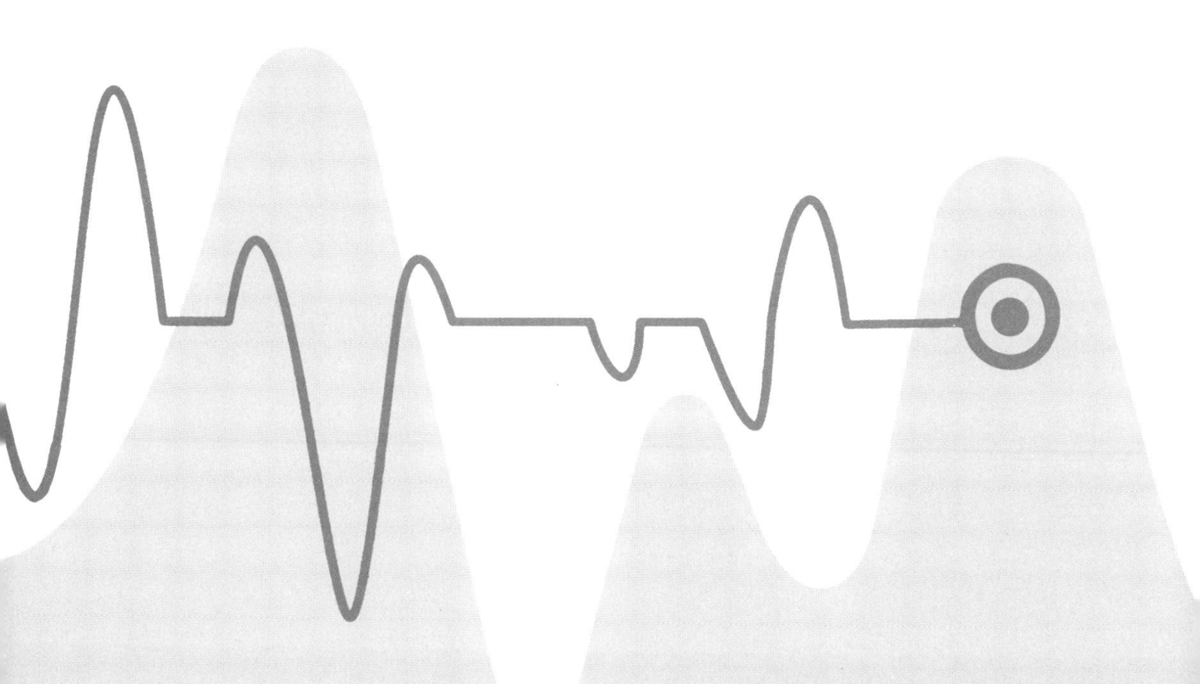

中国社会科学出版社

图书在版编目（CIP）数据

看见"医与患"：健康传播视域下的医患关系研究/李欣，彭毅著.
—北京：中国社会科学出版社，2021.8
ISBN 978-7-5203-8724-8

Ⅰ.①看… Ⅱ.①李…②彭… Ⅲ.①医院—人间关系—研究
Ⅳ.①R197.322

中国版本图书馆 CIP 数据核字（2021）第 145367 号

出 版 人　赵剑英
责任编辑　郭晓鸿
特约编辑　杜若佳
责任校对　师敏革
责任印制　戴　宽

出　　版　中国社会科学出版社
社　　址　北京鼓楼西大街甲 158 号
邮　　编　100720
网　　址　http://www.csspw.cn
发 行 部　010-84083685
门 市 部　010-84029450
经　　销　新华书店及其他书店

印　　刷　北京明恒达印务有限公司
装　　订　廊坊市广阳区广增装订厂
版　　次　2021 年 8 月第 1 版
印　　次　2021 年 8 月第 1 次印刷

开　　本　710×1000　1/16
印　　张　23.5
插　　页　2
字　　数　325 千字
定　　价　128.00 元

凡购买中国社会科学出版社图书，如有质量问题请与本社营销中心联系调换
电话：010-84083683

目　录

前　言

医患之殇

2019 年 12 月 24 日 6 时许，北京民航总医院急诊科副主任医师杨文在诊疗工作中，遭遇患者家属孙文斌的偷袭，致颈部严重损伤。尽管医院第一时间进行抢救，杨医生仍因伤势过重于 25 日零时 50 分不幸去世。

这次医患冲突事件的网络舆论发酵期间正值本书写作即将收尾之际，我们不禁再次回想起对一件又一件医患冲突事件抽丝剥茧的研究过程，那是一个个沉重又“殇痛”的过程。从“哈尔滨医科大学杀人事件”“温岭杀医事件”到刚发生的“兰州女医生遇刺事件”和“民航总医院杀医案”，无一不是以付出医生生命为惨重代价的。

医疗服务是一项竞争性资源（rivalrous resources），中国是人口大国，公共医疗资源的投入很难满足人们日益增长的对疾患治疗的需求，必然存在对医疗服务公共性资源的竞争性使用。从过往的媒体报道和舆论热点中，我们可以看到，医患冲突已成为严重的社会问题。国内外学者从医疗体制、医患交流与互动、医生对医患冲突问题的认知、患者心理等宏观、中观层面对医患冲突的成因进行了研究。本书试图从健康传播的视角看待医患冲突问题。医患冲突舆情的热点是现实生活中诸多复杂利益关系的映射，互联网上衍生的相关讨论以及由此形成的观点、情绪传导，深刻影响着公众的认知、判断和行为。

在新媒体传播语境下，每一起医患纠纷案例的传播与讨论，涉事各方的反应和网上参与讨论各方的言论，不仅影响着医患双方的判断，还加剧了讨论者内心的彷徨和犹疑，客观上导致公众对医护人员角色出现僵化认知，形成刻板印象。比如发生在2014年的“湘潭产妇死亡事件”，湖南省湘潭县妇幼保健院一名张姓产妇在接受剖腹产手术时，因术后大出血死亡。随后有微博博主曝光湘潭产妇死亡事件，图文并茂地展示事件的经过，该博主在微博中称湘潭县妇幼保健医院不负责任，致使产妇惨死在手术台，并隐瞒真相。主流媒体跟进报道，发表《湘潭产妇死在手术台　医生护士不知去向　医院称已尽力》的报道，引起轰动。新浪新闻、网易新闻、财经新闻等多家新闻媒体对此事件进行转载报道。人民日报发表了《别轻易下结论》的评论，评论指出：人命关天，在基本事实尚未搞清楚之前，不能轻易下结论、定责任，并指责了某些媒体的不客观报道。至此，舆论开始发生转变。湘潭市医学会医疗事故技术鉴定工作办公室组织专家鉴定组依法依程序进行了鉴定，湘潭县妇幼保健院“8.10”产妇死亡事件调查结论为：产妇的死亡原因符合肺羊水栓塞所致的全身多器官功能衰竭，事件不构成医疗事故。鉴定结果公布之后，网民开始由原来的谴责医生转变为同情医生，有网友认为医生替医疗体制背了黑锅，不断有人在微博上为医生辛勤工作、救死扶伤的职业精神点赞。另外，网友开始吐槽家属趁机勒索，冷血无情，谴责媒体的不客观报道。至此，人们对此事的关注度逐渐下降，舆论逐渐消退。

本书的研究涉及许多医患冲突事件，在新媒体环境下，人们对医患关系的认知很大程度上由这些医患冲突的新媒体事件决定。医患关系的生成演变、集体记忆的记录分享，都要依赖媒体对“事件”的选择与建构，关于事件的传播过程就是一个创造历史的过程。

本书基于健康传播视角，从媒体对医患关系报道框架的形成、媒体的话语呈现与权力建构、医患冲突事件中网络话语博弈、医患冲突事件网络传播路径等维度进行深入分析，研究媒介是怎样通过新闻框架选择与重组机制来建构医患关系，如何进行医患关系新闻叙事，追踪在冲突事件中医患双方话语博弈过程，探讨医患双方利益表达、讨论与沟通的空间，从而进一步探究自媒体时代医患冲突事件讨论中公共领域和私人领域的界限，如何规制越来越迅速的传播和表达以及重建公民理性文化的可能性，以有利于缓解越来越紧张的医患关系和建立医患之间的信任。

绪　论

利益的博弈

马克思和恩格斯认为，利益在社会关系和社会发展中具有举足轻重的作用。

我国自 1978 年起进入全面转型期，在生机盎然又矛盾交错的四十年里，中国社会朝着现代化进程全力迈进。在现代化进程中，任何一个国家的社会变迁和转型，都充满着传统与现代因素的矛盾和冲突。当前我国正处在这一转型的关键时期，随着各种矛盾冲突的增加，社会进入利益博弈时代。

《牛津法律大辞典》中将“利益”解释为：个人或个人的集团寻求得到满足和保护的权利请求、要求、愿望或需求。利益作为一个社会学名词，代表的是一个基本的历史现象，是人类活动的基础动因。[①] 在任何时代，都有其当下的利益和利益关系问题，每个国家因其社会现状的不同而在

① 转引自彭劲松《当代中国利益关系分析》，人民出版社 2007 年版，第 23 页。

各个时期呈现出不同的利益特点。把握利益特点的变化，对于认识社会主义现代化进程中的问题，解决这一进程中的矛盾，具有相当重要的意义。

目前中国利益关系的特点主要体现在两个方面。第一，社会利益主体日益多元化。利益主体多元化源于其原有社会阶层内部的分化以及新兴社会阶层的萌生，它们各自形成了自己独立的利益需求，成为独立的利益主体。我国市场经济条件下，利益群体关系呈多元发展的态势，除我们所熟知的政党间利益关系、干群间利益关系、城乡间利益关系、区域间利益关系、贫富利益关系、企业与职工间利益关系以及不同行业部门间利益关系等一众利益矛盾体以外，一个萌芽已久却又被遗忘已久的利益矛盾体——医患间利益关系开始凸显。而在现代语境中，有学者也将医患间的利益冲突视为医患主体的利益多元表达。因此，医患关系这一矛盾体也是本书作者主要关注对象和讨论的话题。

再者，中国进入了一个利益博弈的时代。人们作为独立的利益主体，在充分表达利益要求的同时就会与其他利益体产生分歧，针对这样的分歧而产生的交流或是谈判，就是一个博弈的过程。在中国众多利益关系之间的对垒中，其中典型的博弈莫过于“贫富差距”背后收入分配的公平性问题。笔者早前在《媒介呈现与公共话语——社会分配报道研究》（以下简称《研究》）一书中曾对此问题进行过讨论，发现在社会收入分配制度改革背后的利益博弈当中，多元的利益主体之间存在追求和表达能力上的差距，由此产生的利益表达失衡导致了社会收入分配的失衡，不同利益群体之间的收入差距形成了一定程度的贫富差距。伴随着贫富差距趋势的扩大，俨然成为部分弱势利益群体不能承受的生活之重。当然，利益的博弈不止于此，如上文我们所列举的各类利益群体关系，它们之间或多或少地都存有利益对垒与碰撞的过程，其中医患间的利益博弈则表现得尤为明显。当医患间利益博弈所产生的矛盾激化到无法化解的地步时，利益博弈会转化为利益冲突，或将医患双方置于暴力冲突和流血伤亡的桎梏之中。我们发现，患者通常是在就医过程中认为自身利益受损，而将内心郁积的愤懑发泄在医生身上，严重危害了医者的人身安全以及医疗行业的稳定秩序。

彭劲松在谈及利益博弈时也提到："在利益博弈过程中，一些强势群体占有更多的社会资源和话语主导权，强势地位的累聚使得强者愈强、弱者愈弱；在政策制定和实施过程中，弱势群体的利益容易被忽略，若关涉其切身利益的相关问题得不到解决，则会越来越突出他们对社会稳定的危害性。"①

复杂的矛盾

伴随利益博弈复杂化而来的便是利益矛盾的复杂化，利益矛盾通常与普罗大众的生活紧密相关。如果说衣、食、住、行对应于我国早期社会主要矛盾中人民对物质文化的需求，那么生、老、病、死可能更加直接地影响现阶段人民心目中对美好生活需要的实现与向往。学者陈虹、高云微在其医患话语权的相关研究中表示，医患之间的矛盾因医疗技术的有限性与患者的期望之间的不平衡、制度的不完善与诉求需求的不平衡而产生。当医疗服务能力与人民日益增长的健康需求之间的社会矛盾遇到具体事件中的导火索时，医方和患者的矛盾就被激化和显露出来。② 笔者于 2018 年进行"新时代的美好生活观与舆论引导"社会调查的过程中发现，在不同地区、不同职业、不同年龄的各个群体之间有一个共同的美好生活需求，那

① 彭劲松：《当代中国利益关系分析》，人民出版社 2007 年版，第 23 页。
② 陈虹、高云微：《医患关系中的话语权重构》，《新闻与传播研究》2013 年第 20 卷第 11 期。

就是“健康”。在我们的访谈过程中，受访者从对父母子女、家人朋友以及自身的健康担忧聊到了社会医疗保障不足、医疗资源分配不均以及“看病难、看病贵”的种种问题，从而折射出他们内心中“怕病更怕医”的心理状态。

“最好的就是别生病嘛，哪怕你有钱去大医院，也是排不到队的呀。”

“首要的就是健康……父母健康最重要。”

“现在看病多贵啊，我希望我的收入在支出之余有一笔应急金，就是担心家里人突然生病，没钱治病那是很可怕的一个事情……”

不难发现，我们的访谈对象更多的是以患者角度发表对“健康”的重视和对医疗系统的不信任。我们暂且跳出这一视角框，将目光聚焦于医患关系中的另一个主角——医生群体。2010 年 8 月，著名医学杂志《柳叶刀》刊载了《中国医生：威胁下的生存》译文，文中写道：“中国医生经常成为令人惊悚的暴力受害者……医院已成为战场，中国的医生是在从事一种危险的职业。”① 我们有幸与四川省泸州市某三甲医院的几位医护人员聊及此话题，他们分别表示，工作时间长、工资不稳定、工作环境伴有危险性、不被信任、名声不好是他们普遍面临的工作现状。

“我绝对不会让我的下一代从事医疗行业，学医几年，入坑几十年。”

“在外面说到工资只有几千元时，别人都不会相信的，说你们医

① 转引自陈爱如、张洁《从对立到信任还要多久？——新医改进程中和谐医患关系构建》，《佳木斯大学社会科学学报》2014 年第 8 期。

生（月收入）怎么也得随便上万，还觉得我们很虚伪。”

“病人已经把我们当成服务人员了，稍有不满意就会遭到他们的投诉，关键领导还觉得你对病人负责不到位。”

“给病人交代的一些禁忌和注意事项他们完全不听，觉得病情没有好转是你医生技术不行，还坑了他们的钱。”

“现在大型医闹（情况）稍好些了，前几年不就是家属动不动就把自己家的患者抬到咱们医院门口来摆着嘛……”

无独有偶，在媒体有关医患关系的一系列报道中，各家记者也不同维度地搜集了医生们的声音：

今天我7点20分开诊，共看诊192个病人，到最后一个病人看完离开是17点18分，一共是598分钟。出去四次上厕所共8分钟，中午吃饭10分钟，数次喝水耗时约6分钟，用于看病人的时间是574分钟，平均每个病人用时2.99分钟！检讨一下，如果能再压缩难为情的吃喝拉撒的生理需求，这样就能给每个病人3分钟了。（上海第六人民医院某骨科医师朋友圈内容）①

患者体验的医疗，从跨进医院第一步就开始了。冷暴力一点一点积累起来，到医生那里达到高潮，直到爆发。医生的遭遇是在为患者遇到的每一个不如意买单。（前协和医院急诊科大夫于莺微博内容）②

医院是治病的地方，不是说理的地方，法院是说理的地方，但患

① 陈瑶质：《专家谈温岭杀医案：冷漠医者会造成恶性后果》，南方新闻网（中国台州网转载），2013年11月4日。

② 彭劲松：《当代中国利益关系分析》，人民出版社2007年版，第23页。

者不相信法院。(北京同仁医院耳鼻喉科医生王先忠)[①]

通常认为，利益矛盾的发生发展与改革都有着直接的联系，利益博弈的复杂化也是因为人们对待改革的态度有所差异。[②] 政策和制度的改革具有不确定性，全新的改革作用于不同群体身上会产生不同的效果，由此诞生的利益差距更加激化了利益矛盾与利益冲突。我国早期（1949—1980）的医疗管理，由政府完全负担公立医院的盈亏。自 20 世纪 80 年代起，先后进行了医疗保障制度和医疗体制的相关改革探索。国家实行差额预算管理，逐步减少对医院的财政投入，至此之后，我国的医患关系也随之发生了剧烈的变化。医疗卫生体制改革将大量公立医院推向市场，在医疗卫生产业不断市场化的过程中，医生有了“创收指标”，大处方、滥检查等现象随之泛滥。我国居民医疗费用自付比例较高，医生过度治疗，相当于直接剥夺患者的财富，从而导致医患之间出现“经济对立”，这是医患冲突的根本原因。在这样的体制下，医患关系蜕变为一种经济利益关系，而非救死扶伤的关系。因此，一旦治疗效果不理想或发生医疗意外，一些患者就会迁怒于医生。医患关系日趋紧张，医患冲突事件剧增，医疗纠纷呈高发趋势，致使我国医生执业环境持续恶化。

不仅是患者对医者不信任，面对恶劣的从业环境和病患“以备不时之需”的录音、录像行为，医生对病人的信任也大打折扣。医患双方的信任缺失导致频繁的质疑、斥责与冲突，双方利益诉求的差异使得他们之间的利益对垒变得愈加激烈和复杂。自古以来，医生和患者本应是一同对战疾病的战友，现在却因为彼此间复杂的利益矛盾分道扬镳，从医患一体到医患对立，最后的结果往往是双方两败俱伤。

---

① 柴会群:《鼻子“小病”惹出多起杀医案空鼻症的社会之痛》，《南方周末》2013 年 12 月 5 日。

② 彭劲松:《当代中国利益关系分析》，人民出版社 2007 年版，第 23 页。

医患利益冲突与利益表达

利益冲突被视作一种多向度的现代性议题。Haavi 将利益冲突看作一种境况，在这种境况中，指“一个人对另一个特定的人或团体的义务与他的自我利益相冲突”[①]。利益冲突发生于一定的关系当中，将其放在医患关系中来考察，是医患双方多元利益的一种表达。医患利益冲突作为利益冲突的一种，雷锦程认为它是医患关系中医生作为患者的信托人在为患者行诊治行为时所存在的利益冲突。[②] 陈化和黄钰桃两位出身于医学院的学者则将“医患利益冲突”解释为“医患利益关系的激化、对峙与对抗，是医患双方对彼此利益的相互否定，也是各自利益诉求存在互竞与威胁的外在表现”。[③] 由此可见，医患双方关系因利益冲突而分裂严重且矛盾重重，为一桩桩恶劣的医疗暴力事件种下了诱因。

对于我国的医患利益冲突，大致可以总结为体制性的经济利益冲突和个体性的权益冲突。首先，早前医疗卫生体制改革中诞生的“以药养医”等现象和问题，致使患者的经济利益在求医过程中屡受侵犯。长此以往，患者首先失去了对体制的信心和对医生的信任，加之对我国公民的法律普及并不完善，患者（或家属）在病情未见好转或意外发生医疗事故的时候，便会采取“医闹”等极端手段，来进行他们所认为的“利益维护”。他们往往不会采取法律手段解决问题，而是通过一些过激行为，如集中围

---

① Morrei, M. E. , “Haavi: Conflict of Interest”, in *Warren Thomas Re-ich* (*editor in chief*): *Encyclopedia of Bioethics*, New York: Macmillan, 1995, pp. 459 – 465.

② 雷锦程：《医药回扣是最大的医患利益冲突》，《医学与哲学》（人文社会医学版）2006 年第 10 期。

③ 陈化、黄钰桃：《医患利益冲突及其平衡》，《医学与哲学》2019 年第 5 期。

攻医院以及在医院摆棺材、设灵堂、搁花圈、烧纸等行为来影响医院工作流程正常运行。此番做法，不仅会损害医院及医务人员的权益，同时还能引起舆论关注，以谋求高额赔偿。更有甚者，或威胁、恐吓，或殴打、刺杀医护人员而造成严重后果而一发不可收。不健全的医疗体制下的医生群体仍然“身陷囹圄”，为了保障自身的经济利益，他们在医疗过程中不得不采取过度医疗等有违医德的手段谋求“回扣”。面对患者频繁的暴力医闹，医生为避免冲突转而选择更为保险的“防御性医疗”措施[①]，造成了医疗资源的过度浪费和病人的利益受损。其次，我国目前的医疗冲突开始由大规模的集体医闹转为个体性的“一对一”或“一对多”的暴力伤医。无论是“哈尔滨医科大学杀人事件”、“温岭杀医事件”还是“杨文事件”，都是患方嫌疑人凭借个人之力，在医生毫无防备的情况下突然袭击而对医方造成的致命伤害性事件。

我们在《研究》中也曾讨论过利益表达的问题，它是政治学领域内的一个重要概念。任何利益主体的利益实现都包括利益表达、利益博弈、利益协商、利益整合以及利益补偿等诸多环节。不论是阶层、群体还是个人，若想要实现自己的利益，利益表达是最首要的环节，对此后利益实现的各环节都起着非常重要的作用。利益主体要实现自身利益要求，必须借助于一定的手段和方式，通过一定的渠道直接或者间接地发表意见和提出利益诉求，以期达到自身利益的实现。美国学者阿尔蒙德（Almond）将利益表达渠道分为合法的和强制性的两种，其中合法的包括个人与政治上层人物联系、精英人物代理、大众传播工具、政党、立法机构、抗议示威等；强制性的则包括罢工、阻挠、暴乱、政治恐怖及暗杀。尽管以上划分法更偏向于对政治利益和公共利益渠道的表达，但依旧对于我们医患利益

① 部分医生为了推卸责任而采取的“大而全”的治疗措施，给病人增加了一些不必要的检查项目或医药开支。

表达的研究具有借鉴意义。从某种程度上来说，患者及其家属在医疗纠纷中所采取的“医闹”“暴力伤医”等极端行为，可以算作患方群体所选择的强制性的利益表达渠道，只不过此种表达方式不仅无法实现自身利益，还会因伤及他人合法权益遭受社会公器的处罚。

在解决医患纠纷的过程中，法律渠道实则为真正的强有力的维权途径。我们前文谈过专业知识的匮乏和信息的不对称，会导致医患双方存在追求利益的能力差异，但并不代表患者在选择利益表达渠道中就陷入无路可走的境地。笔者通过对所在院校的图书馆藏书进行随机检索，就获取了相应的医疗纠纷法律普及书籍和维权手册。我们选取了三本书册进行阅读，其分别为《医疗纠纷法律百事通》、《生活与法系列丛书之“医患纠纷”》以及《医患纠纷·医疗事故赔偿·患者维权完全手册》。通过整理发现，这些书籍多以概念解释、案例解析、律师分析、法律链接等板块向大众介绍医疗纠纷解决方案，以便有效地帮助患者进行利益维护和表达（表1）。

除此之外，大众媒介在利益表达中同样有着举足轻重的作用。与制度内其他利益表达渠道相比，大众媒介以其强大的舆论建构和舆论导向能力，成为普通民众实现利益表达的有力渠道。在既有利益表达渠道不畅或表达受阻的过程中，各利益群体越来越依赖于大众媒介的利益表达功能。在施拉姆（Wilbur Schramm）的大众传播社会功能理论中，就谈及了大众传播法律传递的政治功能以及协调公众的了解和意愿等社会功能。大众传播的强扩散性和社会功能性在一定程度上弥补了制度化表达渠道的不足，增加了利益表达的效能和理性。由此，我们在本书会持续关注大众媒介中新闻媒体对医患关系的影响与建构。在传播技术日新月异、信息社会高速迭新的自媒体时代，医患利益表达呈现出多元媒介渠道矩阵式传播的趋势。我们曾在《研究》中留意到自媒体中如新浪微博等呈现出一种裂变式的传播，开拓了普通公民的利益表达渠道。我们观察发现，这一研究结果放在医患关系里同样适用，微博等自媒体的转发评论、热门搜索、话题讨论、全民投票等不仅赋予患者多渠道发声的权力，还在一定程度上归还了部分医生被媒体侵占的话语权。

表1　　医患关系处理中维权书册的内容梳理①

书目	具体内容	示例
《医患纠纷·医疗事故赔偿·患者维权完全手册》	【社会聚焦】	1. 2002年7月19日，卫生部出台了《医疗事故分级标准》，根据227种造成患者人身损害的后果，划定了医疗事故的各种细致等级。这些后果，包括从一级医疗事故的死亡、重度残疾等，到四级程度较轻但给患者造成明显人身损害的医疗事故 2. 2001年年底，术前公证在上海市悄然出现。在上海瑞金医院，首例接受术前公证的是一位第ⅤⅢ因子缺乏的中年男子，四年卧床不起，每天靠点滴第ⅤⅢ因子来维持生命，腿上一个日益长大的巨大血肿像是个随时可引爆的“定时炸弹”。虽然对手术的风险十分明了，但求生的本能仍促使他向医生提出手术切除的愿望。然而手术中的高风险谁来承担？于是，院方向患者提出希望进行术前公证，患者家属对此十分理解。医生轻装上阵，手术取得了成功……作为第三方的公证员评价道：术前公证使医患双方都吃下了“定心丸”，如果医院由于渎职而导致医疗事故，病人和家属可以根据公证书进行诉讼
	【术语释义】	1. “医疗事故”：医学和法学的专业术语。2002年4月4日颁布的《医疗事故处理条例》第2条规定：医疗事故是指医疗机构及其医务人员在医疗活动中，违反医疗卫生管理法律、行政法规、部门规章和诊疗护理规范，过失造成患者人身损害的事故。只有满足上述条款规定的行为才属于医疗事故，否则不能适用有关医疗事故的法律规定 2. “医患纠纷”：所谓医患纠纷，是泛指发生在医疗机构，医务人员与患者及患者家属之间的所有纠纷。医患纠纷存在于诊疗护理过程中，是医患双方因诊疗护理产生的危害和不良后果引起的分歧和争议，当然也包括了诊疗护理过程之外发生的相关纠纷。因此，医患纠纷包括了医疗纠纷和非医疗纠纷两种 3. “患者权利”：所谓患者权利，简单地说就是指患者在医师诊疗活动期间，在医患关系中，作为特殊的主体，应该行使和享受的利益。患者的权利必须是在患者接受医师的诊治过程中产生。同时，患者的权利只存在于医患关系中，只有到正规医疗机构就诊，接受合法医师的诊治，才能依法产生患者权利

① 文本资料均源自《医疗纠纷法律百事通》、《生活与法系列丛书之“医患纠纷”》以及《医患纠纷·医疗事故赔偿·患者维权完全手册》。

续表

书目	具体内容	示例
《医患纠纷·医疗事故赔偿·患者维权完全手册》	【答疑解惑】	1. 问：判断一个事件是否为医疗事故的标准是什么 答：判断一个行为是否构成医疗事故必须遵守我国民事法律规范的要求 首先，行为的主体必须是医疗机构及其医务人员；其次，行为必须具备违法性；再次，必须出现患者人身损害的严重后果；最后，医疗机构和医务人员的行为和后果之间存在因果关系 2. 问：医疗事故是否划分等级？总共分为几个等级 答：医疗事故是严格执行等级划分的，法律对于等级划分的标准也予以明确的规定。《医疗事故处理条例》第 4 条规定，根据对患者人身造成的损害程度，医疗事故分为四级：一级医疗事故——造成患者死亡、重度残疾的；二级医疗事故——造成患者中度残疾、器官组织损伤导致严重功能障碍的；三级医疗事故——造成患者轻度残疾、器官组织损伤导致一般功能障碍的；四级医疗事故——造成患者明显人身损害的其他后果的。具体分级标准由国务院卫生行政部门规定
	【以案说法】	案例：医生错误摘除双侧卵巢，医院应承担精神损害赔偿 内容：案情概述 + 本案焦点 + 对策建议
	【法条查询】	1. 法律/法规/司法解释/规章： 《医疗事故处理条例》（中华人民共和国国务院 2002 年 4 月 4 日） 《中医、中西医结合病历书写基本规范（试行）》（卫生部、国家中医药管理局 2002 年 8 月 23 日） …… 2. 最新医疗事故分级标准一览表：一级甲等医疗事故（死亡）、一级乙等医疗事故、二级甲等医疗事故……
《生活与法系列丛书之“医患纠纷”》	【医疗卫生法律基础】	1. 医疗纠纷的种类有哪些 2. 医方与患者之间是什么关系 3. 什么是医患法律关系 4. 医患纠纷，特殊在哪里 5. 解决医患纠纷应注意什么 6. 转诊，谁说了算 ……
	【医疗纠纷面面观】	1. 什么是医疗不当 2. 开这么多药，有必要吗 3. 医生也受法律保护 4. 医疗事故——永远沉重的话题 5. 拒绝治疗——医德何在 6. 如果“120”塞车怎么办 ……

续表

书目	具体内容	示例
《生活与法系列丛书之“医患纠纷”》	【医疗纠纷的解决与责任归结】	1. “天使”有哪些职责 2. 何谓举证责任倒置 3. 怎么和医院协商赔偿 4. 解决医疗纠纷的三大途径 5. 社会医疗保险到底出了什么问题 6. 新闻媒体双刃剑 ……
	【医疗鉴定】	1. 病例——谁的护身符 2. 医疗纠纷鉴定知多少 3. 鉴定书都写了些什么 4. 鉴定制度，还有问题吗 5. 谁来为鉴定买单 6. 尸检——不得不说的沉重话题 ……
	【医疗侵权损害赔偿】	1. 误工费怎么算 2. 精神损害怎么赔偿 3. 医疗事故损害赔偿如何计算 4. 赔偿标准不一怎么办 ……
《医疗纠纷法律百事通》	【不同致因的医疗纠纷及其解决办法】	1. 因违反医疗注意义务引发的纠纷 2. 因预防接种、输血引发的纠纷 3. 因手术引发的纠纷 4. 因技术措施或医疗设备引发的纠纷 5. 因误诊引发的纠纷 6. 因监护、护理及后勤管理引发的纠纷 7. 因医疗事故技术鉴定引发的纠纷 8. 因医疗美容引发的纠纷 9. 其他医疗纠纷（附法律条例）

第一章　多元视野下的医患关系研究

在医疗卫生产业不断市场化的过程中，在医患关系日趋紧张、医患冲突事件频仍、医患矛盾益趋尖锐的社会环境当中，医患关系问题成为当今中国最受关注的社会问题之一。医患关系（physician-patient relationship）的发展脉络与现状也逐渐成为社会各界关注的焦点，学界对于“医患关系”有诸多的定义：朱文伟将医患关系解释为“医务人员与患者在医疗过程中产生的特定医治关系，是医疗人际关系中的关键”[①]。与之相似的还有景录先的描述，他指出：“医患关系”是在医疗实践过程中医患相互之间的联系，是医疗活动中最基本、最主要的人际关系。[②] 鞠传宝和曹鲲则拓宽了医患关系的范围且进行了更为详细的阐述，他们认为：“医患关系是指以医务人员为主体的一类群体和以患者为中心的另一类群体之间的关系，是医务人员与就诊患者在医疗过程中的一种特定的医治关系和特殊的医疗人际关系，其中‘医’包括医疗机构及其所有参与医疗活动的医务员工，‘患’也由单纯求医方扩展为所有与求医相关的一切社会关系。”[③] 陈倩雯、郑红娥在《国内外医患关系研究评述》中的定义则同鞠传宝等的观点略为一致，其

---

① 朱文伟：《对医患关系的认识与思考》，《才智》2014 年第 15 期。

② 景录先：《古今“医患关系”比较研究》，《中国卫生法制》2004 年第 1 期。

③ 鞠传宝、曹鲲：《中国政府规制中的“政府失灵”现象分析——以医患关系为例》，《桂海论丛》2014 年第 30 卷第 2 期。

表述为：“医患关系不仅反映患者与医生和医院的关系，而且反映患者与整个医疗体制，甚至整个社会的关系。”① 而陈虹、高云微则从狭义与广义两个方面对医患关系进行了更为直观的梳理：“一般认为，狭义上的医患关系指基于患者与医生在自愿基础上的自主选择，为一对特殊的相互关系；广义上的医患关系则是从人际关系扩展为一种复杂的社会关系。”② 由此可见，医患关系首先是作为一种医患间最基本的人际关系而存在的，由于其自身的特殊性和重要性，医患关系同社会经济发展状况、社会文明程度、公民道德素质以及医疗水平和卫生制度等存在必然的联系，因此医患关系也是作为一种社会关系而存在的。景录先也表示：“医患关系不仅是医学伦理学研究的主体和核心，也是医学社会学、医学心理学、医学管理学等有关学科研究的内容。”③

学者们根据各自不同的研究方向，分别从政治经济学、社会学、心理学、医学、历史学、传播学等视角入手对医患关系进行了剖析，试图为诊治当下的“医患之疾”探求一剂良方。本书也将在后面的章节里，以现有健康传播视角对医患关系的研究为基础进行补充，通过对典型医患冲突事件的传播路径分析，并结合网络空间医患冲突事件中网络话语特征的考察，进一步总结出影响医患关系的因素和改良之道。

第一节　中国古今医患关系的嬗变

在医患关系愈趋紧张、医疗模式陷入困境的当下，传统医患关系模式

---

① 陈倩雯、郑红娥：《国内外医患关系研究述评》，《医学与哲学（A）》2014 年第 35 卷第 3 期。

② 陈虹、高云微：《医患关系中的话语权重构》，《新闻与传播研究》2013 年第 20 卷第 11 期。

③ 景录先：《古今“医患关系”比较研究》，《中国卫生法制》2004 年第 1 期。

越来越引起现代医学界的重视。有学者笼统地将中国古今医患关系进行对比，认为中国传统的医疗系统并未形成完善的医疗机构，医患关系呈现一片和谐的状态。现今，医疗机构的诞生和医保机制的介入反而解构了医患利益的一致性，医患一体土崩瓦解，医患关系转而呈现恶劣的态势。不过，经一些历史学家的研究补充后发现，历代相关记载中显示我国古代也存在着庸医现象、医患纠纷等问题，只是从总体来说古代医患关系是相对简单与和谐的。

如同我们将我国现代的医患关系放置于中国市场经济体制改革的社会背景来考察一样，之于古代医患关系的研究，也要从当时的社会形态说起。费孝通在其《乡土中国》一书中曾指出中国传统社会是一个“熟人社会”，信息单纯地依靠“熟人”之间的人际传递，这对医患间的择取有很大程度的影响。对于中国“熟人社会”的理解，英国作者扶霞·邓洛普（Fuchsia Dunlop）的解释颇为有趣，她在《鱼翅与花椒》一书中描述道：“中国古代时，野人也称作‘蛮夷’，分为‘吃生’和‘吃熟’两种。吃熟（食）的外国蛮夷，在必要的时候还是可以打打交道的，而吃生的蛮夷（未开化的非中原人）就是‘君子远之’了……中国人传统上就是不爱生食的，因此当代中国将不认识的人称为‘生人’，认识的人称为‘熟人’。”[①] 而学者李丛则将“人际交往的领域相当狭窄封闭由自然亲缘关系和地缘关系所构成的社会”定义为所谓的“熟人社会”。因此，熟人社会的排他性使得人们生产和社会活动的范围受到极大限制。古代医患关系建立在小农自然经济、等级专制政治的社会背景之中，熟人社交网络使人们的人际关系依赖熟人间的人情来维系，人与人之间比较容易建立起信任关系[②]，医患关系作为人际关系的一种也受此影响

---

① ［英］扶霞·邓洛普：《鱼翅与花椒》，何雨珈译，上海译文出版社 2018 年版。

② 李丛：《古今医患关系的社会学对比分析》，《中国医学伦理学》2007 年第 5 期。

颇大。

在古代的医疗过程，包含医患的双向选择，呈现出一种“双主动性”的特点。我们上文谈及，熟人社会下医患信任关系的建立以及医疗渠道的推介十分依赖于熟人关系网，当然这也从某种程度上限制了医者行医、患者择医的范围。因此，古代医者格外注重营造自我声誉，这样有助于刺破“熟人圈”的壁垒。杜绝医疗风险是声誉维系的一大关键要点，因此为了自我保护医者也会择人择病而治。《史记·扁鹊仓公列传》中就有“病有六不治”的记载：

> 病有六不治：骄恣不论于理，一不治也；轻身重财，二不治也；衣食不能适，三不治也；阴阳并藏气不定，四不治也；形羸不能服药，五不治也；信巫不信医，六不治也。

大致译文：有六种患病的情形不能医治：为人傲慢放纵不讲道理，是一不治；轻视身体看重钱财，是二不治；衣着饮食不能调节适当，是三不治；阴阳错乱，五脏功能不正常，是四不治；形体非常羸弱，不能服药的，是五不治；迷信巫术不相信医术的，是六不治。

事实上，不只是医者择人，从“病有六不治”的记载中，我们也会发现患者择医的蛛丝马迹。历史学家于赓哲（2014）教授指出，古代“医”的范围非常广泛，其人员构成除了传统意义上的“医人”，还有僧道、巫觋等。病患在求医过程中形成的医患关系包括“世俗医患或自救”、“信巫不信医”、“医巫并行”以及“杜觊式行为”[①]。除此以外，还有一批“命定论者”，他们信奉“生死有命，富贵在天”，因而其态度往往是消极对待

---

① 杜牧为其弟杜觊医治眼疾（白内障）的过程中经历从求医到求法的过程，这种疾病之初依靠医药，屡遭挫折时转而求助于法术的行为称为“杜觊式行为”，这种行为在古代颇为常见。

医药。[1]

由此可见，古人在医疗过程中大多以自己的选择为出发点，个人在疾病处理中有其自身的主观能动性。于教授的研究发现，中国古代医学的学术篱笆比较低，传统医学基本思想多源于阴阳学说，且秉持中庸之道，故而医学知识在那个时候并非我们通常所设想的那样高不可攀。[2]因此，古代医患关系中出现了像医者孙思邈那般鼓励患者自救、亲朋关系介入医疗选择等。医者择患而治，患者择人而医，在某种程度上来说医患双方的利益关系是维系在一个平衡状态的，这也有利于和谐医患关系的建立。反观现今医疗系统，医疗资源拢聚化、医疗知识专业化、医疗仪器精密化等构成一种权威医疗镜像，对患者造成一种医从权威的心理压迫，致使医患间的关系一开始就划分了主被动地位，使得患者产生不平衡的心理。

古人认为，“医乃仁术”，其源于《孟子·梁惠王上》中“无伤也，是乃仁术也”。古代医学的目的重在“济世救人”，孙思邈提出“人命至重，贵于千金，一方济之，德逾于此”的生命神圣的思想，并指出医家必须具有“精、诚”二字方为大医。[3] 事实上，自古以来医生就有“妙手仁心”的称号，受儒家思想影响，古代医家非常注重仁爱救人和赤诚济世。医生将治病救人当作自身的使命，从生理层面及心理层面对病人施以“仁心”。因而在医患之间形成了有效的医患沟通，搭建起医患之间的信任关系。医者治病救人、悬壶济世、济仁行医，加之古代社会人们的行为主要靠道德伦理来调节和规范，故传统医患关系得以呈现出泛道德化的色彩。

龚群在《中国传统社会的职业及其伦理》中还分析道：“由于缺乏有

---

① 于赓哲：《汉宋之间医患关系衍论——兼论罗伊·波特等人的医患关系价值观》，《清华大学学报》（哲学社会科学版）2014 年第 29 卷第 1 期。

② 陈虹、高云微：《医患关系中的话语权重构》，《新闻与传播研究》2013 年第 11 期。

③ 谭复成：《谈古今医德医患关系》，《实用医技杂志》2005 年第 22 期。

效治疗和缓解病痛的手段，医生在尽力治疗患者病痛的同时更注意对待病患的态度和行为方式，通过关心、同情、安慰等给予病患关照。”① 在古代经验医学的背景下形成的“一对一”的诊疗模式，医者往往采取“望、闻、问、切”的诊疗方式与患者直接接触。由于当时的医学把人的生理与心理、人与社会环境看作一个整体，所以重视心理、社会因素对疾病的影响，医者通过主动关心和了解病人家庭背景、个人生活习性及嗜好等与患者建立了良好的信任关系。

随着社会现代化的进程，在中国社会的关系网络中，混有情感性与工具性的传统亲情网逐渐被完全以工具性为导向的交换网取代，儒学等传统规范被打破，逐渐出现了信任危机。② 有学者则据此进行了医疗模式的古今对比：伴随着近代医疗技术和医疗机制的完善，加之外来医疗手段和思想的引入，医疗过程越来越强调医疗效率。近代医学基础和生物医学基础上成型的生物医学模式——从人的生物属性出发将医学研究或治疗对象仅仅看作人体，而不是“人”，医学专科化和“一医对多患”的治疗模式也削弱了医患之间的感情联系。因此，古代医患关系中的“仁医杏林”嬗变为如今患者口中的“庸医恶医”，或许在某些方面是医学发展过程中技术属性与人文属性失衡的结果。

我们可以进一步借鉴于赓哲老师的思维将古今医患关系进行一个类比，小农经济时代的中国传统医疗关系是农业社会的“手工作品”，个体精致但效率不足，而现代医患关系则是市场经济时代工业社会和信息社会的“工业产品”和“信息产品”，其过于注重效率而显得机械化和精英化。如此一来，继承发扬传统医患关系中的某些思想内核或许可以诊治现代医患关系中困扰着人们的症结所在。

① 龚群：《中国传统社会的职业及其伦理》，《孔子研究》2001 年第 6 期。

② 陈虹、高云微：《医患关系中的话语权重构》，《新闻与传播研究》2013 年第 20 卷第 11 期。

第二节　多视角下的医患关系研究

一　政治经济学视角

马克思主义政治经济学将社会收入不平等的水平和社会人口的健康水平联系了起来，从政治经济角度出发，能够分析医疗资源分配不均、健康和权力不平等问题中的主导因素。陈倩雯等据此指出，经济利益在疾病的产生和人们对待疾病的态度方面起了决定性的作用，健康或疾病的产生与分布同一国的社会阶级结构密切相关，病人阶级地位的高低直接影响其医疗水平和就医待遇。[①] 马克思认为人们必须首先获得维持生命存在所必需的衣、食、住、行、用等物质生活资料后才能生存，我们在此基础上以为，“医”应该可以视作为与人们生存息息相关的第六元素的补充。早前，在本书绪论部分我们提及的“美好生活观”社会调查中，被访者不同程度地谈及“美好生活源于健康”、“健康影响经济水平（个人或家庭为单位）”、“健康影响生活质量”以及“医疗资源分配与阶级区分”等话题，认为政治地位与经济能力等同个人健康保障直接相关。世界卫生组织（WHO）对“健康”的定义是：健康不仅是躯体没有疾病和身体不虚弱，而且是身体、心理、社会功能三方面的完满状态。2017 年 10 月 25 日中共中央、国务院印发的“健康中国 2030”规划纲要中更是提及“健康”一词 351 次，并将此方案作为整体医疗资源不足的应对机制。[②] 可见，无论是关系平民百姓

---

① 陈倩雯、郑红娥：《国内外医患关系研究述评》，《医学与哲学（A）》2014 年第 35 卷第 3 期。

② 宋阳、佟延秋：《医疗媒介形象的重构与传播——以纪录片〈人间世〉为例》，《电影评介》2018 年第 4 期。

的生老病死还是之于国家层面的健康战略布局，医疗系统都是作为健康的保障机构，同时也需要借助已有政治经济理论成果去分析并处理好我国医疗系统当中特殊的医患关系。

郑大喜从经济学视角分析医生的行为角色及其控制策略。他引用经济学中的“委托代理关系”①，认为医患之间并非如同一般商品市场上交易双方的平等交易关系，而是基于信息偏差而产生的委托代理关系。这样一种代理关系问题在于医生不仅是患者的代理人，同时又扮演着医疗服务供给者的角色，他们还是医院甚至某些药品的销售代理人。医生作为完美代理人时，他所做出的决定与患者在完全知情的情况下自己做出的决定相一致。而作为有缺陷代理人的医生则会推荐不必要的诊疗项目——尤其是那些对患者来说没有多少临床风险而且患者又能进行医疗报销的项目，这样一种利用顾问身份来诱导消费的行为主要是为了增加其个人收入。如此一来，医生的代理人角色会给诱导需求带来方便，进而容易发生道德风险。除此之外，郑大喜还认为“委托代理”的医患双方存在着医疗信息分布和掌握的不对称，这直接影响医患信任关系的建立和患者对医疗效果的评价。②

顾冬辉从博弈论角度分析了医患关系，并指出医患博弈的实质是利益再分配的思考。并且他还表示医患沟通不当是引起医患纠纷的重要原因，其实质是医患博弈中信息的不完整、信息传递不当以及信息甄别不妥，在医患博弈中同样存在信息不对称。③ 雷锦程的研究发现医患利益冲突会影

① 在经济学中，委托代理关系泛指任何一种涉及非对称信息的交易，拥有私人信息的参与人称为代理人，不拥有私人信息的参与人称为委托人。患者（委托人）通常要向医生（代理人）寻求解决医疗问题的建议，作为委托人的患者希望代理人是一个完美代理人，能将患者的利益置于首要地位。参见郑大喜《医生的行为角色及其控制策略——基于经济学的分析》，《中国医疗保险》2010 年第 6 期。

② 郑大喜：《医生的行为角色及其控制策略——基于经济学的分析》，《中国医疗保险》2010 年第 6 期。

③ 顾冬辉：《医患博弈中的行为模式研究》，硕士学位论文，中国人民解放军军医进修学院，2006 年。

响医生临床决策的专业判断和医疗决定，医药回扣具备商业贿赂的典型特征且“医药回扣是我国社会中最大的医患利益冲突”。[①]

鞠传宝和曹锟对中国医患关系中“政府失灵”现象进行分析：指出医患信任缺失和医患冲突升级对社会和谐稳定造成很大威胁，而持续升温的“医患冲突”则是说明了中国政府对医患关系的规制出现了“政府失灵”现象。究其缘由，他们认为是政府投入不足、政府职责不明确、卫生资源的配置和结构不合理以及相关法律和医疗保障制度不健全等造成的。[②]

二　社会学视角

在社会学研究范畴内，众多学者倾向于运用符号互动论去阐释医患关系和医患间的行为。该理论认为社会是个人借助符号互动的产物，社会现象与社会行为只有通过人际间的互动和相互影响才能得到解释。医患关系作为人际关系的重要组成部分，是由医患双方用语言或非语言符号相互交流而形成的关系网。学者冯玉波和冷明祥认为，我国目前医患互动表现为沟通时间不足和解释内容不充分导致的语言交流信息不充分；非语言行为的影响力也尤为凸显，“医生讲话的语气”成为影响患者情绪的首要；医生在双方的互动中处于强势而患方处于弱势地位；专业术语的不够通俗导致医患沟通解释的有效性欠缺。针对医患沟通的现状，他们进一步归纳出符号互动论对和谐医患关系的启示：重视医学人文特征，认识医患互动的重要性；领悟社会角色扮演，提高医患互动的积极性；关注非语言

① 雷锦程：《医药回扣是最大的医患利益冲突》，《医学与哲学》（人文社会医学版）2006 年第 10 期。

② 鞠传宝、曹鲲：《中国政府规制中的“政府失灵”现象分析——以医患关系为例》，《桂海论丛》2014 年第 30 卷第 2 期。

符号，提高非语言沟通技巧，增进医患互动的情感性；鼓励双向交互沟通，医患之间只有双向交互式的沟通才能在传递、反馈、诠释信息中取得共识。①

马小华在对医患关系的社会学解读中另辟蹊径，以嵌入性视角来观察当前的医患关系。他认为，无论医生还是患者，他们都不是脱离社会、医疗体系以及医患关系的独立者，他们的关系是整个社会关系的一部分，他们都是处在整个社会关系中的一分子。而从嵌入性视角研究医患关系，应将医患关系中的主客体作为整个社会关系的一部分来对待，把他们作为“社会人”来对待，而不能将他们仅仅视为利益的博取者和矛盾冲突的对立者，要从医患双方生活和工作的环境、社会关系以及所面对的社会背景等不同方面来分析他们的关系。②

陈爱如等从新医改进程中和谐医患关系建构出发，提问“从对立到信任还要多久”。他们具体分析了医患关系的现状与危害，指出医患暴力冲突呈井喷式爆发带来的直接危害便是医患双方的“两败俱伤”。患者将“医闹”变成解决医患矛盾的常态，或是医疗卫生体制自身缺陷、医疗信息不对称不透明、医患关系异化为消费关系、现代社会普遍面临诚信危机、医疗纠纷处理机制和相关法律不完善不具公信力以及医学教育局限等因素综合所致的结果。③ 美国社学会家塔尔科特·帕森斯（Talcott Parsons）在《社会系统》一书中提出了“病人角色”的概念，他在他的社会理论中加入了对医学的功能分析，这促使其会考虑到病人与自己生活中社会系统的关系，也由此导致了“病人角色”概念诞生。帕森斯“病人角色”概念

① 冯玉波、冷明祥：《试论符号互动论视角下的医患关系》，《南京医科大学学报》2014 年第 4 期。

② 马小华：《当前医患关系的社会学解读——以嵌入性为视角》，《天中学刊》2014 年第 29 卷第 4 期。

③ 陈爱如、张洁：《从对立到信任还要多久？——新医改进程中和谐医患关系构建》，《佳木斯大学社会科学学报》2014 年第 32 卷第 4 期。

具体内容总结为以下四种：病人被免除了“正常”的社会角色；病人对自己的疾病状态不负责任；病人应该具有尝试祛病的愿望，即有康复的义务；病人应该寻求技术上适当的帮助和与医生合作。相对应的，帕森斯的“医生角色”则包括技术上的专门性、感情上的中立性、对待病人的普遍性以及职能的专门性等四个特定的方面。[①]

国外学者哈罗德·格里曼还指出，医患关系的现代讨论中缺少对权力的讨论，只有从权力角度出发，才能切实地理解医患之间的互动。[②] 进而国内也出现了有关以医患间权力平衡、医生权力异化、医患关系中的女性主义等为切入口的相关讨论。

三　医学哲学视角

郑红娥等梳理了医学哲学家福柯的“临床凝视”（clinical gaze），这是福柯基于现代医方对身体的研究与控制而提出的，用来描述医生对患者与病患进行客体化的倾向[③]。“临床凝视”是一种将身体概念化的方式，而不仅是对受到检视的生理部位提出描述。它通过将身体概念化的方法，以个人为代价的前提下从本体论上优先考虑身体和其他组成部分，将身体视为一个外部实体，独立且外于心灵。外表真实的事物（如身体的生理条件）其实是某种知识的结果。身体的各种再现（不论是透过模特或图片）都是理解之下的产物。在了解身体与身体运作时，“医学”对身体所进行的检视以区分正常与反常的功能，“健康”的主流定义就是“没有疾病”，医学与功能障碍的治疗紧密关联，而不是与健康的提升有关。在继承和发扬福

---

① 温文、韦兆钧：《国内外医患关系研究述评》，《大众科技》2015年第17卷第4期。

② ［挪威］哈罗德·格里曼：《权力、信任和风险：关于权力问题缺失的一些反思》，王巧贞译，《哲学分析》2011年第2卷第6期。

③ Barry, A. M., Yuill, C., *Understanding the Sociology of Health: An Introduction*, New York: SAGE Publications, 2002, pp. 27 – 28.

柯思想的基础上，后现代主义者认为，有关身体的知识被赋予权力：具有这种知识者必须确定他人相信它是较高级或优良的，而握有这种知识者则可发挥控制他人的力量。身体不仅是一种有骨骼、皮肤与器官的生理实体，也是一种和人们持有各种观点相关的文化界定实体。患病不只是偏离身体的正常机能，远超出一种单纯生物医学观点的范畴。①

四 医学伦理学视角

哈尔滨医科大学的孙福川提出“医学人本论”，认为医患和谐须臾离不开医学伦理，医乃人学，医乃仁术。对去伦理、去人化的医学及其医学观若不能治本，则和谐医患关系难以真正建构。而医学人本论是医学伦理的本质与灵魂，是根治去伦理、去人化医学观综合征的伦理之药，是长成医患和谐大树的伦理之根。② 刘国栋指出现代社会已经超越了这种传统的医患关系，医患关系已经不单纯是两个个体之间的关系，而是病人与医生、医疗人员、实验技术人员、辅助科室人员、医院行政人员，甚至包括医院、医学院校、研究单位、卫生行政机构等之间的关系。随着医患关系的复杂化，医患关系的伦理维度也应随之扩展。他从伦理维度出发，认为改善医患关系的根本诉求就是敬重生命、重塑道德，最终实现人性化医疗，把“以人为本”的服务理念贯穿于整个医疗工作实践中，构建和谐的医患关系。③

上节我们进行了我国古今医患关系的对比与梳理，在中国古代的医疗体系中，医学伦理是建立在以中医药治疗为核心的基础上的，其医德伦理

---

① 陈倩雯、郑红娥：《国内外医患关系研究述评》，《医学与哲学（A）》2014 年第 35 卷第 3 期。

② 孙福川：《医学人本论：医患和谐的伦理之根——兼论“医生也是人”》，《中国医学伦理学》2019 年第 32 卷第 9 期。

③ 刘国栋：《医患关系的伦理学思考》，硕士学位论文，吉林大学，2010 年。

思想与医德规范的构筑也受中国古代“天人合一”“克己复礼”等人文思想影响颇多。北京中医药大学周晓菲在其博士学位论文中对中医医德伦理思想根源及其内涵进行了研究，她从世界观、价值观和人性的层面，反思当代中医医德现状，追问中医道德的伦理思想根源，从道德产生的源头“道”，到内心行道之所得的“德”，再到社会外化出来的行为规范“礼”，最后到国家强制力执行的制度“法”，从内而外，由深到浅，挖掘和梳理出中医医德的伦理思想根源。她指出，对中医医德的梳理可以溯源至上古时期，春秋战国的《黄帝内经》已经初步形成医德规范。到宋金元时期，开始以法律的形式规定了医生的职业道德以及医疗事故的责任制。近代中国西医学开始引入并迅速发展起来，宋国宾在1932年出版了我国第一部系统的医学伦理学专著《医业伦理学》，标志着中医医德进入近代医学伦理学阶段。现如今，现代医学迅速发展壮大，成为主流医学，加上中国社会经济的崛起，全球一体化、信息网络化、观念现代化，中医渐渐失去生存的文化土壤。有关中医医德的内涵，周晓菲表示中医道德的立足点是站在“道”上，“仁”是中医的总原则，“和”是中医追求的最高境界，“德”是中医道德自律的途径，“礼”是中医道德他律的形式，“法”是德治的补充和保障，对增强医务人员的责任感有重要的促进作用。通过对比研究发现，中西方医德在价值观上的区别在于：中医“天人合一”思想带来的是医学的科学价值与道德价值相统一而不可分割，西医主客体二元对立思想使医学成为纯科学探索的领域，医术与道德是分离的，科学评价与道德评价也是两回事。[①] 而中医医德理论体系的建立，有助于保持和弘扬中医药特色与优势，完善中医医德教育的内容和形式以及完善中医医德管理，甚至对于中国现有医疗体系的完善与推进以及我国目前医患关系的改善都具

① 周晓菲：《中医医德伦理思想根源及其内涵研究》，博士学位论文，北京中医药大学，2010年。

有积极意义。

五 新闻传播学视角

笔者梳理了部分关于媒体医患报道并立足于新闻传播学的研究，发现学者们还尝试以新闻传播领域中不同的理论作为切入点，来试图解释媒体医患报道与医患关系构建的联系所在。根据笔者检索所得的文献成果，大致将其分为以下几个方面。

第一，立足媒介框架理论对医患关系报道的研究，重点探究不同媒体的医患报道的特点及存在的问题。2009 年河北大学张思玮《〈中国青年报〉医患关系报道的媒介框架分析》硕士学位论文，从甘姆森的新闻框架理论出发，选取《中国青年报》作为目标媒体，通过对该报纸医患报道文本框架的主题内容、消息来源、图式结构三个方面进行了深入分析。该论文研究发现，《中国青年报》在医患关系新闻报道的主题框架中：凸显了医患之间的矛盾纠纷，却对如何解决纠纷的框架类型报道不足；将解决现存问题的政策解读偏重程式化；缺少具体的改革方法类、计划与行动类的报道框架。在新闻报道的消息来源选择上：偏向相对强势的群体，如医方、官方、专家；患方呈现在媒介的声音太少，而民间医疗团体和医疗协会在媒体报道中几乎没有发声。在新闻报道的图式结构上：注重各类图式结构的平衡性；口语反应偏向于单一化；缺乏对医患关系的历时性和资料性梳理[①]。立足于媒介框架理论分析的还有吴鹏伟的《医患关系的媒介框架研究》[②]，该文章试图研究医患关系报道中媒介倾向性及其该种倾向性演变的动态性，同时从社会学、心理学、经济学、伦理学等交叉的角度研究

① 张思玮：《〈中国青年报〉医患关系报道的媒介框架研究》，硕士学位论文，河北大学，2009 年。
② 吴鹏伟：《医患关系的媒介框架研究》，硕士学位论文，安徽大学，2013 年。

媒介框架的内涵，进而分析推动媒介框架演变的文化、社会、经济等宏观因素（变量）和受众认知、知识仓储等微观因素。同时，结合媒介框架质化分析，借助心理学“基模”的概念，简单探寻媒介框架、受众框架间的影响与作用机制。肖敏和闻娱的《医患关系的媒介报道框架分析——以杭州地区报纸为例》一文，选取杭州地区具有代表性的三份主流报纸《都市快报》《钱江晚报》《杭州日报》作为研究对象，以 2013 年整年为研究时段，采用内容分析法对目标媒体医患关系报道的报道形式、报道内容、具体医患纠纷报道三个方面进行分析，描述媒体对医患关系呈现的模式和特点，进而引入框架理论从宏观、中观和微观三个层次关注媒介医患关系的报道内容[①]。与之类似的还有向倩云《从框架分析视角探析我国医患冲突的媒体呈现——以“温岭杀医案”为例》一文主要运用质化的文本分析方法，以《人民日报》《新京报》《南方都市报》关于“温岭杀医案”的报道为研究样本，以建构主义范式的“框架分析”为理论基础，检视当前我国“医患冲突”的可能呈现模式。该文章从宏观、中观、微观三个层面考量目标媒体关于温岭杀医案的新闻报道，宏观层次的新闻框架分为人情味框架、冲突框架、责任归因框架三种，中观层次的新闻框架主要分析议题的原因、影响、背景，并提出相应的解决办法，微观层次的新闻框架通过多元的消息来源来平衡新闻报道并适当运用新闻图片来增加报道真实性[②]。

第二，立足于形象建构理论，重点研究媒体医患关系报道对于医院医生媒介形象的影响。代表性的研究有茹倩倩的《我国医疗事故纠纷报道中的医生媒介形象研究》，通过对我国自 2008 年至 2011 年间在社会上引起重大反响的医疗事故纠纷报道的研究，分析了报道中医生形象的建构，探究

① 肖敏、闻娱：《医患关系的媒介报道框架分析——以杭州地区报纸为例》，《传播与版权》2014 年第 6 期。

② 向倩云：《从框架分析视角探析我国医患冲突的媒体呈现——以“温岭杀医案”为例》，《新闻世界》2014 年第 4 期。

其特点和形成原因。该文通过对2004年至2010年近七年我国医疗事故纠纷报道的样本分析发现，报纸和网络的报道各具特点，中央级报纸、省级党报和医疗卫生的专业性报纸在报道内容和手法上也存在异同①。此外还有苏苗苗的《中美媒体医患新闻报道话语中医生形象比较研究》，该文采用内容分析法，通过比较研究《人民日报》和《纽约时报》2000年至2012年间的医患新闻报道在塑造医生形象以及表现方式上的不同，从中美两国的医疗制度、媒体人的新闻价值观和媒介素养、媒体迎合受众心理四个方面，深入分析造成中美医生形象不同的原因，最后针对医患报道如何构建正确医生形象和和谐医疗环境提出建议②。

第三，从新闻专业主义角度，探究不同媒体对于某个医患事件的报道存在的问题。例如2011年王扬的《媒介守望的迷失——从深圳“八毛门”事件看新闻专业主义的失守》，从个案研究角度探究不同媒体对于某个医患事件的报道存在的问题。该文指出“八毛门”事件的发生暴露出了相关媒体新闻专业主义的操守缺失，究其原因在于记者在专业知识上的匮乏、媒体的浮躁心态以及记者在报道中预设立场的道德优越感③。王瑞林同样从“八毛门”等医患门报道入手进行分析，对中国当下的新闻专业主义发展现状进行适度考察，并对中国新闻专业主义在一定程度上存在缺失背后的原因进行反思和总结：医患门报道中，折射出新闻专业主义的缺失——其中包括媒体的偏听偏信、主观定性、浮躁跟风以及专业常识的匮乏。④

第四，从受众理论出发，研究媒体医患关系报道对受众认知理解我国

---

① 茹倩倩：《我国医疗事故纠纷报道中的医生媒介形象研究》，硕士学位论文，陕西师范大学，2012年。

② 苏苗苗：《中美媒体医患新闻报道话语中医生形象比较研究》，硕士学位论文，山西大学，2013年。

③ 王扬：《媒介守望的迷失——从深圳“八毛门”事件看新闻专业主义的失守》，《记者摇篮》2011年第12期。

④ 王瑞林：《从医患门报道看中国新闻专业主义的现实尴尬》，《新闻界》2013年第21期。

医患关系的影响。这类研究相对较少。例如阳欣哲《媒体传播对医患关系影响研究》，通过对客观现实、受众认知与媒体呈现三者的分析和对比，归纳出媒体报道对医患关系的影响，并从媒体、受众、政府、医院四个方面对改善我国医患关系提出建议①。还有马丽敏的《我国新闻媒体医患关系报道的受众研究——以西安市为例》，首先总结出西安市媒体医患报道的特点，然后从受众心理切入，以问卷调查的方式调研分析受众对当前医患关系现状及其相关报道的认知和态度，最后针对我国媒体医患关系报道的新闻框架存在的问题提出建议②。

六　心理学视角

杨琛霞、代星禾等从心理学视角分析了医患关系紧张的原因与对策，从医患双方的认知偏差、对医疗过程的不合理期望、医患双方的动机冲突及医患双方的沟通不足等方面分析影响医患关系的主要因素。其研究结果表明：医患双方由于社会角色不同，所拥有的知识和经历也就不同，因而在健康、疾病、死亡等方面的认知差异增加了医患沟通的难度；尽管通常医患双方的一致目标是消除疾病以恢复健康，但由于双方各自动机的差异化与复杂化也会导致其行为导向与标准上的分歧，反而激化了矛盾；病人对于医生尤其是名医抱有极高的期望，但医疗过程充满复杂性、多变性、不确定性，甚至发生不可预见的后果，导致实际疗效与患者期待差距过大，此时患方则会归咎于医方并聚众闹事、要求赔偿。除此之外，在医患沟通过程中，医生说话的语调、表情、肢体语言等同样会对患者产生不同的心理效果，并且性格、情绪等也在某种程度上影响

---

①　阳欣哲：《媒体传播对医患关系影响研究》，博士学位论文，上海交通大学，2012 年。

②　马丽敏：《我国新闻媒体医患关系报道的受众研究——以西安市为例》，硕士学位论文，陕西师范大学，2013 年，第 43—50 页。

着医患纠纷。①

第三节 健康传播视域下的医患关系研究

一 国外特定医疗报道的案例研究

关于医患关系的研究，欧美西方国家起步远早于我国，是伴随着健康传播这一研究领域产生的。国外早期对于医患关系的相关研究起源都是立足于健康传播视角，以改善医生和患者的人际传播为中心，而对于大众传播与医患关系二者之间关系的研究则显得十分稀缺。其关于媒体医患报道的研究具有以下几个特点：第一，研究的主要视角基于健康传播学，由于国情不同，国外鲜有医患冲突报道，关于医患关系的报道，更多的是集中于某个疾病或健康内容的报道，因而国外关于媒体医患关系报道的研究，严格地说应为媒体医患健康报道的研究；第二，研究的主要内容是针对一段时期内媒体对某一特定疾病的报道进行个案研究或比较研究；第三，研究方法主要为内容分析法；第四，研究成果大多都刊载于医学健康刊物。

国外媒体医患报道，确切地说是媒体医患健康报道的研究，主要内容可以分为两个方面：其一是针对一段时期内某个媒体对于特定疾病案例的报道进行个案研究；其二是一段时期内不同媒体对于同一特定医患健康议题报道的比较研究。

在特定时期内某个媒体对于特定疾病案例报道的个案研究，具有代表性的研究文献有以下几篇。2011 年，学者 Christen M. Rachul、Nola M. Ries 和

---

① 杨琛霞、代星禾：《心理学视角下浅析医患关系紧张的原因及对策》，《经营管理者》2014年第33期。

Timothy Caulfield 等三人的论文 “Canadian Newspaper Coverage of the A/H1N1 Vaccine Program”①，对 H1N1 流行时期加拿大报纸的相关报道进行研究，发现加拿大报纸上主要是关于接种疫苗的报道，而其他媒体的报道经常提及感染 H1N1 病毒的风险。尽管报道均立场鲜明地支持或反对接种疫苗，但是直接的证据却很少提出，接种疫苗的某些已知风险（如：潜在的过敏反应和副作用）也很少被报道。该文章主要运用内容分析法，剖析了加拿大报纸在 H1N1 流行时期关于接种疫苗报道的特点和不足。再者，2011 年 4 月 12 日 Nicola Latronico，Ottavia Manenti 和 Luca Baini 等几位学者在 “Quality of Reporting on the Vegetative State in Italian Newspapers. The Case of Eluana Englaro”②中，以女植物人恩格拉罗为例，将意大利报纸对植物人的报道作为研究重点，对四大报纸半年期间 2099 篇报道进行分析，发现有 967 篇报道是关于植物人的，其中 88.2% 的文章是非医学性的，主要关注的是政治、法律和道德等方面；11.8% 是医学报道，从医学的角度描写植物人，然而在所有报道中，只有 18 篇完整提到病人对自己和环境无意识、眼睛一直睁开、无意识呼吸这三个方面。该研究样本量巨大，对于报道主题和内容的分析比较详细，但是其比较研究并没有发现四份报纸对于同一议题报道的区别。此外，还有以癌症报道为个案的研究，2011 年澳大利亚四位学者 Amanda J. Wilson、Billie Bonevski、Alison L. Jones 和 David A. Henry，分析了 2004 年 6 月至 2009 年 6 月五年时间内澳大利亚一个名叫 “Media Doctor Australia” 网站的癌症报道，对其数量、质量、类型、内容进行深度研究，并与该网站的其他报道进行比较，对如何写出高质量的 “癌症报道” 提出建议③。

---

① Rachul, Christen M., Ries, Nola M., Caulfield, Timothy, “Canadian Newspaper Coverage of the A/H1N1 Vaccine Program”, *Canadian Journal of Republic Health*, 2011, 102 (3): 186.

② Nicola Latronico, Ottavia Manenti, Luca Baini, “Quality of Reporting on the Vegetative State in Italian Newspapers The Case of Eluana Englaro”, *Plus One*, 2011, Volume 6, Issue 4.

③ Amanda J. Wilson, Billie Bonevski, Alison L. Jones, David A. Henry, “Deconstructing Cancer: What Makes a Good-quality News Story?”, *The Medical Journal of Australia*, 2010, 193 (11): 702 – 706.

除个案研究外，国外学者对医患报道的大众传播学视域的研究，主要还有在某一个时间段内不同媒体对于某个具体疾病的医患报道进行比较研究，其中最具代表性的是学者 Shepherd 所做的一系列报道比较研究。2010 年，Shepherd 通过对比病人饮食失调在英国媒体和美国媒体中的表现，发现了英国报纸关于病人饮食健康报道的本质变化：英国报纸比美国报纸提供更多的真实病患图片，流行小报对并发症的介绍多于严肃大报，而严肃大报则更多关注于调查报道和公众健康①。同时，通过此研究 Shepherd 发现，新闻记者倾向于找到一个娱乐的视角进行医患健康报道。继该研究之后，Shepherd、Sealed 沿用了之前的研究方法，对 2000 年到 2009 年十年内英国报纸上的"宫颈癌"报道（包括早期症状、风险因素以及预防措施）进行研究，尤其对于流行小报和严肃大报进行深入比较研究，发现流行小报提供了更多关于早期信号和表征的信息，且关于风险因素的信息也不少于严肃大报，因而 E. Shepherd 建议在大众媒体上通过娱乐模式进行公众健康教育。

二 国内有关媒体医患报道的研究

我国新闻与传播学领域关于媒体医患关系报道的研究则与我国医患矛盾演变以及医改进程息息相关。在研究内容上，从早期偏向于对医患纠纷报道的微观业务操作层面的总结反思，转变为从宏观中观层面合理报道医患关系策略以及医患个案的深入研究；在研究方法上，从过去经验式的介绍和概括，转变为对不同媒体医患关系报道的内容分析。从笔者掌握的文献资料来看，我国关于媒体医患报道的研究历史是从 2002 年之后才开始，至今只有十几年的发展历程，一直没有受到学术界的强烈重视，其研究文

① Shepherd, E., "Eating Disorders in the Media: *The Changing Nature of UK Newspaper Reports*", *European Eating Disorders Review*, 2010-11-12, pp. 486-495.

献在数量和质量上都很稀缺和薄弱。直至2013年起，我国学术界和业界才有更多的学者将目光转移到媒体医患报道和我国医患矛盾这个议题领域。然而，总体而言，目前我国在此议题领域的研究依旧缺乏系统性。

早期我国对媒体医患报道的研究处于起步阶段，文献成果数量极少，尚未有系统的理论支撑。其大多注重思辨，反思媒体舆论监督对我国医患关系的影响，认为媒体作为桥梁会对我国医患关系产生很大影响，我国媒体的医患报道对医生形象存在妖魔化现象，负面报道居多。

2002年郭小平《当前医患纠纷报道的误区和对策》[①]《医患要沟通　媒体要引导——当前医患报道的误区和对策》[②] 两篇文章是我国最早的关于媒体医患报道的文章，文章立足于我国媒体聚焦医患报道和我国医患矛盾日益加剧的背景，从媒体操守的角度，反思媒体医患报道的误区，提出媒体应遵循理性报道的原则、正视医患纠纷、为我国医患矛盾树立正确的舆论导向。在此之后，很长一段时期内我国关于媒体医患报道的研究一直空缺，虽然学术界很多学者研究我国医患关系这一议题，但大多从医学、社会学、心理学、法学等角度，而没有从新闻传播学角度。一直到2006年蒋廷玉在《中国记者》上发表《和谐医患关系中的媒体作为》一文，才填补了这一期间我国关于媒体医患报道研究的空缺。她认为，新闻报道对医患关系有很大影响，有的负面报道虽然是特例，但会在公众心理上激起紧张、恐惧和危机感等负面情绪。该文还提出，媒体应客观公正地评价医务界形象，理性地界定和报道医患关系，否则夸大事实会使我国医患关系更加紧张。在公众了解医患报道的渠道方面，大城市的公众通常通过网络、报纸、电视等多种媒体了解医患事件，而小城市公众更多通过电视和报纸

① 郭小平：《当前医患纠纷报道的误区和对策》，《新闻三昧》2002年第9期。

② 郭小平：《医患要沟通　媒体要引导——当前医患报道的误区和对策》，《声屏世界》2002年第11期。

这类传统媒体了解医患事件，20—30 岁的年轻人则大多通过网络新媒体了解。[①] 彭曼在《我国近期报纸医生的传媒形象研究》中也提到，我国近期报纸上的医生形象报道以负面为主，并且随着时代变化，负面报道的数量和强度有明显增多的趋势，究其原因主要有三点：一是医方在与媒体关系中的话语权劣势，二是媒体出于恶性竞争以负面报道吸引眼球，三是医方负面刻板印象的影响。[②]

2009 年 3 月 17 日，中共中央、国务院向社会公布了关于深化医药卫生体制改革的意见（简称新医改）。不过，似乎新医改并未能缓解我国的医患矛盾，医患冲突事件愈加频繁恶劣。这一时期，我国关于媒体医患关系报道的研究开始步入理论化、系统化的发展阶段。有的学者从框架理论出发研究医患报道的内容，有的学者从受众心理出发研究医患报道对于受众认知的影响，有的学者进行个案研究针对某一家或两家媒体的医患报道进行深入的内容分析，还有学者从传播效果理论出发研究医患报道的传播效果。

特别是 2013 年以来，我国学术界涌现了大量研究媒体医患报道的文献和书籍，硕博学位论文有袁远航的《〈光明日报〉医患关系报道特点研究》(2013 年 5 月)、吴鹏伟的《医患关系的媒介框架研究》（2013 年 5 月)、苏苗苗的《中美媒体医患新闻报道话语中医生形象比较研究》（2013 年)、马丽敏的《我国新闻媒体医患关系报道的受众研究——以西安市为例》(2013 年 6 月)、吉雪菲的《试析我国媒体对“医患关系”的报道方式 以 2003—2013 年百度新闻搜索中的报道为例》（2014 年 4 月)、周瑾靓的《框架理论视阈下中国医患冲突事件报道研究》（2014 年)、丹妮的《医疗纠纷事件中媒体报道的问题及改进策略研究——以“缝肛门”等医疗事件的报道为例》（2014 年 6 月）等，期刊论文有李嘉新等人的《边缘的行

---

① 蒋廷玉：《和谐医患关系中的媒体作为》，《中国记者》2006 年第 12 期。

② 彭曼：《我国近期报纸医生的传媒形象研究》，硕士学位论文，华中科技大学，2007 年。

走：传统媒体医患关系报道——以 2013 年〈中国青年报〉为例》（《中国报业》2014 年第 10 期）、李洋和李君的《媒体凸透镜下医患关系报道的思考》（《今传媒》2014 年第 3 期）、王瑜的《警惕“刻板印象”背后媒介素养缺失——浅析媒体医患关系报道的负面影响》（《中国报业》2014 年第 10 期）、肖敏和闻娱的《医患关系的媒介报道框架分析——以杭州地区报纸为例》（《传播与版权》2014 年第 6 期）、向倩云的《从框架分析视角探析我国医患冲突的媒体呈现——以“温岭杀医案”为例》（《新闻世界》2014 年第 4 期）等。以上部分学者的研究成果，我们在前文中有所呈现。不仅如此，研究者们在健康传播领域的成果如雨后春笋般，越来越多地出现在我们的视野中。

李嘉新等以 2013 年《中国青年报》为例，将传统媒体医患关系的报道视为“边缘的行走”。他们通过新闻报道框架的分析，认为传统媒体缓和医患矛盾并不只能依靠增加宣传性通讯、减少事件性报道，更关键的是增强媒体公信力，合理运用框架，建构医患关系报道良性传播模式。对于新闻媒介来说，其最主要的责任是将公众“欲知”和“应知”相结合，进行符合社会事实的传播。同时，在医患关系的报道中要综合考虑和平衡多方面的因素，力求达到媒介以及受众共同所期望的结果。①

王丽媛针对医患报道中媒体责任缺失的问题，提出新闻媒体应该明确自身在医患关系报道中的角色定位，履行好自身的社会责任，进行理性报道。具体包括：在事实的基础上客观、公正地评价医护人员；提高医疗报道相关媒体工作者医学素养，端正报道立场，保障内容准确无误；媒体应平衡正面报道和负面报道的比例，客观呈现医患关系的全貌；对于医患关系的报道，还应当做到不只是看到事情的表面，而是要探究事件发生的深

① 李嘉新、郑伟康、李盈：《边缘的行走：传统媒体医患关系报道——以 2013 年〈中国青年报〉为例》，《中国报业》2014 年第 10 期。

层次原因以及思考如何通过正确舆论引导化解医患矛盾。[1]

王瑜从媒介素养和传播偏向角度入手，结合“拟态环境”和“框架理论”进行分析，指出正是一些媒体专业主义的缺失造成了传播偏见，导致受众对医方产生一些刻板印象，从而加剧了医患关系的紧张趋势。人们对于环境认知形成的“主观现实”很大程度通过媒体报道框架建构的“拟态环境”获得，部分媒体有意无意地选择“医强患弱”的框架进行报道，使公众对医方形成不公正的“刻板印象”。如此一来，长久的偏见助推了医患矛盾，造成诸多负面影响。[2] 事实上，我们每个人都生活在大众媒介建构的拟态环境中，我们的想法和行为都不可避免地受到媒体报道的影响。新闻报道不仅呈现医患关系，更将其对医患关系的定义转变为一种公共理解，为受众提供关于我国医患关系的基本认知框架。长期以来，我国媒体医患关系报道的媒介框架作用于受众，不仅会影响受众对于我国医患关系的认知，还深刻影响着我国医护人员群体的形象，从而潜移默化地影响着我国医患关系。

三　研究方法比较

（一）国外：内容分析法为主的定性研究方法

国外关于媒体医患报道的研究，多为某个时间段内的案例研究，时间跨度往往比较长，多为 5—10 年，其研究方法最主要的是内容分析法，通常是以某个媒体或几个媒体的报道作为内容分析的对象，进行个案分析或者比较研究。

上文所提及的学者 Christen M. Rachul、Nola M. Ries 和 Timothy Caulfield

① 王丽媛:《媒体在构建和谐医患关系中的责任》,《青年记者》2014 年第 11 期。

② 王瑜:《警惕“刻板印象”背后媒介素养缺失——浅析媒体医患关系报道的负面影响》,《中国报业》2014 年第 10 期。

等三人的文章“Canadian Newspaper Coverage of the A/H1N1 Vaccine Program”即采用了内容分析法，剖析了加拿大报纸在 H1N1 流行时期关于接种疫苗报道的特点和不足。Nicola Latronico、Ottavia Manenti 和 Luca Baini 等四位学者在“Quality of Reporting on the Vegetative State in Italian Newspapers. The Case of Eluana Englaro”文章中也采用了内容分析法，对四大媒体半年期间 967 篇关于植物人病人的报道进行分析，对报道的主题和撰写角度进行详细分析，但由于样本量巨大，没能深入挖掘出四大媒体报道的区别。澳大利亚四位学者 Amanda J. Wilson、Billie Bonevski、Alison L. Jones 和 David A. Henry 对 2004 年 6 月至 2009 年 6 月这段时间内某网站的癌症报道的分析，亦采用了内容分析法对报道的类型和主要内容以及报道质量进行研究。此外，学者 Shepherd E. 所进行的媒体健康报道比较研究也以内容分析法为主，结合文献分析法对十年时间内英国严肃大报和街头小报癌症报道的报道特点、报道方式、报道内容等进行对比分析。

不少学者除了主要采用内容分析法作为研究方法，在面对巨大样本量的时候，往往辅助以简单的定量方法进行报道数量统计、报道内容主题归类。澳大利亚学者 Mercurio 和 Eliott 在“Trick or Treat? Australian Newspaper Portrayal of Complementary and Alternative Medicine for the Treatment of Cancer”一文中，从媒体议程设置角度出发，运用内容分析法，对 1998—2007 年期间医院用于治疗癌症病人的药物 CAM 的媒体报道进行分析，从媒体报道、报道频率、报道特点、报道趋势以及报纸如何塑造新闻框架几个方面进行深入研究①。由于时间跨度近十年，样本量巨大，作者除运用内容分析法进行深入分析之外，辅助以定量研究方法进行数据统计和初步分析。该研究通过定量方法发现在 1936 篇报道中有 2/3 的报道讲述了 CAM

---

① Mercurio, R., Eliott, J. A., “Trick or treat? Australian Newspaper Portrayal of Complementary and Alternative Medicine for the Treatment of Cancer”, *Supportive Care in Cancer*, 2011, 19 (1): 67 - 80.

药物用于病人治疗的过程，但大约有一半的文章提出了反对临床给癌症病人使用该药物的理由。该研究还通过定性方法深入研究发现6个“CAM癌症相关”报道框架，其中4个是积极支持CAM使用的，最主要的报道框架是将CAM作为一个合法的促进生物治疗的工具，而另外2个为消极反对框架，将CAM描述成为存在很多问题和风险的尝试，相关人员和产业有着不当的企图。

此外，还有一些学者运用话语分析中的语料库研究方法，对媒体医患议题类报道进行内容分析。英国学者Helen Prosser在“Marvelous medicines and dangerous drugs: the representation of prescription medicine in the UK newsprint media”一文中，结合了话语分析方法和内容分析方法，研究医学的意义和功能是如何在报纸上建构的，同时也检验了报纸在作为健康信息来源的程度，提出媒体对于医学形象的建构是不连续的、自相矛盾的、过于简单化的，且说明患者在面对“专业信息”时是消极、被动的[①]。

总而言之，国外对于媒体医患报道的研究，主要采用内容分析法进行定性研究，少数学者辅助以文献分析法、话语分析研究方法与内容分析法相结合。

（二）国内：从思辨性经验式总结到定性的内容分析法

早期，我国学者关于媒体医患报道的研究并没有科学的系统的方法，倾向于以思辨性方法进行经验式的总结和概括，反思医患报道的媒体业务层面的不足之处。后来，我国学者们对于媒体医患报道的研究开始逐渐采用内容分析法，以某个媒体的医患报道为样本或以某个医患冲突事件的各家媒体报道为样本，进行语言、主题等报道内容层面的分析，归纳出我国

① Helen Prosser, “Marvelous medicines and dangerous drugs: the representation of prescription medicine in the UK newsprint media”, *Public Understanding of Science*, 2010, 19 (1): 52–59.

某类媒体医患报道的特点或是我国媒体对于某个医患纠纷事件的报道特点。总之，无论是早期的经验式总结概括，还是发展到现阶段的内容分析，皆以定性研究方法为主，缺少实证研究、定量方法。因此，在本书中笔者更倾向于采用定性与定量相结合的研究方法，深入分析我国媒体与医患关系的关联，挖掘其媒体医患报道的特点，并提出媒体助力和谐医患关系构建的合理性意见。

第二章 “框中的世界”：医患关系报道的框架分析

改革开放以来，中国的社会结构发生了深刻变革，诸多产业从计划经济走向市场经济的运作模式，医疗卫生行业也不例外。在医疗卫生产业不断市场化的过程中，医患冲突事件的频发也导致医患矛盾不断升级。“温岭杀医案”“湘潭产妇死亡”“哈尔滨医科大学伤医事件”等医患冲突事件的发生让医患关系再度成为公众关注的焦点。一方面，医患冲突源于社会转型期带来的一些社会问题和矛盾；另一方面，媒体对医患冲突事件的报道在某种程度上影响了人们对医患关系的认知。媒体有失公正的报道加深了患者及受众对医方的不信任感，这在某种程度上导致了医患矛盾的加剧。

自2000年起，我国媒体报道的医患纠纷事件与日俱增，在媒体的“放大镜”之下，医患矛盾也日显尖锐。媒体作为信息传播的平台，其医患关系报道既可以作为润滑剂缓和医患双方的关系，也可以变成催化剂激化医患双方的矛盾。因此，媒体医患关系报道是影响我国医患关系的重要因素之一。框架理论认为新闻都有框架，媒体在新闻生产的过程中，往往采用特定的叙事框架进行相应主题的报道。新闻学界普遍认为，媒体新闻报道所采用的“新闻框架”对受众的认知有相当程度的影响。以医患纠纷为例，媒体对于医患冲突事件的呈现方式会直接影响到受众对于医患关系的认知，甚至蔓延至医患关系发展脉络的去向。

在本章内容中，我们重点关注医患关系新闻报道中新闻框架的形成，试图揭示出媒介是怎样通过新闻框架选择与重组机制来建构医患间的客观现实，如何进行医患关系新闻叙事，从而认识众多医患报道新闻活动的本质。第一节以我国严肃报刊中具有影响力的《南方周末》和都市报刊中发行量巨大的《钱江晚报》作为报刊媒体代表，选取其 2005 年至 2014 年期间的医患关系报道作为研究样本，通过分析两种不同类型报刊媒体的医患关系报道样本的框架元素，比较其框架的特征、存在问题以及变化趋势。同时，基于总结所得的医患关系报道框架的现存问题和缺陷，提出媒介在报道医患关系时应具有的责任意识，从而积极构建合理的医患关系报道框架。第二节我们以《人民日报》《新京报》两家主流媒体关于典型医疗纠纷事件的报道为研究样本，根据其报道内容进行医患报道宏观与微观框架建构的分析，从而总结其框架特点以及不同框架的报道之于医患关系的影响。第三节我们通过检索不同媒体关于“温岭杀医事件”的深度报道文本，透过报道框架元素组成的“媒介镜像”来观察医患纠纷报道中暗含的不同主体间话语与权力的博弈。

第一节 媒介的框架

一 媒介框架理论概述

框架理论既是一种理论，也是一种研究范式。框架理论又称作为框架分析，在 20 世纪 80 年代引入新闻传播学领域，受到了人们的极大关注，也是传播学研究中最为热门的研究范式。框架研究（framework research）

也被有的学者称为"研究媒介与民意关系的新典范",其广泛运用于社会学、政治学、心理学和认知语言学等领域,形成了多维视野的研究态势,对社会科学的发展产生了重大而深远的影响。[①]

(一)框架理论的起源

关于框架理论的起源,学界一直存在多重说法:有学者认为框架理论起源于社会学,社会学家欧文·戈夫曼(Erving Goffman)是其创始人,他首次将框架这一概念运用到文化社会学领域,才使得框架在新闻传播学领域得到重视和发展;也有学者认为框架理论起源于心理学,因为心理学家贝特森(Bateson)是第一个在社会科学领域使用"框架"一词的学者。笔者比较认同的是学者杜涛在《框中世界:媒介框架理论的起源、争议与发展》一书中的观点,即框架理论的哲学基础起源于社会建构主义,具体科学层面则源自心理学和社会学[②]。

1. 社会建构主义

《剑桥哲学辞典》对社会建构主义进行如下定义:"社会建构主义具有不同的形式,共同的特点是,某些领域的知识是我们的社会实践和社会制度的产物,或者相关的社会群体互动与协商的结果。温和的社会建构主义观点认为社会要素形成了对世界的解释。激进的社会建构主义认为,世界或其某些重要部分,在某种程度上是理论、实践和制度的建构。"[③]

根据社会建构主义理论,人们的主观现实,包括认知、决策、行为的基础,都是在社会的传播互动过程中塑造出来的。约翰逊·卡蒂认为,社会建构主义者质疑或批判日常生活中被人们视为理所当然的世界,现实世

① 汪新建、王骥:《医患纠纷媒体报道框架及其对医患信任的影响——以〈人民日报〉和〈健康报〉为例》,《南京师范大学学报》(社会科学版)2018 年第 1 期。

② 杜涛:《框中世界:媒介框架理论的起源、争议与发展》,知识产权出版社 2014 年版,第 24—30 页。

③ 同上书,第 40 页。

界中通用的各种术语、文本都是社会历史中人们互相交换的产物，知识是社会建构的，获得知识的过程也是社会建构的。

2. 贝特森心理学

人类学家格里高利·贝特森（Gregory Bateson）是第一个在社会科学领域使用框架这一词语的学者，他在1955年的跨学科研究论文《一个关于玩耍和幻想的理论》（*A Theory of Play and Fantasy*）中首次提出了“框架”（Frame）这一概念。他提出，人们的言语传播包含两种不同抽象层次的指向：一种是意义或明确或含蓄的语言传播，其话语的主题是语言，称为“元语言”；另一种是抽象层次的话语主题，是人们之间关系的“元传播”（meta-communication）[①]。贝特森用“框架”和“语境”来分析“元传播”，以证明“人的语言传播能够操作，而且总是在对比性的抽象水平上进行操作”[②] 的元传播假设。他认为，“框架”和“语境”都是心理学的概念，其中“框架”指制作信息和理解信息的一套特定规则，具有兼收性和排他性，会包含一部分信息而排除另一部分信息。

从心理学起源而来的框架理论研究更为关注受众框架的形成过程，建构新闻对于信息处理和决策过程的影响。简言之，其更关注个人头脑中的框架。

3. 戈夫曼社会学

有的学者表示，框架理论是戈夫曼借用贝特森“框架”概念所创立的理论，其1974年《框架分析：关于经验组织的一篇论文》（*Frame analysis: An Essay on the Organization of Experience*）中首次将框架概念引入文化社会学。框架概念从社会科学领域发展到新闻传播学领域也要归功于戈夫

---

① 所谓“元传播”，指的是传播者在传播活动中，就如何诠释所用符号而相互传递信号。这些信号可能包含了特定的资讯，即“目前采用的记号并非它通常所指的意义”。贝特森指出，任何一个传播活动，同时在传递三个元素构成的资讯组合：（1）感官刺激的记号；（2）此记号的指代；（3）区别此指代与其他指代以及参与者必须采取的对应行动的规则。这第三项就是“元传播”的内容。

② Gregory Bateson, “A Theory of Play and Fantasy”, *Psychiatric Research Reports*, 1955（2），pp. 39－51.

曼，他在《框架分析》中基于人类学视角，系统地阐述了人际互动传播分析的理论与方法，提出了由主体认知和传播环境等多重因素构成的框架决定了传播意义的生成。[①] 他将框架定义为人们用来认识和解释社会生活经验的一种认知结构，是“个人将社会生活经验转变为主观认知时所依据的一套规则”[②]，之后才逐渐受到传播学、语言学等学科领域学者的关注。由于戈夫曼对框架的界定影响了新闻社会学的发展，其个人隶属于芝加哥学派，而芝加哥学派与传播学有着很深的渊源，因此诸多学者尤其是新闻传播学学者在追溯框架理论起源时，经常直接从戈夫曼的框架理论谈起。

戈夫曼认为：“所有我们对于现实生活经验的归纳、解构与阐释都依赖一定的框架；框架使得我们能够确定、理解、归纳、指称事件和信息。”[③] 在他看来，真实的事物就是人们对于情境的定义，是根据支配事件的组织原则以及我们在其中的主观投入所做出的。框架就是对于某种社会情境的定义，当人们认知一个特定事物时，会有一个或多个框架（解释基模），可以被称为“初始框架”（初始基模）。初始框架可以分为自然框架和社会框架，前者无人为因素，后者包含目的、意愿、行为、当事人等，对事物提供背景和解释。在戈夫曼的框架理论中，调音（keying）是框架分析的核心概念，指把赋予行为以意义的一套组合转换为赋予同样行为以不同意义的其他组合的过程，与音乐的调音相似。

从社会学起源而来的框架研究延伸到新闻传播领域中，更为关注的是传播中的框架，建构新闻报道的过程以及新闻框架的特征。简言之，其更关注新闻中的框架。

---

① 刘强：《框架理论：概念、源流与方法探析——兼论我国框架理论研究的阙失》，《中国出版》2015 年第 8 期。

② Goffman, E., *Frame Analysis: An Essay on the Organization of Experience*, New York: Harper & Row, 1974.

③ Ibid.

（二）框架的概念

框架理论的研究有不同的学科领域渊源，导致了对于框架的概念也众说纷纭，从而形成了不同的框架研究重点以及不同的研究取向和发展方向。框架研究不仅仅是一种概念工具，更是被社会学、语言学、经济学、传播学、公共关系等多个学科领域应用的操作定义，可以被测量和研究。

1. 框架、框架建构、框架分析

对于框架的定义，最为简明扼要的是恩特曼（Entman）的定义，他认为框架即实质上包含选择和凸显两个方面。如其所言：“框架涉及选择和凸显。框架一件事，就是选择所感知的现实的某些方面，并使之在传播文本中更为显著和突出，用这样的方法促成一个独特问题的界定、因果解释、道德评价以及如何处理公告。”① 与之相似的是托德·吉特林（Todd Gitlin）的定义：“媒介框架就是选择、强调和表达的原则，由很多对存在、发生和发展的事务加以解释的细微理论构成。”② 戈夫曼则认为，框架就是人们用来分类、组织和阐释其生活实践并使之有意义的解释图示，框架使人们能够“定位、感知、识别、标签化”事件和信息。③

潘忠党和科西奇把媒介框架定义为：在信息编码、解释和回忆过程中使用的一种认知装置，是符号工作者长期组织言说（包括口语和视觉）的过程，以选择、强调和排除等方法，长期形成固定的认知、解释与呈现形态。潘忠党是从认知角度将“框架”定义为“认知装置”的，这些定义延

① Entman, R. M., “Framing: Toward Clarification of a Fractured Paradigm”, *Journal of Communication*, Vol. 43, 1993: 11 - 13.

② ［美］托德·吉特林：《新左派运动的媒介镜像》，张锐译，胡正荣校，华夏出版社 2007 年版，第 13—14 页。

③ Goffman, *Frame Analysis: An Essay on the Organization of Experience*, Northeastern University Press, 1986: 11 - 14.

承了社会学和心理学上的框架概念，将之应用于媒介研究领域，并经常以新闻报道为对象探索“框架”概念的内涵与范畴。[①]

不过，“框架”也有其反面的内涵，即人们常说的“习以为常”。因为熟悉客观世界的某些事物，而习以为常地以此为架构，因而有意或无意地忽略了框架界限以外的真相。“框架的正面意义固然在于协助人们思考或整理讯息，但另一方面，框架也成为人们意识形态或刻板印象的主要来源，‘框限’了主观认知世界的活动，具有负面效果。”[②]

与“框架”有关的重要概念还有“框架建构”和“框架分析”。其中，“框架建构”是一种动态的过程，指媒体在社会大环境等因素的影响下建构新闻议题、形成新闻报道的过程。而“框架分析”是一种研究方法，运用框架理论对新闻文本框架、受众框架、框架效果等进行分析。

学者舍费尔（Schaefer）提出了一种架构框架过程模式，分为四个关键过程：第一，框架建构，即各种社会大环境下媒体如何架构框架；第二，框架设置，即媒体框架如何影响受众框架，媒体框架是自变量，受众框架是因变量；第三，个人层面的架构效果，即受众框架如何影响受众的认知、态度和行为；第四，受众到记者的循环反馈，即将记者视为受众的一员，他们的态度和行为如何影响建立框架时所使用的策略。框架效果研究经常与议程设置、铺垫效果研究结合起来，互为补充。

学者甘姆森（Gamson）明确把“框架分析”作为话语分析的一种方法，通过对新闻报道的修辞和叙事进行分析，揭示新闻报道中的框架建构过程中可以识别的机制。甘姆森用“诠释包裹”和“信号矩阵”来说明对文本框架结构的理解和分析，每个“诠释包裹”都具有内在结构，其核心则为中心组织思想即框架。每则新闻故事都有一个叙事框架，此叙事框架

---

① 杨璀璀、蒋忠波：《“框架”概念再辨析——兼论近年国内外的框架研究》，《新闻爱好者》2015 年第 5 期。

② 高芳：《简析框架理论》，《青年记者》2008 年第 17 期。

可以分为“框架装置”和“推理装置”，其中“框架装置”包括隐喻、史例、警句、描述和视觉影像五个象征元素，“推理装置”包括原因分析、结果和诉诸原则三个元素，这八种不同类型的元素构成了一个“信号矩阵”，诸多信号矩阵以不同方式组织在一起则形成了新闻报道的“诠释包裹”。

2. 框架的分类

框架研究有多种学术渊源、各家之定义、众多研究取向分支，因而对于框架的分类，学术界至今也没有统一的归纳。

通常情况下，学术界对于框架的分类可以分为一般性框架和特殊性框架，其中一般性框架是针对多种不同新闻议题的框架，分类较为宽泛，而特殊性框架是针对某一个新闻议题的框架，分类较为细致。学者艾英戈（Iyengar）将一般性框架分为情节式框架和主题式框架，前者描绘具体事件并将问题归因于人，而后者以讨论为特点、呈现总体普遍的证据并将问题归因于社会环境。除此之外，还有不少学者对一般性框架进一步进行划分，如人情味框架、责任归因框架、道德评判框架、经济后果框架、矛盾冲突框架这五种一般性框架，另外还有个人框架和组织框架这两种一般性框架。然而对于特殊框架的细分，不同学者针对某个特殊议题都会有属于其自己的分类方式。

（三）框架分析的具体研究方法

框架分析研究新闻报道或其他相关文本，对文本、话语的组织、修辞使用、图像配用、新闻来源以及其中体现的刻板印象、议题的选择和显著度等方面进行分析，既可以运用质化方法，又可以运用量化方法，还可以二者综合运用。

框架分析的方法要考虑到以下三个方面：第一，研究单位，即以整篇新闻报道或报道中某个部分为分析单位，还是更精细地以话语、句子、词语、字等为分析单位；第二，采用解释取向的定性方法，还是经验取向的定量方法，还是二者相结合；第三，确保分析的信度和效度。

关于框架分析的研究方法，梵·迪克（Van Dijk）和费尔克拉夫（Norman Fairclough）提出了批判话语分析法，潘忠党和科西奇提出了话语结构分析。除此之外，常用的还有坦卡德（Tankard）的“框架清单”分析以及甘姆森的“诠释包裹”分析。梵·迪克和费尔克拉夫的批判话语分析法是倾向于话语分析并且十分质化的方法，注重对话语中隐藏的意识形态进行批判。

潘忠党和科西奇的话语结构分析法通过分析特定语句和布局结构来确认框架，提倡用定性和定量的方法进行框架分析，并提出代表新闻文本有四个结构维度——句法结构（syntactical structures）、脚本结构（script structures）、主体结构（thematic structures）、修辞结构（rhetorical structures）。句法结构是一种宏观的句法，包括新闻的篇章结构，标题、导语、事件、背景和结尾的选择与组织，以及新闻写作的原则等。脚本结构即新闻脚本的呈现结构，新闻脚本通常包括新闻写作中的“5W1H”（why; what; when; where; who; how）。主题结构包含新闻报道议题的假设检验、因果关系以及制作者的演绎归纳推理线索。修辞结构指记者采用的风格选择，通常会通过修辞来提高某一内容的显著度和生动性。

坦卡德提出了“框架清单”分析，即一个包含11个框架设置的列表：（1）大标题和小标题；（2）副标题；（3）照片；（4）图片说明；（5）导语；（6）新闻源；（7）引用；（8）醒目引文；（9）标志（文章所属的特别系列图标）；（10）统计数字和图表；（11）文章的推论或短评。他的“框架清单”分析主要分为两个步骤：第一步是对11个框架设置进行分析、获取框架清单；第二步则是以框架清单为类目进行内容分析。

目前进行框架研究的学者，常用的框架分析方法还有甘姆森的“诠释包裹”分析，这是一种定性与定量相结合的方法。如前文所提到，运用“诠释包裹”和“信号矩阵”等对文本框架的结构进行分析，每篇报道分为若干个诠释包裹，每个诠释包裹通过框架装置（比喻、例证、关键词、深描）和推理装置（原因、后果、原则）两大部分七个要素进行量化统计分析，再用内容分析法得出结论。

笔者认为，框架分析最适合的方法是兼具定量与定性方法，运用定量方法进行数据统计，再结合定性方法进行深入分析，既避免了质化方法造成的有效度无信度的不客观，也避免了量化方法的有信度无效度的不深刻。笔者在本节内容中所采用即是定性与定量相结合的研究方法，先通过对《南方周末》医患报道的实证统计分析具体案例并进行框架归纳，再把归纳的框架作为整体变量进行理论思辨的演绎推理，最后总结建构合理的框架模型。

（四）框架研究架构

关于媒体报道框架，传播学者李普曼（Lippman）的解释是：媒体的报道中一般含有某个特定的报道框架，媒体用这个报道框架选择、定义、评论各种信息。受众在接受媒体报道的同时，也接受了报道中的框架，并按框架形成自己对某个事物的认识，这就是媒体框架理论。[①] 具体到新闻报道中，新闻框架包含以下两个方面：一是对新闻材料的选择，即新闻的来源；二是对新闻材料的建构，主要指报道对象的选择、报道内容的表现以及报道数量、版面位置和主题基调等。大众传播媒体在对具有新闻价值的事实进行取舍的前提下，对某些观点和信息加以突出。同时，它又排除其他的，尤其是相反的观点。长此以往，大众传播媒体对受众的认知力和注意力的分配结构产生相当的影响。[②]

结合前文关于框架的定义、框架的分类、框架的分析方法，笔者认为，新闻与传播学领域的框架，可以理解为信息选择和解释的处理原则或

---

① Lippman, W. , *Public Opinion*, New York: The Free Press, 1974.

② 汪新建、王骥:《医患纠纷媒体报道框架及其对医患信任的影响——以〈人民日报〉和〈健康报〉为例》,《南京师范大学学报》（社会科学版）2018 年第 1 期。

传播载体的认知特点。按照从信息生产者到信息载体再到信息接受者这样的信息生产和传播过程，框架可以分为三类：第一类是内容生产者头脑中的框架，即生产者和传播者对于信息进行加工处理的原则，如信息处理框架、内容生产框架；第二类是信息载体即内容生产产物的框架，如新闻文本框架；第三类是与信息接收者有关的框架，如受众框架、效果框架。

媒介框架介于第一类和第二类中间，既有关内容生产者传播者进行信息选择加工时头脑中的框架，也有关内容生产产物信息载体的框架。我们将其总结为：媒介对于存在的真实进行编码、解释和回忆，并最终以语言、文本或视频等载体产物传播给受众，在此过程中媒介所使用的选择舍弃的标准、编码解释的原则以及载体组织呈现的特点即媒介框架。其选择舍弃的标准、编码解释的原则和载体组织呈现的特点，都与媒介内容生产有关，简而言之，媒介框架包含三个指标，即媒介内容生产的选择标准、信息处理原则及内容生产的载体产物的特点。

本节选取《南方周末》医患关系报道进行媒介框架的研究，重点研究媒介框架，即包含了我国媒体进行医患关系报道的选择标准、处理原则以及医患关系报道的呈现特点。笔者以逆推的方式，从大量的医患关系报道样本着手进行分析，主要探究我国医患关系报道的呈现特点和报道框架的存在问题以及变化趋势。

二　医患关系报道的媒介框架研究方案

随着越来越多的暴力伤医杀医事件的发生，我国当下的医患矛盾也日益尖锐，甚至已经发展到白热化的程度，称之为医患危机也不为过。笔者认为，媒体是促成我国医患危机的重要因素，因而试图以个案研究来窥视我国媒体医患关系报道的媒介框架特征和变化趋势，剖析我国媒体医患关系报道的媒介框架是否具有固定的特征，是否随着我国医改以及医患矛盾冲突的演变而发生变化，是否作用于受众框架并对受众认知和理解我国医患关系产生重要影响。

笔者主要从新闻传播视角入手，立足于媒介框架理论，结合大众传播效果进行研究。首先，概括我国媒体对医患关系报道的新闻框架的特点。其次，从媒体的思维定式、媒体立场、传播策略、媒介议题、报道方式等方面，分析我国媒体关于医患关系报道的媒体框架的问题和不足之处，并找出影响我国媒体医患关系报道媒介框架的变量因素。然后，采用问卷调查的方式，通过调研分析受众对当前我国医患关系现状及其媒体医患关系报道的认知，运用统计软件 SPSS17.0 对数据进行统计和分析，探讨我国医患关系媒体报道的媒介框架对于受众认知和医生形象的影响。

此研究的最终目的是希望针对当前我国新闻媒体对医患关系这一社会议题的媒介框架存在的问题给出适当的改进建议，提出构建合理的医患关系报道媒介框架的有效措施。对于医患关系的报道，大众传媒必须上升到是对社会问题的报道的高度，以维护社会稳定和安全，缓解我国医患冲突，塑造公正客观的医护人员群体形象，从而担当起社会的安全阀和受众心理减压阀的角色。

（一）为什么是《南方周末》和《钱江晚报》?

如今，我国的医患关系是紧张的、令人心情沉重的，缓解医患危机已是迫在眉睫。我们以为，媒体对待医患关系或医疗纠纷报道的态度应该是严肃的，应该主动承担起帮助解决医患问题的社会责任。因此，对于研究对象的选择，我们斟酌了许久。在综合考虑媒体性质、媒体代表性、对医患关系发展脉络的把握以及获取文本资料的便捷性等因素后，最后确定了作为严肃报刊代表的《南方周末》。

另外，我们也试图从受众的角度出发去研究媒体医患关系报道对受众认知理解我国医患关系的作用。我们设想我国媒体医患关系报道的媒介框架的固有特征和存在问题以及变化趋势，其影响着受众对于我国医患关系的认知以及对医生群体形象的认知。因此，我们将目光锁定在受众基础较好的部分都市类纸媒上。《钱江晚报》作为浙江省发行量和影响力最大的都市报，其“心向读者，情系万家”的办报宗旨打下了良好的群众基础，而“向上、向善、向美”的核心价值也深受读者的认可。鉴于下面章节研究内容所选取的典型医患冲突案例（温岭杀医事件）同样发生于浙江，因此我们将作为浙江都市类报纸代表的《钱江晚报》确定为我们的框架分析对象。

笔者选择《南方周末》和《钱江晚报》进行个案研究，主要有以下几个原因。

1. 影响力大

《南方周末》创刊于 1984 年，是南方报业集团下属的大型综合性报刊，以坚守新闻专业主义著称。其因著名的“以反映社会、服务改革、贴近生活、激浊扬清为特色，以关注民生、彰显爱心、维护正义、坚守良知为己责”成为中国报业的翘楚之一。该报曾刊发一系列十分具有影响力的报道，是我国具有世界影响力的严肃刊物。《钱江晚报》是浙江省唯一省级晚报，创刊于 1987 年，一直以打造“21 世纪城市主流报纸”为目标，在我国都市类报纸中发行量一直位居前列，在江浙沪地区颇为流行，影响广泛。该报曾获得“中国最具吸引力媒体”和“中国最具影响力媒体”等荣誉称号。

2. 发行量大

《南方周末》从创刊至今已发行超过 1500 期（截至 2014 年数据，目前已超过 1800 期），曾是中国大陆地区发行量最大的周报，最高发行量达到 130 万份，被称作中国最有影响力的媒体之一。《钱江晚报》曾在 2005 年名列“全国晚报都市类报纸竞争力 20 强”第二，并入围“2013 中国十大晚报”，其发行量曾在世界报业发行百强中位列第 43 位。同时该报刊也是浙江省及杭州市发行量最大、广告收入最多的都市类报纸。

3. 数据库相对完整

由于笔者要考察2005年到2014年这十年之间的医患关系报道，时间跨度较大，因此报纸的数据库是否完整也是影响笔者进行研究时样本选择和收集的重要因素。《南方周末》的新闻报道数据库十分齐全，无论是在知网还是其他各大媒体网站，都能够相对容易地找到2005年至2014年间的新闻报道。然而，我国的都市类报刊的新闻报道数据库并不完整，诸多有影响力的都市类报刊都只有2010年以后的新闻报道，在这种情况下，《钱江晚报》的数据库相对来说较为完整，笔者能够找到其2006年1月1日至今的新闻报道数据，因而选择其作为都市类报刊的代表样本。

（二）文本与时间的选取

1. 文本的选择

笔者考察的文本对象是《南方周末》和《钱江晚报》的医患关系报道，因而要厘清什么是“医患关系报道”，在此之前，必须区别几个概念：“医方”和“患方”以及“医患关系”。

（1）医方和患方

按照常规的理解，医方就是指医疗过程中的医生和护士，患方就是指求医问药的病人，这是过于狭义的理解。其实，“医”是指可以包括医生、护士、药检与管理等人员在内的所有医务人员群体，而“患”则是指包括患者或有直接或间接联系的亲属、监护人员以及其所在的工作部门、单位等相关群体。

（2）医患关系

我们在绪论部分对有关医患关系的各家定义进行过梳理和对比，此处我们将医患关系理解为：“医疗服务活动中客观形成的医患双方以及与双方利益有密切关联的社会群体和个体之间的互动关系。”

（3）医患关系报道

从报道主题和内容来说，几乎凡是与我国医疗相关的新闻报道都会涉及医患关系，例如对我国的医改进程、医保制度、药品监督、药价控制、疫情控制、特殊疾病精神病或艾滋病的防控与治理、医方管理制度和运行机制、病人求医问药、医患冲突事件等进行的报道，都会直接或者间接地反映我国医患关系紧张的原因、发展背景、现状及缓和措施。然而，这些是广义的“医患关系报道”。

倘若笔者按照广义的“医患关系报道”去收集新闻报道样本，那么样本量之巨大，主题之驳杂，难以收集和统计。因此，我们在本章所考察的“医患关系报道”是狭义的，指涉及医患双方利益并且体现具体医疗过程的新闻报道。关于“医患关系报道”的概念，笔者采用以下量表进行样本筛选，以确定样本报道是否为符合本文要求的“医患关系报道”：

①报道有反应患方求医或医方治疗的具体行为。（有/没有）

②报道有涉及患方的权利和利益。（有/没有）

③报道有涉及医方的权利和利益。（有/没有）

对于每一篇报道，必须同时满足以上三条指标，即三个“有”，才能够判定为符合本书要求的“医患关系报道”样本。

为了保证样本信度，笔者邀请了新闻与传播学专业的两位研究者，选取了《南方周末》2005 年的 20 篇报道（笔者本人预先选好，包含笔者所认为的符合本书样本要求的“医患关系报道”），让其按照笔者设计的量表对 20 篇报道进行筛选，最终二人对于样本的选择有 18 篇相同，2 篇不一致，即样本信度为 90%。由此可见，该量表的确有助于确定笔者所希望抽取的“医患关系报道”，有助于界定本章严肃报刊《南方周末》和都市类报刊《钱江晚报》的“医患关系报道”的样本。

2. 时间的确定

我国自 1985 年起开始了医疗体制的改革，直至 2005 年的 20 余年间，相关部门曾先后发布了一系列意图推进医疗改革进程的改革文件和实施办法，以期建立市场化的医疗行业运行机制。我们将目光聚焦于医改后的第三个十年，也就是本章所选取的2005—2014年，以便呈现我国媒体医患报道的最新发展变化特点。

首先，笔者选择以2005年作为开始的研究时间点，因为2005年是改革开放以来经历了历次医改之后，我国政府部门官方承认医改失败的一年。自此之后，我国各大媒体越来越聚焦于医患关系报道，关于医改的批判和评论、医生失德行为、医闹事件、医疗器械问题、医保问题、药品问题等负面报道层出不穷。在媒体放大镜效果下，我国医患关系越来越紧张，甚至出现后果严重的暴力伤医杀医事件。

其次，笔者选择2005年至2014年这十年间作为研究的时间区间，主要有以下几个原因：第一，冰冻三尺非一日之寒，我国医患关系紧张也并非一日形成，医患关系报道在我国媒体中饱受关注是从我国出现医患关系问题就开始的。因此，要研究医患关系报道的媒介框架，选择的时间区间跨度要较长，十年的时长比较符合我们的设想，这样能够从中详细研究其框架特点和变化趋势。第二，对于某个特殊议题进行媒介框架研究，往往要选择足够的样本量和足够的时间，短期的媒介框架研究可能会造成对于该议题的媒介框架特征归纳不全、框架问题分析不深入、框架变化趋势探究不明确。第三，笔者需要研究我国媒体医患关系报道对于受众认知和理解我国医患关系的影响，还需剖析医患关系报道媒介框架的变化趋势以及存在问题，因而要选择一个较长的时间区间进行研究。

2009年3月17日中共中央、国务院向社会公布了关于深化医药卫生体制改革的意见（简称“新医改”）。然而，新医改政策实行后我国多个城市仍发生多起严重暴力伤医杀医事件，这引起了媒体的重视和反思。自此之后，我国媒体医患关系报道的媒介框架也开始有所调整和变化。为了观察这种变化，在笔者选取的时间范围内，按照最初的研究设想将其分为两个阶段：第一阶段为2005年至2009年，第二阶段是2010年至2014年。

3. 样本列表

笔者通过不同的抽样方法，共抽取《南方周末》2005—2014年医患关系报道样本共计144篇（详见附录1），《钱江晚报》2006—2014年医患关系报道共计253篇（详见附录2）。

（三）如何去研究？

1. 文本分析

笔者通过文本分析法中的新批评细读法对报道样本的文本进行细读，考察文本的词汇，通过文本词句解读作者的写作倾向，考察报道的立场倾向。此外，运用文本分析法中的叙述学分析法主要是针对涉及具体医患纠纷事件相关叙述的医患关系报道样本，主要从叙述语态方面，包括叙述视角（即报道切入视角）和叙述立场倾向两个方面进行分析。

运用文本分析法分析报道样本的文本，为后面笔者对样本报道进行量化的数据分析、总结医患关系报道的特点与变化趋势奠定了基础。

2. 内容分析

内容分析可以笼统地分为定量内容分析和定性内容分析两类：定量内容分析是通过统计一段文字中某个特别词语出现的次数、频率、时间等，了解某个词语的使用，为论文提供数据上的支持。而定性内容分析是指研究者通过深入研读研究样本内容，探究语言背后隐含的意义，总结出规律。

在本节研究中采用的内容分析方法是定量内容分析方法，通过结合计算机辅助数据分析软件，以医患关系报道样本的词语为最小分析单位，探究样本报道的词汇、消息来源、体裁、篇幅、配图、立场倾向等元素的特征，挖掘我国医患关系报道的框架特点和变化趋势，并对报道框架存在的问题和缺陷提出合理的改进措施。

为了保持内容的信度，我们在对所有医患关系报道样本进行编码之前，依旧邀请了从事新闻与传播学科工作的两位研究者对所挑选出的20篇《南方周末》医患关系报道样本进行编码，编码项目有立场倾向、报道体裁、切入角度、信息来源、配图五个部分，最终两个编码员之间的内部信度为84.95%（符合内容分析内部信度至少为80%的标准），因此这些编码类目是有效的。

3. 归纳演绎

归纳法推理是从特殊性到一般性的逻辑推理过程，即从搜集的医患关系报道样本到我国医患关系报道总体的推测过程。笔者运用归纳法分析搜集到的2005—2014年期间《南方周末》医患关系报道样本的基本特点，探寻其基本规律，尤其是变化趋势，描述并概括医患关系报道的特点和规律，并总结归纳出我国报纸医患关系报道的共同特征、共有问题以及变化规律。

（四）类目建构

1. 框架界定

在前文笔者已经提到，戈夫曼认为框架就是人们用来分类、组织和阐释其生活实践、使之有意义的解释图示，使得人们能够“定位、感知、识别、标签化”事件和信息。我们认为新闻与传播学领域的框架，可以理解为信息选择和解释的处理原则或传播载体的认知特点，按照从信息生产者到信息载体再到信息接受者这样的信息生产和传播过程，框架可以分为内容生产者头脑中的框架、内容生产产物的框架（如新闻文本框架）以及信息接收者有关的框架（如受众框架、效果框架）。媒介框架介于第一类和第二类中间，是媒介对于存在的真实进行编码、解释和回忆，并最终以语言、文本或视频等载体产物传播给受众，在此过程中媒介所使用的选择舍弃的标准、编码解释的原则以及载体产物呈现的特点即媒介框架。其中

“选择舍弃的标准”和“编码解释的原则”与新闻生产者息息相关，而我们本节内容主要研究“载体产物呈现的特点”，即以新闻报道文本作为研究对象，研究医患关系报道的框架特征和存在问题以及变化趋势。

我们将医患关系报道框架分为八个框架元素——形容词、高频词、切入角度、立场倾向、报道体裁、字数篇幅、消息来源和配图，从这八个方面对医患关系报道样本进行编码，结合定性和定量的研究方法进行分析，从而总结归纳出医患关系报道的框架特征、存在问题以及变化趋势。

2. 框架类目

如上文提到，笔者将医患关系报道框架分为形容词、高频词、切入角度、立场倾向、报道体裁、字数篇幅、消息来源、配图这八个框架元素，实则可以概括为以下五个框架。

（1）形容词和高频词

有关词汇的量化统计，我们运用计算机软件对所有样本报道的文本进行分词词频统计，考察报道中形容词和高频词的使用情况。通过形容词的使用数量和变化情况，分析其对报道客观程度的影响。

（2）切入角度和立场倾向

媒体有关医患关系或医疗纠纷的报道，往往都根据事件本身选取报道的切入点。我们将各媒体报道的切入角度分为医方、患方、第三方，分析2005年到2014年十年之中严肃报刊和都市类报刊医患关系报道的切入角度的变化情况。在编码统计时，医方切入记为1，患方切入记为-1，第三方切入记为0。

同样地，将各媒体的立场倾向（态度倾向）分为三种，第一种是倾向医方认为是正面报道，记分为1；第二种是不利于医方（其中包括倾向于患方和批判医方）认为是负面报道，记分为-1；第三种是中立，记分为0。

（3）报道体裁和字数篇幅

根据新闻报道的常用体裁，将医患关系报道样本的报道体裁分为调查报道、评论、新闻特写、专题报道、访谈、自述和其他七个类别进行考察统计，将报道字数分为“1000 以下”“1000—2000”“2000—3000”“3000—4000”“4000—5000”“5000—6000”“6000—7000”“7000 以上”八个类别进行统计分析。

（4）消息来源

为了考察报道的消息来源，笔者从报道涉及的采访对象着手，将采访对象分为患方、医方、政府、专家、其他五类，每篇报道每涉及一种消息来源（采访对象）则记 1 分，因而每篇报道消息来源得分为 1—5 分，得分越高则消息来源越多样。

（5）配图

配图是报道的一部分，无论是新闻事件的现场照片还是报道对象的相关照片，都可以给受众留下更深刻的印象，增加受众对于新闻报道的认识，达到更好的传播效果。因此，我们在对报道样本进行编码统计时，把报道配图与否作为一项考察类目。

3. 框架类目统计表

为了统计以上类目，笔者绘制了两个编码统计表，第一个是医患关系报道类目编码统计表（如表 2－1），第二个是消息来源编码得分表（如表 2－2）：

表 2－1　　　　医患关系报道类目编码统计

医患关系报道类目编码统计表			
报道编码		报道日期	
报道标题			
报道媒体	□《南方周末》	□《钱江晚报》	
切入角度	□患方	□医方	□第三方
立场倾向	□负面	□正面	□中立
报道字数	□1000 以下 □1000—2000 □2000—3000 □3000—4000 □4000—5000 □5000—6000 □6000—7000 □7000 以上		

续表

医患关系报道类目编码统计表	
配图与否	□是　□否
报道体裁	□调查报道　□评论　□消息 □通讯　□访谈　□专题 □新闻特写（□患方人物 □医方人物 □新闻事件） □其他体裁（□观察报道 □患者日记 □自述 □其他）

表 2－2　　消息来源编码得分

消息来源编码得分表					
报道涉及采访对象	医方	患方	政府	专家	其他
	□	□	□	□	□
报道编码得分总分	1	2	3	4	5
	□	□	□	□	□

三　《南方周末》医患关系报道的媒介框架分析

（一）词汇分析

笔者将2005年至2014年十年间《南方周末》的147篇医患关系报道的报道文本进行词频统计分析，主要从形容词的使用情况以及高频词的词性数量两个方面切入，分析医患关系报道的词汇特点。词汇作为重要的框架元素之一，以词汇为最小分析单位，目的是通过分析新闻报道的词汇使用情况，探讨医患关系报道的框架特点。

1. 形容词分析

由以下折线图（图2－1）可以看出，2005年至2014年十年间，《南方周末》医患关系报道的形容词的使用情况，即形容词数量占据总词汇数量的比值总体来说虽有波动但趋于稳定。此外，排除2007年的特殊峰值，可以看出从2008年开始，《南方周末》医患关系报道的形容词占总词汇数量的比值总体上呈波动且缓慢上升的态势。

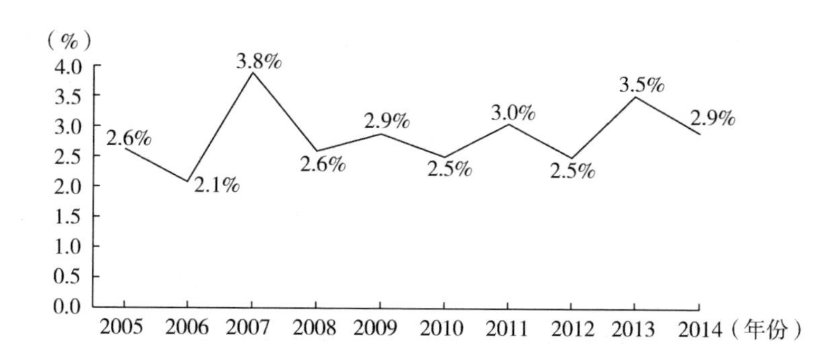

图 2-1 2014—2015 年《南方周末》医患关系报道样本的形容词占比

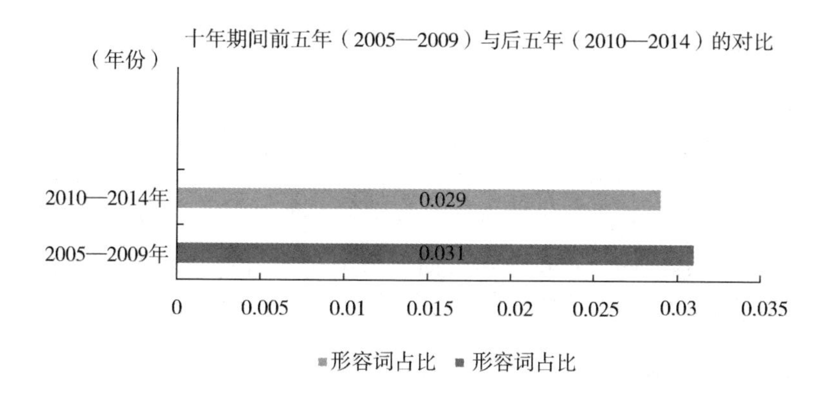

图 2-2 《南方周末》医患关系报道的形容词占比

以上图 2-2 表现了《南方周末》医患关系报道的形容词占总词汇的比例的变化趋势(2005—2009 年五年间与 2010—2014 年五年间的对比):2005—2009 年五年中,《南方周末》医患关系报道的形容词占总词汇的比重为 0.029(即 2.9%);2010—2014 年五年中,《南方周末》医患关系报道的形容词占总词汇的比重为 0.031(即 3.1%)。我们可以明显地看出,2010—2014 年五年中《南方周末》的医患关系报道中的形容词比重略微有所上升。

虽然目前对于形容词在新闻稿中的比例与新闻客观性之间的关系尚无具体的量化标准,但毋庸置疑的是,一篇新闻稿件的形容词使用情况会直接影响该新闻的客观程度。形容词使用得越多，记者在新闻报道中蕴含的个人主观性就越大，从而该新闻的客观性必将受到影响，甚至影响新闻报道的公正与真实。在新闻采访与写作中就有关于形容词和副词以及动词和名词的相关使用规定：包括“运用具体名词和富于动作色彩的动词”“尽量少使用形容词，不要在动词上再加用副词”等。这恰是因为形容词往往含有强烈的主观色彩和情感偏向，为了保持新闻的客观性，就务必要慎用以及少用形容词。

由以上两个图表可以看出，2005 年到 2014 年这十年中，《南方周末》医患关系报道中形容词的比重略微上升。笔者认为这并不是一个良性的变化趋势，形容词的使用影响着稿件的客观性，在医患关系报道中，更应该注重新闻的客观性，坚持公正客观原则。这是因为，医患报道关系每个公民的切身利益，医患关系是极为重要的社会关系，记者一旦在稿件中表现出某种主观情感倾向，在报道中偏向医方或者患方都会对受众产生影响，甚至会激化医患矛盾，造成社会不稳定与社会冲突。

2. 高频词分析

图 2 - 3“《南方周末》医患关系报道的高频词数量分布——排名前 50 高频词汇中名词、形容词和动词的数量”说明了 2005 年至 2014 年《南方周末》医患关系报道的前 50 个高频词汇中名词、形容词和动词的数量。首先，该柱状图反映出，自 2005 年起至 2014 年这十年间，《南方周末》的医患关系报道排名前 50 的高频词汇中绝大部分是名词；再如图 2 - 4“2005 年至 2014 年《南方周末》医患关系报道的前 50 高频词中名词所占百分比”则明显地展现出排名前 50 的高频词中名词大都在 80% 以上，有些年份如 2007 年、2009 年、2010 年、2014 年的名词占据前 50 高频词的 94%，甚至在 2011 年时名词百分比高达 98%。其次，图 2 - 3 中还反映出高频词汇中形容词占据很少一部分，甚至某些年份如 2011 年和 2014 年的医患关系报道前 50 的高频词汇中不含有形容词。

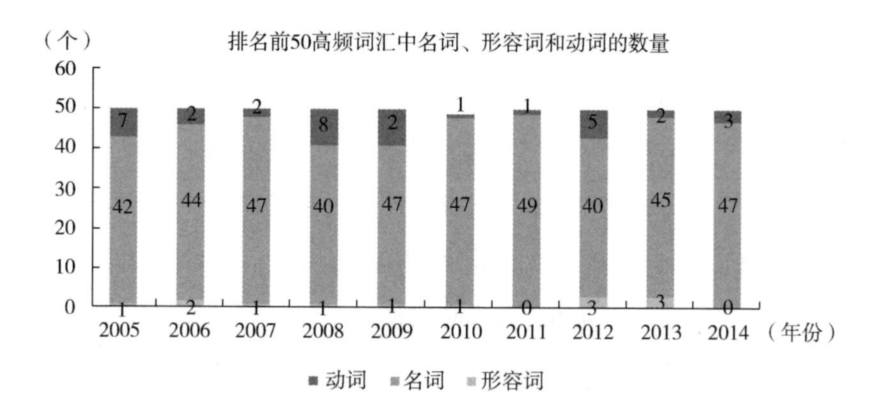

图 2－3 《南方周末》医患关系报道的高频词汇数量分布

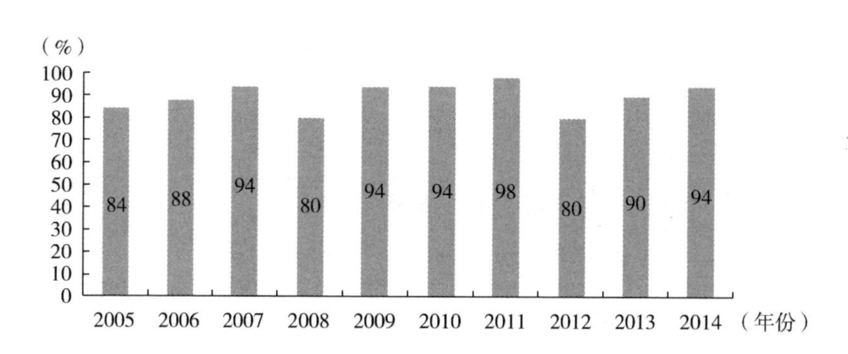

图 2－4 2005—2014 年《南方周末》医患关系报道的

前 50 高频词中名词所占百分比

真实是新闻的生命，客观性是新闻的重要属性，形容词的使用、编辑记者的价值观念等都是影响新闻客观性的重要因素。虽然新闻没有绝对的公正客观，新闻的客观性程度也难以量化，影响新闻客观性的因素也难以统计，但是存在这样一种假设，即在其他因素相同的理想条件下，新闻中形容词使用越多则新闻的客观性程度越低，名词和动词使用越多则新闻的客观性程度较之前者更高。因而，新闻报道中高频词的词性对于新闻报道的公正客观也至关重要，如果排名靠前的高频词汇中形容词所占比重较大，则必将有损新闻的客观性，而如果排名靠前的高频词汇中名词和动词占据较大比重，则相对于前者（形容词占据较大比重）来说更加公正客观。

本书附录5详细列举了《南方周末》2005—2009年、2010—2014年、2005—2014年三段时期内医患关系报道样本中排名前50的高频词汇的内容和使用次数。可以看出，无论哪个阶段，使用频率最高的都是“医院”“医疗”“医生”这三个词语，其次是“病人”“手术”“患者”三个词语。

值得肯定的是，2005—2009年、2010—2014年、2005—2014年三个时间段内的医患关系报道的前50个高频词中不含有纯粹的形容词，词语“静”时而作动词、时而为形容词，词语“第一”有时作代词、有时为形容词，词语“相关”可为动词亦可为形容词，而词语“非法”通常作副词、很少作形容词。

总体而言，2005—2014年期间，逐年观察《南方周末》医患关系报道的前50个高频词，每年都含有少量形容词。不过，纵观整个十年间的前50个高频词汇：就词性而言，绝大部分词语是名词，其次是动词，没有纯粹的形容词；就词汇内容而言，大部分是与医疗行为、医学疾病相关的词汇。

《南方周末》2005年至2014年的医患关系报道每年前50个高频词汇中绝大多数为名词，这一特点对于报道的公正客观来说至关重要，虽不能说明《南方周末》的医患关系报道是完全公正客观的，但至少可以说明其医患关系报道中高频词并未对其报道的客观性程度带来损害。

（二）报道立场倾向分析

1. 切入角度

在浏览完搜集到的2005年至2014年期间《南方周末》147篇医患关系报道之后，笔者发现其切入角度可以分为第三方、患方和医方三类。通过统计每年不同切入角度的报道篇数以及每年总样本篇数，笔者将得到的数据绘制成图 2－5“2005—2014 年《南方周末》医患关系报道的切入角度情况”。

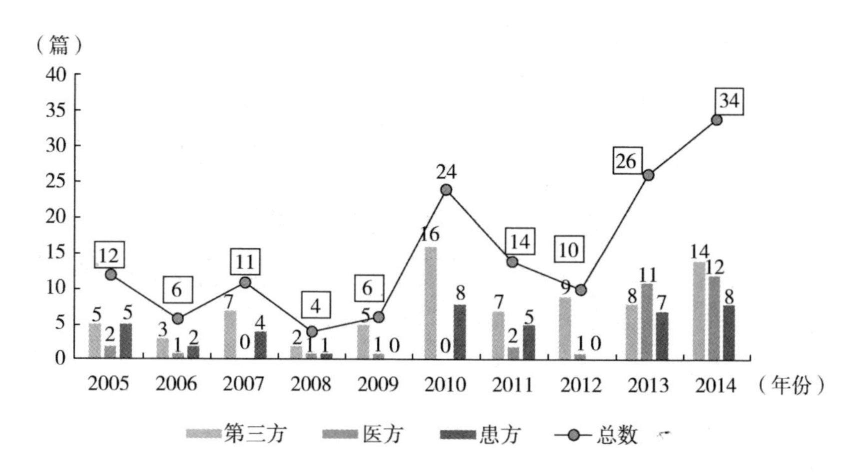

图 2－5 2005—2014 年《南方周末》医患关系报道的切入角度情况

由图 2－5 我们可以看出以下几个特点。

首先，医患关系报道总量方面，2005 年至 2014 年十年间《南方周末》医患关系报道的总量明显地波动上升，尤其是 2012 年、2013 年、2014 年这三年其医患关系报道的数量呈直线飙升。此外，2010 年是一个特殊的转折点，在 2010 年之前，即 2005 年至 2009 年五年期间，《南方周末》的医患关系报道总量比较稳定，平均为 7、8 篇，而 2010 年的医患关系报道骤增至 24 篇，随后的 2011 年下降到 14 篇，而自 2012 年起到之后的 2014 年《南方周末》医患关系报道的数量又开始直线飙升，在 2014 年达到有史以来最高点 34 篇。笔者以为，造成前五年数量平稳、2010 年转折点和 2012 年后数量飙升的原因主要有两点：第一，我国医患矛盾愈演愈烈，特别是 2012 年至 2014 年近三年期间，伤医杀医案件频发，医患矛盾已达到白热化程度，甚至成为一种社会危机；第二，2010 年是我国新医改之后的第一年，医改之后的效果特别是医患关系在新政策颁布后的发展变化自然成为媒体及社会各界关注的焦点。

其次，《南方周末》在2005年至2012年期间的医患关系报道大多以第三方角度切入为主，结合图2－5以及表2－3可以看出，2013年和2014年的医患关系报道的切入角度较之过去变得更加均衡，医方、患方、第三方三种切入角度变得比较平均，而过去八年中一直是以第三方角度切入为主，患方角度切入为辅，医方角度切入的篇数则居二者之后。

表2－3　　　　第三方切入角度的报道数量与比例

年份	2005	2006	2007	2008	2009	2010	2011	2012	2013	2014
报道总数	12	6	11	4	6	24	14	10	26	34
第三方切入的篇数	5	3	7	2	5	16	7	9	8	14
第三方切入的所占比例（%）	41.67	50	63.63	50	83.33	66.67	50	90	30.77	41.18

最后，为进一步比较医方角度切入和患方角度切入的医患关系报道二者间的情况，笔者将2005年至2014年147篇《南方周末》医患关系报道样本进行编码赋值：如果一篇医患关系报道的切入角度是第三方，那么赋值为0；如果一篇医患关系报道的切入角度是医方，则赋值为1；如果一篇医患关系报道的切入角度是患方，则赋值为－1。通过《南方周末》2005年至2014年中每年的医患关系报道的赋值得分，考察其医患关系报道框架元素之一的切入角度的特点及变化趋势。

由图2－6“2005—2014年《南方周末》医患关系报道切入角度的双方得分变化”我们可以看出：第一，2005年至2008年四年期间《南方周末》医患关系报道的切入角度都是患方多于医方；第二，2009年是第一个转折点——患方的切入角度是0篇，医方的切入角度是1篇，然而此转折点之后是更为严重的患方角度切入远超过医方角度切入，特别是2010年医方切入角度为0篇，患方切入角度为8篇，因而该年医患关系报道得分为－8分；第三，自2010年起至2014年五年期间，医患关系报道的赋值总分逐渐上升，三种切入角度逐渐均衡的同时，最后两年的切入角度医方是大于患方的（因为医方角度切入的医患关系报道的数量逐渐增多，患方角度切入总体来说比较稳定，除2012年属特例，总报道篇数为10，第三方切入为9篇，医方切入为1篇）。

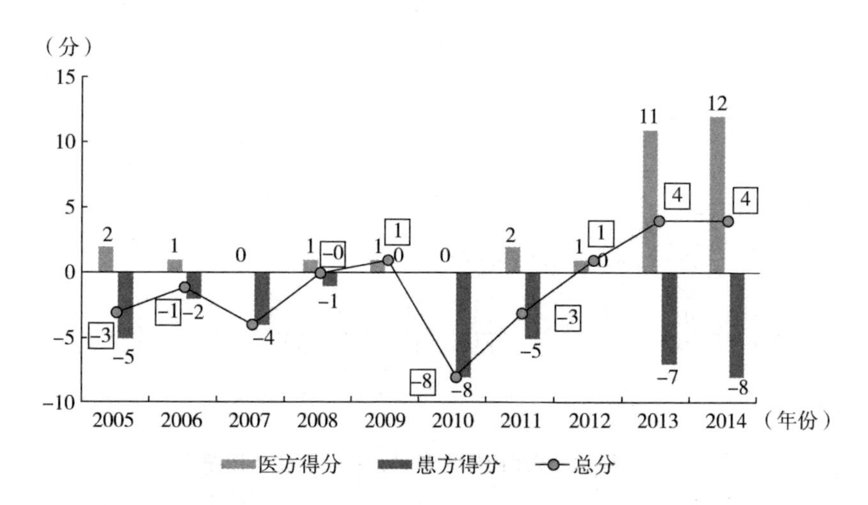

图2－6　2005—2014年《南方周末》医患关系报道切入角度的双方得分变化

2. 立场倾向

新闻报道的立场倾向是媒介框架的重要元素之一，医患关系报道的立场倾向有三种——（于医方来说）负面、正面和中立。笔者统计了2005年至2014年《南方周末》147篇医患关系报道，将其立场倾向进行编码，若报道立场倾向为中立则记为0分，若报道立场倾向（对于医方来说）为负面则记为－1分，若报道立场倾向（对于医方来说）为正面则记为1分。

首先，根据图2－7“不同立场倾向的医患关系报道的逐年数量变化”可以看出：总体来说，2005年到2014年期间《南方周末》医患关系报道的立场倾向一直是负面倾向占据绝对数量和比例，中立倾向的报道其次，正面倾向的报道数量和比例最少。2010年是一个重要的转折点，该年负面倾向的报道数量达到历年来的巅峰，远超过中立和正面的报道，然而从该年开始到2014年，负面倾向的报道开始减少，中立倾向的报道逐渐增多。简言之，自2010年起至2014年，《南方周末》医患关系报道的三种立场倾向越来越趋于均衡。

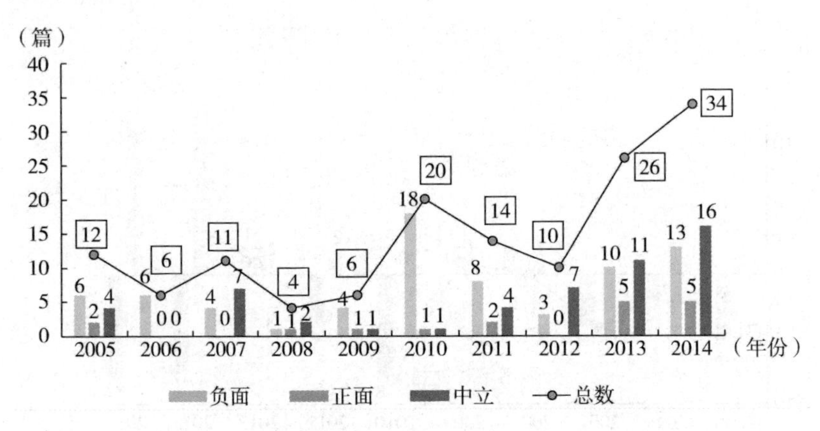

图2-7　不同立场倾向的医患关系报道的逐年数量变化

其次，如图2-8“中立立场倾向的医患关系报道的逐年数量和比例”可以看出：中立立场倾向的医患关系报道数量自2010年起总体上呈直线上升趋势。经笔者计算得出的结果显示，2005年至2009年前五年中立倾向报道的平均比例为0.328，2010年至2014年后五年中立倾向报道的平均比

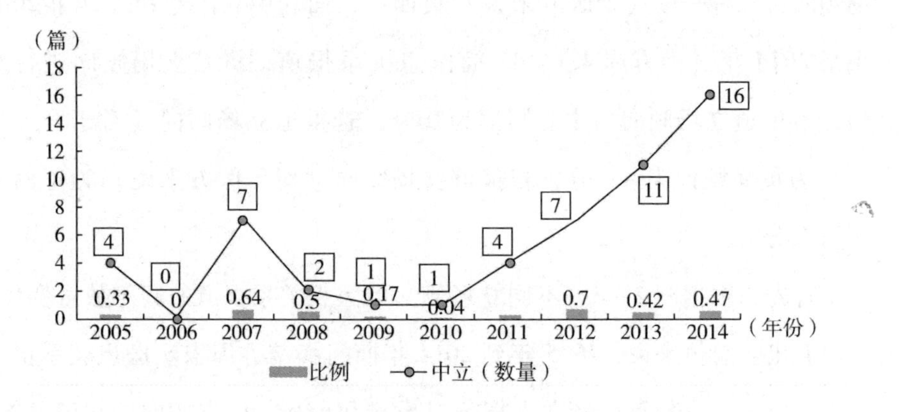

图2-8　中立立场倾向的医患关系报道的逐年数量和比例

例为0.384，因而总体上后五年的中立倾向的医患关系报道占总报道数量的比例略微有所上升。

最后，由图2-9“负面和正面立场倾向的医患报道编码得分情况”可以看出：《南方周末》医患关系报道中的负面倾向报道和正面倾向报道十分不成比例，负面报道的数量远远超过正面报道的数量。虽然2010年到2014年后五年中医患关系报道的总量较之过去五年急剧增长，但是排除中立报道，只从正面和负面报道的平衡角度考虑，2010年至2014年医患关系报道的立场倾向编码得分总体上低于2005年到2009年的编码得分，2005年至2009年报道立场倾向的总分的平均分为-3.4，而2010年至2014年报道立场倾向的总分的平均分为-7，即后五年总平均分比前五年总平均分低1/2多。该趋势是值得反思和关注的，这和第一条中笔者阐明的2010年至2014年较之2005年至2009年报道的三种立场日益均衡的趋势并不矛盾，因为报道立场逐渐均衡的趋势所比较的是中立倾向、负面倾向、正面倾向三种，而此趋势把中立倾向的报道记分为0，中立报道本身就是客观中立的，不在考查范围之内，所考察的是负面倾向和正面倾向报

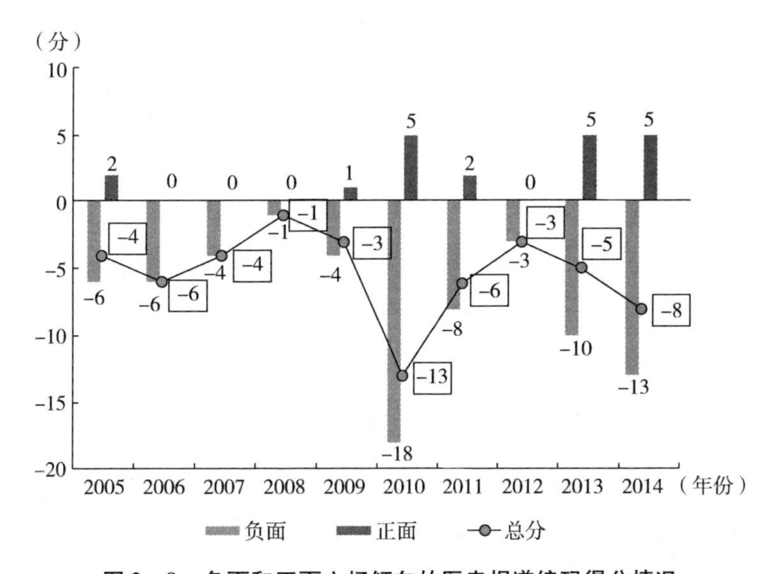

图2-9 负面和正面立场倾向的医患报道编码得分情况

道的数量博弈。因此，虽然2010年至2014年五年期间的医患关系报道较之2005年至2009年五年报道的三种立场倾向越来越均衡，但是其负面报道的比例却越来越和正面报道比例失调。

（三）报道体裁分析

1. 调查报道、评论和人物特写是比例最多的新闻体裁

在对《南方周末》有关医患关系报道的新闻体裁进行分析之前，我们有必要厘清各新闻体裁的特点及其区别所在。

通讯是指运用记叙、描写、抒情、议论等多种手法，具体、生动、形象地反映新闻事件或典型人物的一种新闻报道形式，它是记叙文的一种，是报纸、广播电台、通讯社常用的文体。由于其在内容上详尽地报道某个新闻事件或新闻人物，篇幅比消息要长。

新闻特写是指抓住新闻事件中一个富有特征的片段，或一位新闻人物活动的片段，采用文学性的语言进行描述。我们也可以理解为，新闻特写是截取新闻事实的横断面，即抓住富有典型意义的某个空间和时间，通过一个片段、一个场面、一个镜头，对事件或人物、景物做出形象化的报道的一种有现场感的生动活泼的新闻体裁。

新闻述评又称记者述评或述评，是新闻和评论的结合，夹叙夹议，兼有新闻报道和新闻评论的功能和作用。新闻述评把一个新闻事件的起因和在一段时间内的发展情况加以综述，在综述过程中加以分析、评论，预示其发展趋势、对社会产生的影响和后果。

调查报道是深度报道的一种，是新闻、历史、评论的杂交，围绕一个新近发生的事件或人们关心的某方面的问题，通过报道者比较长期而完整的亲自积累、观察与最近的调查研究，全面地、系统地、精确地报告其发展的历史和现状，并力图揭示其本质或问题的症结。

新闻评论，是媒体编辑部或作者对新近发生的有价值的新闻事件

和有普遍意义的紧迫问题，运用分析和综合的方法，就事论理，就实论虚，有着鲜明针对性和指导性的一种新闻文体，是现代新闻传播工具经常采用的社论、评论、评论员文章、短评、编者按、专栏评论和评述等的总称。[①] 其主要包含以下两个部分的内容：①代表本报编辑部对国内外重大事件或社会问题加以分析，并阐述本报立场、态度或观点；②配合报上发表的新闻，简明扼要地论述其发生的原因、影响、事件的性质。

《南方周末》的医患关系报道采用的主要体裁有调查报道、通讯、评论、人物特稿，还有专访、专题报道、自我述评、观察日记和患者日记等体裁。其中，调查报道是最主要的新闻体裁，在147篇样本总量中有64篇医患关系报道是调查报道，占43.54%；其次，评论是《南方周末》医患关系报道的第二大新闻体裁，33篇新闻评论包括该报评论员评论、业内媒体人士评论、相关专家评论等，占总样本报道数量的22.45%；此外，新闻特写是其第三大新闻体裁，有23篇，占总报道数量的15.65%，其中医生类人物特写13篇，患者类人物特写3篇（具体新闻体裁篇数情况见表2－4）。

2. 新闻体裁多样化的趋势

表2－4统计了2005—2014年《南方周末》医患关系报道的不同题材的数量情况。2010年是一个转折点，经过2009年的大规模医改之后，2010年的医患关系报道数量达到历年来的最高点，然而该年的医患关系报道采用的新闻体裁却只有调查报道、新闻评论和新闻特写，具体来说，该年的新闻体裁极度单一化，调查报道17篇、新闻评论6篇之外，只有1篇新闻特写。

从2011年起，开始出现多样化的医患关系报道，例如观察报道、

① 丁法章：《新闻评论教程》，复旦大学出版社2012年版。

患者日记、医生自述等。新闻报道体裁和文体的多样化趋势，同时意味着其报道角度越来越兼顾多方，报道话语权越来越兼顾医方和患方的平衡。

表2-4　2005—2014年《南方周末》医患报道的新闻体裁及数量统计 单位：篇

	调查报道	评论	通讯	访谈	专题	新闻特写			观察报道	患者日记	自述
						事件	医方人物	患方人物			
2005	4	3	1		1	2	1				
2006	4	1					1				
2007	2	6	2	1							
2008	1	1	2								
2009	3	2					1				
2010	17	6				1					
2011	6	2					2	2	1	1	
2012	2	4	3		1						
2013	11	2	2	3	1		2	1			4
2014	14	6	2	1		4	6				1
总数	64	33	12	5	3	7	13	3	1	1	5

3. 报道篇幅

2005年至2014年《南方周末》147篇医患关系报道平均每篇字数为3164字，大部分报道的字数集中在4000—5000区间（占报道总数的23.13%）和1000—2000区间（占报道总数的23.13%），其次为3000—4000区间（占总报道数量的18.37%），而6000—10000字篇幅的报道数量所占比例较少，7000字以上篇幅的报道数量则最少。

由图2-10“2005—2014年《南方周末》医患关系报道字数统计情况”（大图见附录6）可以看出，2005年至2014年十年期间《南方周末》医患关系报道的字数集中在1000—2000到4000—5000的右下角这个扇形区间。其中，2010年和2013年的报道字数篇幅分布比其他年份更为均匀。

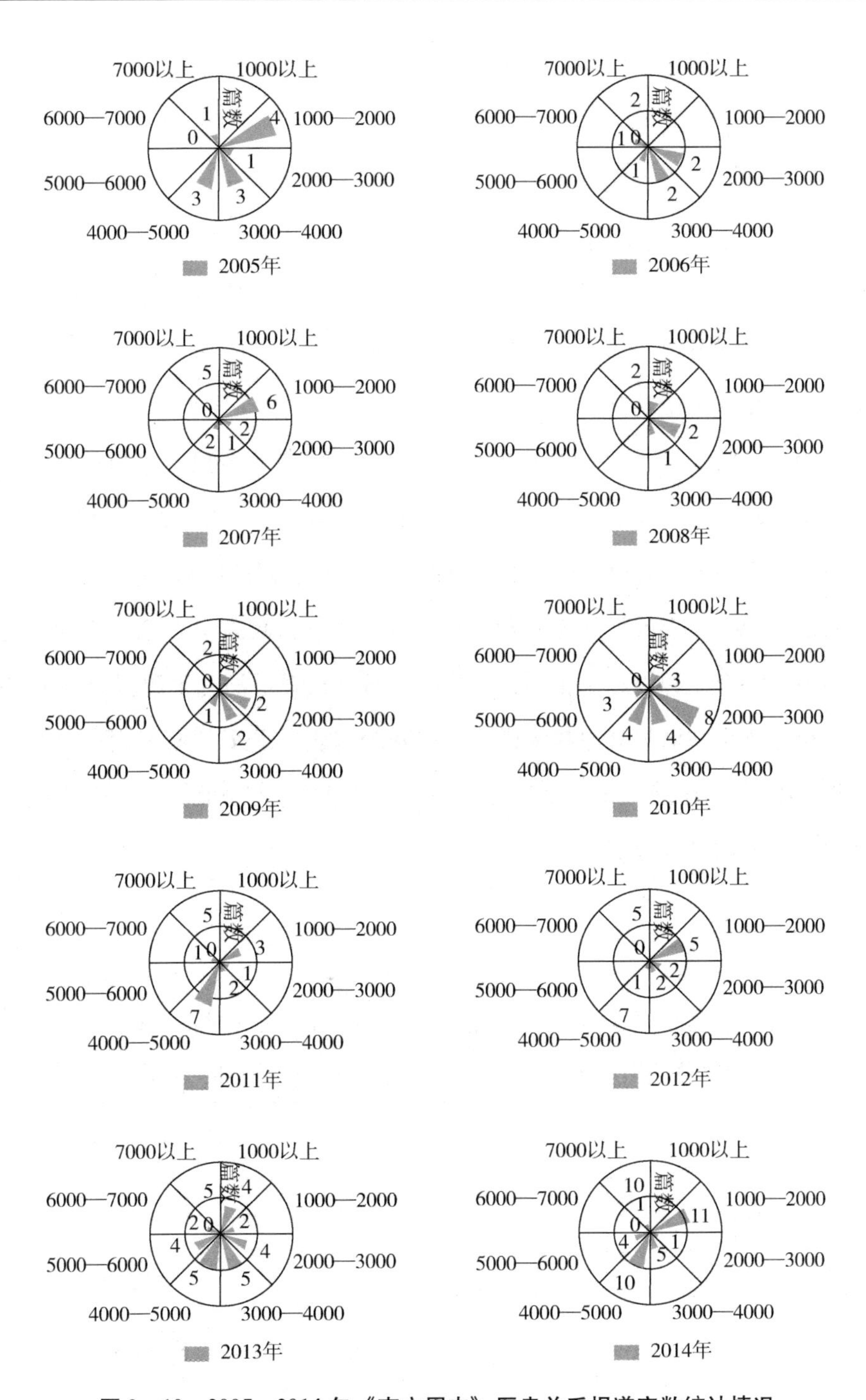

图 2-10 2005—2014 年《南方周末》医患关系报道字数统计情况

（四）消息来源分析

消息来源是指新闻报道中所涉及的事实和观点的出处，简言之，谁提供了新闻报道中的某个事实或观点，谁就是该报道中该事实或观点的消息来源。新闻报道的消息来源的多样性也是影响新闻客观性的重要因素之一，通常情况下，一篇新闻报道的信息来源越多样，那么这篇报道的客观性程度就相对来说越高。

为了考察2005年至2014年《南方周末》医患关系报道的消息来源情况，笔者将该十年之中的109篇报道样本进行编码（原样本总量为147篇，此时排除了38篇新闻评论，因为新闻评论消息来源往往是评论者且主观意识强烈），将消息来源分为五种——患方、医方、政府、专家、其他，每篇报道每涉及一种消息来源则记1分，因而每篇报道消息来源得分为1—5分，得分越高则消息来源越多样。下面两个图表展现了《南方周末》2005年至2014年109篇医患关系报道的每一篇报道的消息来源编码得分情况以及每年的平均得分情况。

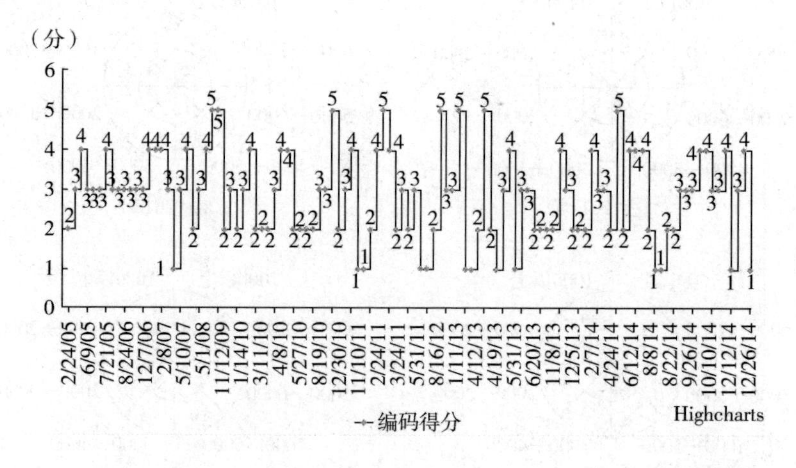

图2-11　2005—2014年《南方周末》医患关系报道的消息来源编码得分情况

由图2-11“2005—2014年《南方周末》医患关系报道的消息来源编

码得分情况”（大图详见附录 3）可以看出：《南方周末》医患关系报道的消息来源在 2005 年至 2014 年期间是持续波动的，其消息来源的编码得分从 1 分到 5 分均有涉及，这意味着 109 篇医患关系报道的消息来源有的比较单一，有的比较多元化，甚至有的同时涉及医方、患方、政府、专家及其他方面。

同时，结合图 2－12“2005—2014 年《南方周末》医患关系报道消息来源编码平均得分情况”，通过观察每一年医患关系报道消息来源的编码平均分可以发现，每一年报道的消息来源的编码平均得分虽然不稳定地波动，但是前五年（2005—2009 年）和后五年（2010—2014 年）相比发生了明显的变化——前五年每年消息来源的平均分全都在 3 分以上，而后五年中每年消息来源的平均分都在 3 分以下，经过计算，前五年报道的消息来源平均得分为 3.262 分，后五年报道的消息来源平均得分为 2.858 分。由此看来，前五年医患关系报道的消息来源比后五年的医患关系报道更为多样化，特别是 2012 年至 2014 年三年，医患关系报道的总数较之过去倍增，然而消息来源却较之过去变得有所减少，这是值得警醒的一种变化趋势。

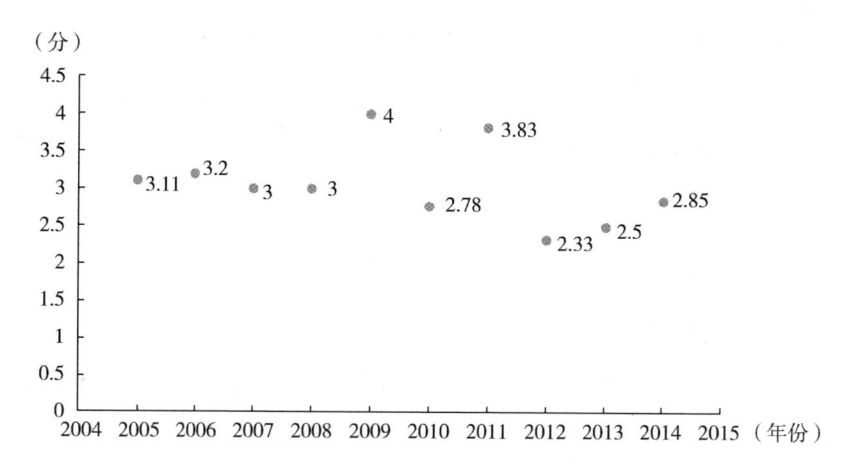

图 2－12 2004—2015 年《南方周末》医患关系报道消息来源编码平均得分情况

《南方周末》作为严肃刊物代表，其医患关系报道的体裁主要是深度调查报道，消息来源的种类和数量对于调查报道来说至关重要，影响着报道的深入程度和客观程度，决定其能否把新闻事件背后的真相挖掘出来并将事实同公众解释清楚。“负责任的媒体会要求信息源，一篇5000字以上的特稿，经常需要20个以上的信息源，有时候甚至是200个以上，要去对采访的人做交叉印证。”① 对于医患关系报道来说，消息来源的种类和数量都至关重要，这会直接影响报道的立场倾向以及读者的认知和判断。与此同时，消息来源的种类又比消息来源的数量显得更为重要。倘若一篇医患关系报道采访了20个患方，则其拥有20个消息来源，然而在种类上却只有一种消息来源即患方消息来源，因而该报道不能做到公正客观。单一消息来源所形成的新闻报道，其体现的“事实”是患方的“事实”，对于医方来说是不公平的。在医患报道中忽略医方、专家、政府、媒体等其他种类的消息来源，那么如此报道不能称之为合格的新闻报道，也无法做到公正客观。而以上2010—2014年五年与2005—2009年五年相比，医患关系报道的消息来源种类有所降低的趋势则是劣性的变化趋势，需要警示和加以修正。对于医患关系报道来说，不仅应当保证消息来源的数量越多越好，更要保证消息来源的种类的多样化，这样才能够确保报道的公正性和客观性。

（五）配图分析

1. 配图报道的数量和比例上升

图2－13“2005—2014年《南方周末》配图的医患报道的数量”反映了2005年至2014年《南方周末》每年配图的医患关系报道的数量变化。图2－14“2005—2014年《南方周末》配图的医患报道占报道总数的比例”展现了每年配图报道占全年医患关系报道总量的比例。

首先，最明显的变化是2005年至2009年五年期间医患关系报道配图

① 张晓琦：《聚焦闪亮的日子——中国新闻调查往事》，《电影世界杂志》2016年3月9日。

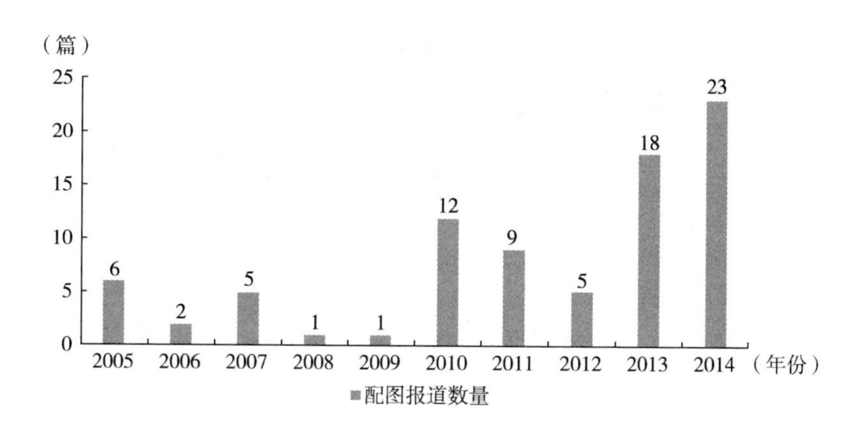

图 2-13 2005—2014 年《南方周末》配图的医患关系报道的数量

的不多，从 2010 年开始，《南方周末》配图的医患关系报道数量骤增，尤其是 2013 年和 2014 年两年，配图的报道数量为历年来最多。

其次，每年配图报道占医患关系报道总量的比例也明显增多，以 2009 年为转折点，2009 年之前《南方周末》医患关系报道配图比例绝大部分都低于 50%，2009 年的配图报道占该年医患关系报道总数量的 17%，是历年来的最低点，2009 年之后，2010 年至 2014 年期间每一年的配图报道比例都等于或高于 50%，且 2013 年和 2014 年配图报道的比例高达 69% 和 68%。

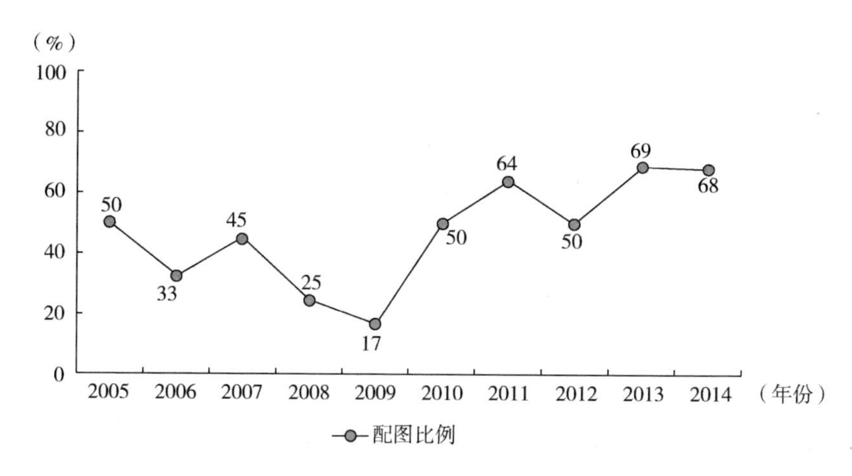

图 2-14 2005—2014 年《南方周末》配图的医患关系报道占报道总数的比例

《南方周末》的医患关系报道以调查报道和长篇通讯为主，平均字数为3164字，因此通过配图来辅助报道，以照片、漫画等多样的图片形式可以更加形象具体地解释说明新闻事件和人物，还可以吸引受众的注意力，达到更好的传播效果。

2. 配图类型的多样化

起初，《南方周末》医患关系报道的配图不仅数量稀少而且十分单一化，一般只有新闻人物的照片。从2010年开始，其医患关系报道的配图类型日益多样化，有配合新闻事件的手绘漫画、报道相关人物的照片、新闻现场的照片，还有通过新媒体设计软件绘制的说明图、流程图等。

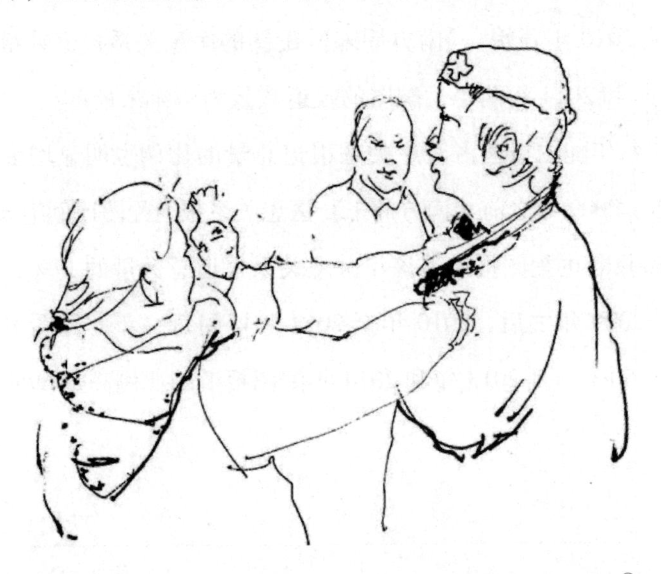

图2－15 《赵立众：我是医生，我以我血荐医改》配图[①]

(六) 框架类型及框架变化趋势

医患关系报道的不同框架类型在形容词、立场倾向、体裁、字数篇幅、消息来源和配图这些类目方面都具有不同的特点，有的框架类型使用

① 张晓琦：《聚焦闪亮的日子——中国新闻调查往事》，《电影世界杂志》2016年3月9日。

的形容词数量较多、立场倾向偏向于患方而对医方来说是负面的。而有的框架类型则使用形容词较少、篇幅较长、消息来源种类和数量较多并且立场倾向是中立的。笔者通过对以上不同类目元素的分析,总结出《南方周末》2005—2014 年十年间医患关系报道的不同框架类型,并根据不同框架类型考察其报道框架在十年间所发生的变化和趋势。

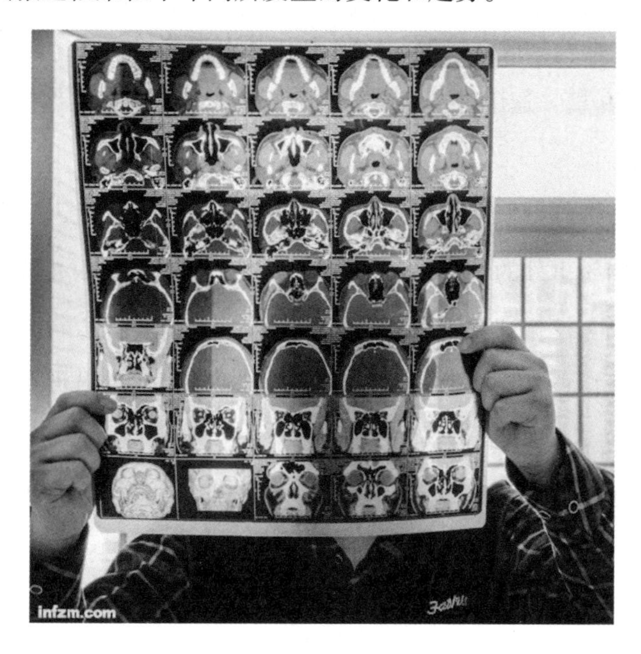

图 2 – 16 《空鼻症的社会之痛》配图[①]

1. 报道框架的类型和分类

笔者通过以上的词频分析、报道立场倾向分析、报道体裁和字数篇幅分析、消息来源以及配图的分析,总结出《南方周末》2005 年至 2014 年十年间医患关系报道框架主要有以下四种类型。

(1)质疑揭露型框架

质疑揭露型框架是《南方周末》医患关系报道中最主要、最普遍的框

① 张晓琦:《闪亮的日子——中国新闻调查往事》,《电影世界》2016 年第 Z1 期。

架类型，其大部分调查报道和长篇通讯报道都采用了此种框架类型。其在框架元素方面的主要表现为报道中形容词使用较之其他类型要节制，报道的字数较多、篇幅较长，通常消息来源在两种以上并且信源数量较多，报道体裁多为调查报道和专题报道，此外通常会有配图。

据笔者不完全统计，这类报道的数量占据2005年至2014年《南方周末》147篇医患关系报道的48.3%以上，其中采用该类型质疑揭露型框架的调查报道59篇，通讯报道4篇，专题报道1篇，新闻事件特稿4篇，评论3篇。

采用质疑揭露型框架的医患关系报道，多为负面报道，记者往往通过对一个医患纠纷事件的调查，运用看似第三方的视角切入并叙述，实则站在患方的立场去挖掘利益链条、问责医疗体制、监督医方行为、考察医疗政策，其一大特点是会有患方人物的配图或者医患纠纷事件相关的现场照片配图。

例如2005年5月26日《医疗鉴定制度遭质疑——兄弟姐妹相互鉴定?》、2006年12月7日《上海东方医院治心术调查》以及2010年1月14日《抢尸背后的维稳逻辑　聚焦内江“死而复活”案》都是典型的采用质疑揭露型框架的调查报道。

（2）评议评说型框架

评议评说型框架是《南方周末》医患关系报道的第二大框架类型，其在框架元素方面的具体表现是形容词使用较之质疑揭露型框架稍多一些，文章字数通常在几百到一千字，篇幅中等，报道倾向非褒即贬，主观色彩强烈，体裁为评论，消息来源较为单一，不包含配图。

据笔者统计，在147篇医患关系报道样本中采用评议评说型框架的有33篇评论和5篇自述，占据报道总量的25.9%。其报道体裁又可以细分为媒体人评论、专家评论、业外人士评论、医方自述、患方自述、业外人士自述等。其中3篇评论和5篇自述不仅仅单一地使用了评议评说型框架，而是以评议评说型框架为主，结合另一种框架为辅助，例如3篇评论2010年1月21日的《利益推动剖腹产——顺产无需用药，剖腹产却能拉动多个医疗产业：抗生素、敷料、镇痛泵等》、2010年12月30日的《心脏学术会议谁埋单》以及2011年11月3日的《“八毛门”事件医院如何作为》以评议评说型框架为主结合了质疑揭露型框架，而另外2篇自述——2013年11月22日的业外人士自述《医患关系 来碗鸡汤》和2014年10月10日的医生自述《一封社区医生的来信》则是以评议评说型框架为主要框架，并结合了人情人物框架。

采用评议评说型框架的医患关系报道最大特点是会直接抛出一个问题或者观点，其中一些往往在报道标题就采用了疑问句式，如2006年8月31日的《如何来对医生收受红包定性?》和2007年3月15日《医疗卫生姓“公”还是姓“私”?》等共计11篇评论，大约占评论总量的33.33%。该类型的医患关系报道言辞犀利直接，矛头直指紧张的医患关系，问责医疗体制，大多从医方行为和医疗卫生体制改革考虑解决措施。然而该类型的医患关系报道往往会被认为由于信息不平等和专业知识的差距，患方处于医患关系中的弱势地位，在评议评说时会很轻易地忽略掉患方的自我改进措施。

（3）人情人物型框架

《南方周末》采用人情人物型框架的医患关系报道体裁上多是新闻特写，特别是人物特稿，其在框架元素方面具体表现为大量使用感情色彩的形容词，篇幅长短不一，从一两百字到三四千字皆有，立场倾向通常为一边倒，要么倾向于患方，要么倾向于医方，体裁为人物特写或消息通讯，配图通常是新闻相关的人物照片。

采用此种框架的医患报道的最大特征是通篇报道充满着人情味，患方报道体现在报道以悲悯情怀看待患者，常有患方人物的照片作为报道配图，而医方报道体现在报道站在道德高度宣扬医生品行。此外，出现于

2010年之后的观察报道、患者日记、业内外人士的自述也有采用此人情人物型框架的，主观感情在报道中表现明显。据笔者统计，采用人情人物型框架的医患关系报道有18篇，占报道总量的12.24%，其中有13篇医方人物特稿、3篇患方人物特稿、1篇观察报道、1篇患方日记。

医方类人物新闻特稿如2009年12月17日《“大医”张新生：通医术，不通“人情”》、2011年4月28日《不老的柳叶刀》和2011年6月30日《边疆军医“庄一刀”》均从正面描写医生的品行高尚、医术高超。然而值得关注的是，这类新闻报道一方面确实通过典型的医生案例正面宣扬了医生的道德品格和专业技能，另一方面也给现实生活中的医方群体带来很大压力。因为这类医方人物新闻特稿在描写医生案例时无一例外地把该医生塑造成人们心目中的英雄和偶像，报道中从未谈及偶像英雄的污点和瑕疵，比如从业几十年中偶尔失败的经历等。完美的医生形象反而会影响受众对于真实的医方能力和寻医问药的认知，往往会产生“大医院的知名专家能够把疑难杂症看好”“那些名医都是品行高尚的”“看病就得挂名医号”等诸如此类的想法，极大地提高对医生和看病结果的心理期望值，从而在现实生活中求医问药时产生强烈的心理落差。因此，在运用人情人物型框架撰写医方类人物新闻特稿时，不仅要做到公正客观，更为关键的一点是还要允许“神医”的污点和失败的存在。

患方类人物新闻特稿如2011年11月17日的《天亮前死去》和2013年4月12日的《病人——SARS幸存者的生命相簿》，这类报道从患方的角度切入，主要描写患方求医问药的艰辛过程以及被疾病折磨的悲惨经历，报道在人情人物型框架的基础上，充裕着人道主义和悲悯情怀。因而，这类报道应该注意的是把握好报道中感情的介入和表达，否则很容易变成立场倾向一边倒向患方的新闻报道。

（4）答疑解惑型框架

答疑解惑型框架是《南方周末》医患关系报道的第四种框架类型，其在框架元素方面具体表现为形容词使用较之其他框架类型是最少的，字数篇幅中等，坚持第三方立场和中立倾向，体裁主要是访谈，还涉及通讯报道和新闻事件特写，消息来源通常为专家或医方，配图形式较为多样。虽然采用此种框架的医患关系报道在147篇报道总体中所占比例不高，但是答疑解惑型框架是四种框架中最容易和其他框架类型结合的一种框架，尤其是与质疑揭露型框架和评论评说型框架进行结合。因而由于其包容性，很多医患关系报道并不是单一地采用答疑解惑型框架，而是以另一种框架类型为主要框架，结合了答疑解惑型框架。例如，2014年8月22日的《江西修水乡村医生注册乱象：兽医缘何变人医?》以质疑揭露型框架为主，答疑解惑型框架为次要框架，围绕“兽医变成人医”这一问题进行深入调查和解释。2014年8月29日的《中国医患关系紧张的病理学》，同样以答疑解惑型框架，从病理学的角度入手对紧张的医患关系进行分析解剖。

访谈是最为典型的采用答疑解惑型框架的医患关系报道形式，在《南方周末》147篇医患关系报道中5篇访谈报道全都采用了这一框架类型，分别是2007年5月10日《“我们每个人都可能成为受害者”——对话精神病学专家刘协和》、2013年4月12日《“SARS之后，隐瞒疫情成了过街老鼠”——访中国疾控中心流行病学首席科学家曾光》、2013年4月26日的《急诊科女超人：时尚这个东西，为什么非要在医院推行?》、2013年11月8日的《医生、律师、学者三方谈医生被砍既要维权，也要反思》、2014年2月7日的《下一次疫苗事件，我们该避免什么 乙肝疫苗风波的冲突和反思》。此类访谈报道的框架特点是报道围绕一个或多个问题，通过采访医方、患者、各领域专家、政府人员等对于这些问题进行解释回答，有时采用一家之言，有时则是百家争鸣，从而构成全篇。

2. 报道框架的变化与趋势

《南方周末》医患关系报道在2010年之前的报道框架十分单一，大部分是质疑揭露型框架，其次是评议评说型框架。2011 年起，开始注重采用人情人物型框架和答疑解惑型框架，其中采用人情人物型框架的医患关系报道的比重明显上升。此外，从 2011 年开始，《南方周末》采用多种框架综合运用的医患关系报道越来越多，特别是评议评说型框架和答疑解惑型框架的结合，以及质疑揭露型框架和人情人物型框架的结合。从变化趋势上来看，一方面，其报道的切入角度越来越平衡、负面报道的数量有所减少，正面、负面、中立三种立场倾向的报道日益均衡。配图报道的数量和比例上升，配图内容和形式多样化。报道体裁呈现多样化的趋势，不再是过去的评论和调查报道独霸局面，还会有医方和患方人物特写、新闻事件特稿、观察报道、医患方或业外人士自述等。另一方面，2010 年后《南方周末》医患关系报道的形容词比例略微上升，高频词汇中形容词数量未能减少。报道的消息来源种类略微下降，2010 年后五年间的消息来源的种类平均值比之前的五年要低。

四　《钱江晚报》医患关系报道的媒介框架分析

（一）词汇分析

1. 形容词分析

从图 2－17 “2006—2014 年《钱江晚报》医患报道形容词占总词汇的比例”可以看出，2006 年至 2014 年九年间，《钱江晚报》医患关系报道的形容词的使用情况，即形容词数量占据总词汇数量的比例以及变化趋势。我们可以明显地看出，总体趋势上《钱江晚报》医患关系报道中形容词所占比例是波动不稳定的，但是从 2009 年开始到 2013 年，样本报道中形容词的比例持续下降，从 4.38%（图中精确数值为 4.38259）下降到 3.23%（图中精确数值为 3.22903）历年来最低值。然而 2014 年形容词比例又开始反弹升高至 3.96%（图中精确数值为 3.96258）。

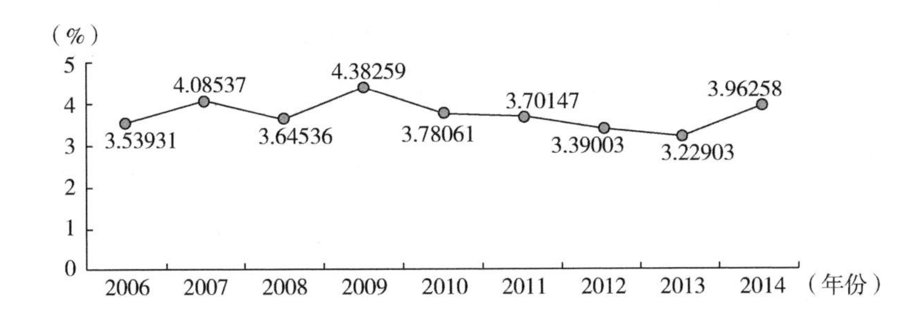

图 2-17 2006—2014 年《钱江晚报》医患关系报道形容词占总词汇的比例

图 2-18“《钱江晚报》医患报道中形容词占比变化”展现了以 2010 年为时间节点，《钱江晚报》医患关系报道在 2010 年之前和以后的前后四年中形容词使用情况的变化趋势。据笔者统计，2006 年至 2009 年期间，其样本报道中形容词的比例为 3.94%（图中精确数值为 3.937248），而 2011 年至 2014 年期间样本报道的形容词比例为 3.69%（图中精确数值为 3.690988）。由图 2-18 可以看出以 2010 年为时间节点，2010 年报道中形容词所占比例比过去四年下降了 0.16 个百分点（图中精确数值为 3.780598），2014 年比 2010 年下降了 0.09 个百分点。并且我们可以推算出 2011—2014 年后四年比 2006—2009 年前四年的形容词比例明显下降了 0.25 个百分点。

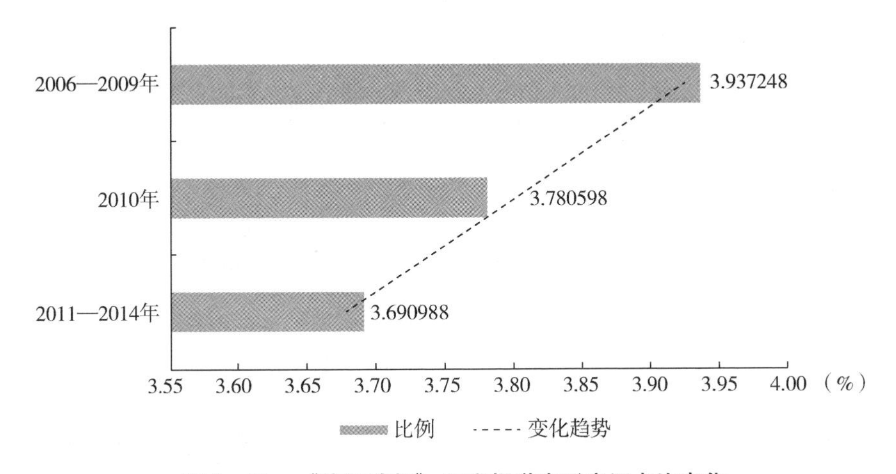

图 2-18 《钱江晚报》医患报道中形容词占比变化

正如前文笔者所讨论的，一篇新闻报道的形容词的使用情况直接影响着该新闻报道的客观程度，形容词使用越多、所占比例越大，则越会削弱报道的客观性。因此，纵观2006年至2014年《钱江晚报》医患关系报道的形容词使用情况，其整体变化趋势良好，即形容词所占总词汇的比例明显持续下降，然而2014年形容词的比例开始反弹却并非良兆，需要警醒和控制。

2. 高频词分析

图2－19“《钱江晚报》医患关系报道的高频词汇数量——排名前50高频词汇中名词、形容词和动词的数量”展现了2006年至2014年期间《钱江晚报》254篇医患关系报道样本中，前50个高频词汇的数量和词性情况。图2－20“2006—2014年《钱江晚报》医患关系报道前50高频词汇中名词所占比例”展现了样本报道排名前50高频词汇中名词所占比例及变化趋势。

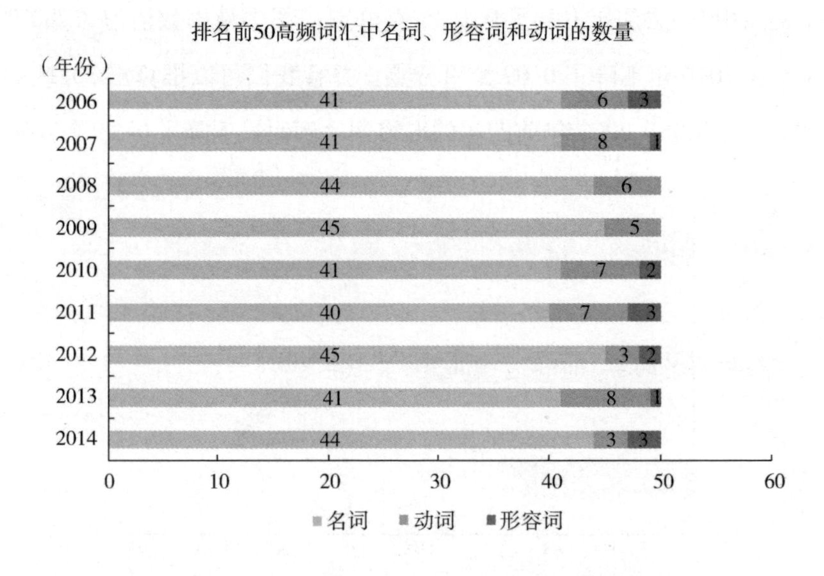

图2－19 《钱江晚报》医患关系报道的高频词汇数量

结合以上两个条形图，我们可以得出以下结论：一方面，2006年至

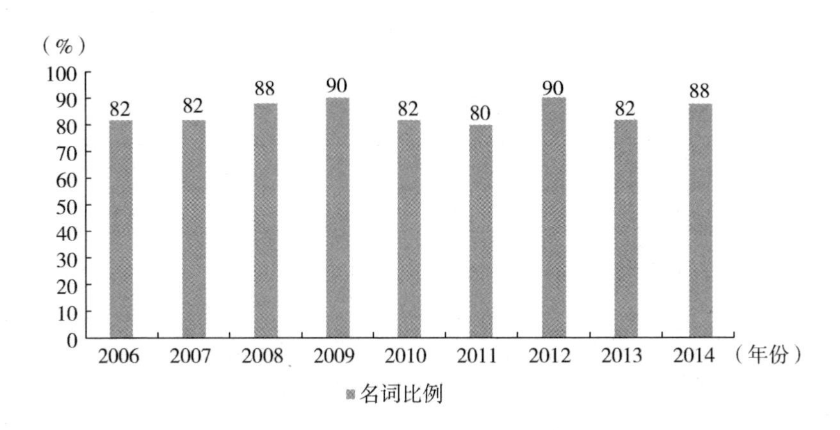

图 2-20 2006—2014 年《钱江晚报》医患关系报道前 50 高频词汇中名词所占比例

2014 年期间《钱江晚报》医患关系报道样本的高频词汇中大部分为名词，其次为副词，其中名词在前 50 高频词中的比例在 80% 及以上，有些年份如 2009 年和 2012 年的名词占高频词比例高达 90%。另一方面，高频词汇中的形容词所占比例很低，据笔者统计其比例皆在 6% 以下，有些年份如 2008 年和 2009 年排名前 50 的高频词汇中没有形容词。

表 2-5 统计了 2006 年到 2014 年《钱江晚报》医患关系报道样本排名前 50 的高频词汇及词汇的使用频率，其中名词有 41 个占比 82%，动词有 7 个占 14%，形容词有 2 个仅占 4%。笔者将这些词汇进一步分类，分为“与医方有关名词”“与患方有关名词”“与医疗行为或疾病相关的词汇”“与媒体相关的名词”“时间地点词汇”“其他”六类。其中，与医方有关的名词有“医院”“医生”“专家”“护士”“主任”“卫生”“门诊”“中医”8 个，并且这类名词使用频率较之其他词汇更高；与患方有关的名词有“患者”“病人”“孩子”“老人”“大伯”5 个；与医疗行为或疾病相关的词汇有 20 个，占据最大的比例，如“手术”“治疗”“医疗”“检查”“感染”等，这类词汇使用频率也较高。此外，占据少部分比例的还有时间地点类词汇 10 个，以及与媒体相关的词汇有“本报”“通讯员”“微

博” 3 个。

表 2 - 5 《钱江晚报》医患关系报道排名前 50 的高频词汇及使用频率

词汇	医院	医生	本报	患者	手术	病人	治疗	孩子	专家	医疗	检查	杭州	昨天	浙江	吃
频率	1181	819	492	457	438	432	395	316	271	252	233	198	196	180	173
词汇	感染	病毒	中心	通讯员	告诉	护士	疾病	老人	H7N9	主任	卫生	院	门诊	症状	杭州市
频率	167	165	164	162	155	146	138	135	135	132	127	125	124	124	123
词汇	省	病例	禽流感	生命	药	小时	病情	药物	昨日	抢救	很多	肿瘤	下午	看病	健康
频率	123	120	118	117	116	115	114	112	111	110	109	109	107	105	195
词汇	中医	大伯	病	微博	没										
频率	102	102	100	100	100										

综上所述，从高频词汇的词性和使用频率来看，2006—2014 年《钱江晚报》医患关系报道样本的高频词汇中绝大部分为名词，其次为动词，这一点值得肯定。然而除了 2008 年和 2009 年，其他七年中每年排名前 50 的高频词中都有个别形容词，这一点应当加以控制。形容词掺杂着写作者的主观性，形容词的使用会直接影响新闻报道的客观程度，客观性对于事关每位公民生命健康利益的医患关系报道来说至关重要，因而更要减少形容词的使用，避免在高频词汇中出现形容词。

（二）报道立场倾向分析

1. 切入角度

如同上文笔者对《南方周末》医患关系报道切入角度的分析和统计，参照我们事先设计好的框架类目统计表，笔者同样将《钱江晚报》医患关系报道的切入角度分为医方、患方和第三方，统计了 2006 年至 2014 年期间《钱江晚报》每年医患关系报道样本总数以及不同切入角度的报道篇数，绘制成图 2 - 21。

由图 2 - 21 “2006—2014 年《钱江晚报》医患关系报道的切入角度情

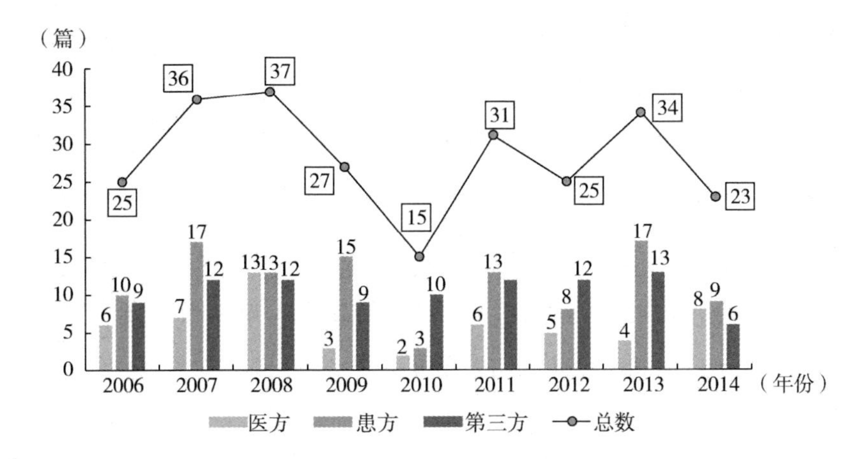

图 2-21 2006—2014 年《钱江晚报》医患关系报道的切入角度情况

况”我们可以得出以下结论。

首先，医患关系报道总量方面，除了 2010 年只有 15 篇，2006 年至 2014 年《钱江晚报》医患关系报道每年的样本总量虽然波动但是基本稳定维持在 25—35 篇之间，并无明显变化。此变化趋势反而与我国医患关系紧张趋势并不一致，2010 年是我国实行 2009 年新医改之后的第一年，医改后我国医疗制度是否适应日益紧张的医患关系则成为媒体关注的焦点。前文中《南方周末》医患关系报道数量在 2010 年骤增四倍，而作为都市类报刊的《钱江晚报》2010 年的医患关系报道数量却反常地减少近乎一半。笔者认为，该现象的主要原因是，随着我国医患冲突日益激烈，媒体人对于医学专业知识欠缺等原因导致的媒体医患关系报道的失范也越来越多，引起媒体人和学者们的关注。针对什么是合格的医患关系报道进行讨论研究，能够达成共识的一条是合格的医患关系报道需要反复求证和做到公正客观，一些在深度调查报道方面没有强大的采编团队的都市类媒体则选择了在矛盾敏感时期规避医患议题，因此反而造成了有些媒体在 2010 年的医患关系报道数量的减少。

其次，《钱江晚报》2006 年至 2014 年 253 篇医患关系报道样本的切入角度主要是患方，从图2-21“200—2014年《钱江晚报》医患关系报道的切入角度情况”和图2-22“2006—2014年《钱江晚报》医患关系报道切入角度的比例”可以看出，除2008年、2010年和2012年外，医患报道从“患方切入角度”都是数量最高的，“患方切入角度”所占比例虽然是波动的，但是整体上高于其他两个切入角度所占比例。此外，“第三方切入角度”也同样占有相当的比例。而“医方切入角度”除了2008年和2014年这两年可以和另外两种切入角度不相上下之外，在其他年份中所占比例很低。

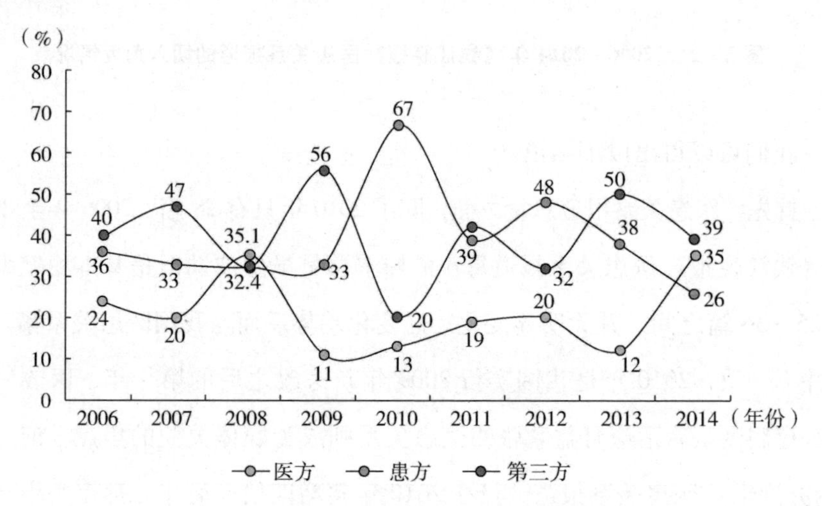

图2-22 2006—2014年《钱江晚报》医患关系报道切入角度的比例

最后，笔者把2006年至2014年253篇《钱江晚报》医患关系报道样本进行编码赋值：若该篇报道的切入角度是第三方则赋值记分为0，若该篇报道的切入角度是医方则赋值记分为1，若该篇报道的切入角度是患方则赋值记分为-1。通过SPSS软件的编码和赋值计算，笔者将得到的数据绘制成图2-23“2006—2014年《钱江晚报》医患关系报道切入角度的医患双方得分变化”。我们可以明显地看出，柱状图形所代表的报道切入角度的总得分除了2008年为1分，其他年份都在0分以下，皆为负值，特别

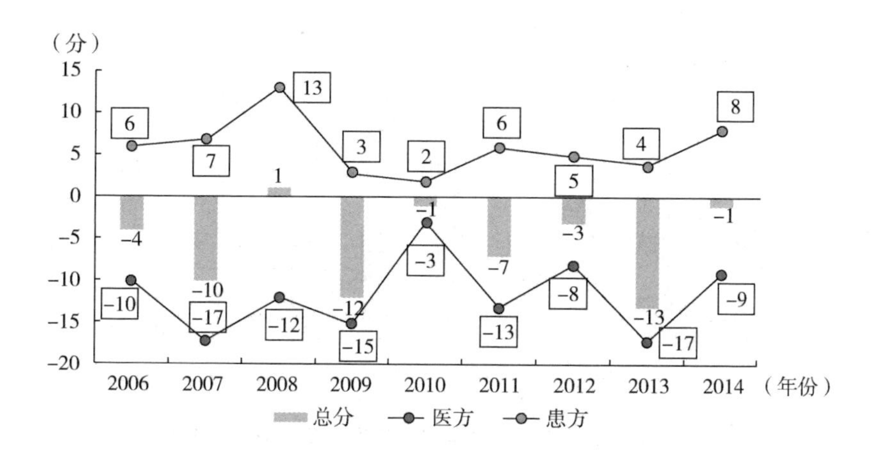

图 2－23 2006—2014 年《钱江晚报》医患关系报道切入角度的医患双方得分变化

是 2009 年为－12 分、2013 年为－13 分。该得分情况说明，《钱江晚报》2006 年到 2014 年期间医患关系报道的切入角度在医方和患方两方不成比例，更偏重于患方，而忽略了医方。

2. 立场倾向

立场倾向是笔者所考察的重要框架元素之一，对于医方来说，医患关系报道的立场倾向有三种：负面、正面和中立。笔者将 253 篇报道样本进行编码和赋值计算，若该篇报道的立场倾向是中立则赋值记分为 0，若该篇报道的立场倾向（对于医方来说）是正面则赋值记分为 1，若该篇报道的立场倾向（对于医方来说）是负面则赋值记分为－1。

首先，根据图 2－24“2006—2014 年《钱江晚报》不同立场倾向的医患关系报道逐年数量变化”可以明显地看出：《钱江晚报》医患关系报道的立场倾向以中立为主、正面为辅，这两种立场倾向占据绝对数量优势。负面报道的数量在三种立场倾向中最少，而且一直波动，只有 2011 年、2012 年这两年负面报道的数量较之其他年份多一些。

其次，如图 2－25“2006—2014 年《钱江晚报》负面医患关系报道的

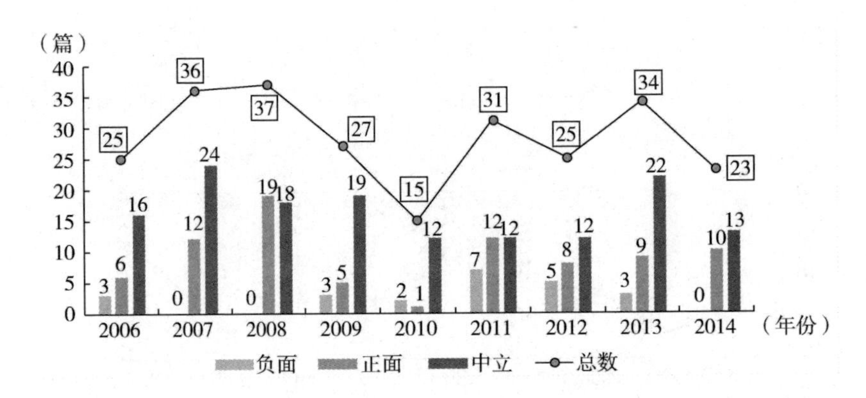

图 2－24　2006—2014 年《钱江晚报》不同立场倾向的医患关系报道逐年数量变化

数量和所占比例”可以看出：以 2010 年为转折点，2011—2014 年后四年比 2006—2009 年前四年负面的医患关系报道在数量上明显增多，由 6 篇上升到 17 篇，而样本报道总数由 125 篇减少到 113 篇，因此负面医患关系报道所占比例明显升高，经过笔者统计，负面报道所占比例由前四年的 4.80% 升高至 15.04%。

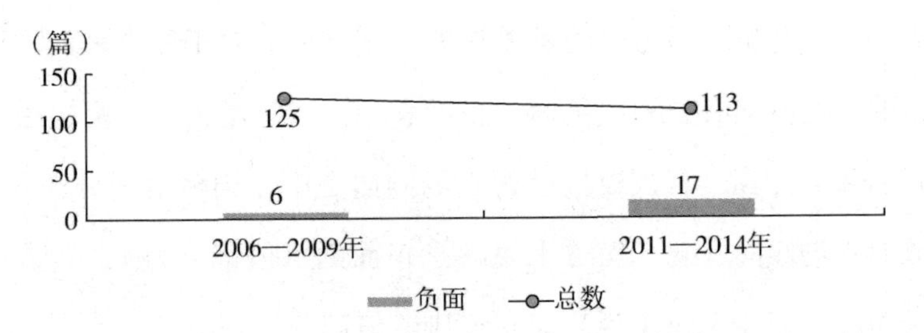

图 2－25　2006—2014 年《钱江晚报》负面医患关系报道的数量和所占比例

最后，笔者对报道的立场倾向进行编码和赋值统计，如图 2－26“2006—2014 年《钱江晚报》负面和正面立场倾向的医患报道编码得分情况”，可以看出《钱江晚报》医患关系报道中负面倾向和正面倾向并不平衡，其正面报道比负面报道在数量和比例上更有优势。此外，总体趋势上，除了 2010 年编码赋值得分为－1，其他年份的得分均为 0 以上，并且从 2010

年开始至2014年其得分持续缓慢增长，这说明2010年起《钱江晚报》正面医患关系报道与负面医患关系报道在数量上的差距越来越大，正面报道的数量日益增多而负面报道的数量日趋减少。

综上所述，《钱江晚报》医患关系报道的立场倾向并不平衡，并且有越来越分化的趋势。

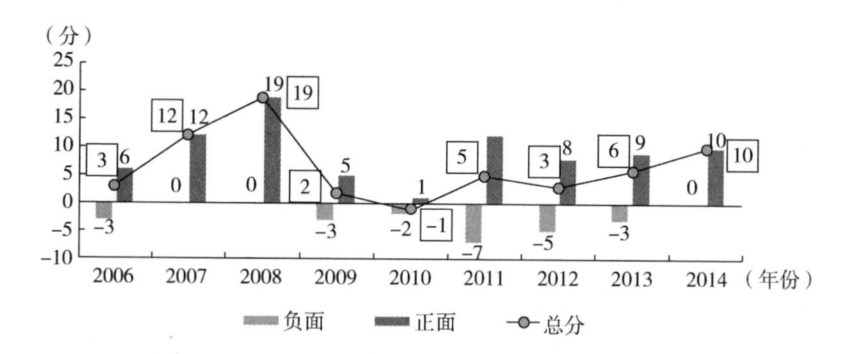

图2-26　2006—2014年《钱江晚报》负面和正面立场倾向的医患报道编码得分情况

（三）报道体裁分析

1. 消息和通讯是比例最多的新闻报道体裁

消息是一种最简短的报道文体，指简明扼要地报道某个新闻事件或新闻人物，而通讯由于详细地报道某个新闻事件或新闻人物，篇幅比消息要长。专题报道是指围绕某个具有主题、对具有典型意义的新闻事件或新闻人物进行深入、系统、生动地报道，一般来说，报纸的专题报道通常会占一整个版面，并且由多篇报道组合而成，篇幅较长。

《钱江晚报》医患关系报道的主要体裁是通讯、消息、专题、评论，其次还有少量的调查报道、医患方自述、专家访谈、人物特稿和来电实录。其中，通讯报道是所占比例最多的最主要的体裁，在253篇医患关系报道样本中有132篇通讯报道，占样本总量的52.17%；消息是《钱江晚报》医患关系报道的第二大体裁，有47篇占样本总量的18.58%；28篇专题报道占样本总量的11.07%，是《钱江晚报》医患关系报道的第三大体裁。其他体裁诸如评论、调查报道、访谈、自述、人物特稿和来电实录虽然并非常见文体、数量不多，但也是构成《钱江晚报》医患关系报道的重要文体。

2. 新闻报道体裁的集中化趋势

表2-6统计了自2006年到2014年期间《钱江晚报》的医患关系报道的新闻体裁和数量情况，我们可以明显地看出，从2010年开始，医患方自述、访谈、人物特写、来电实录这几种个性化非常规的报道体裁开始逐渐消失，而通讯、消息、专题、评论和调查报道的数量开始日益增加，特别是调查报道从过去的稀缺甚至没有变成了自2011年起每年都有。然而，《钱江晚报》的医患关系报道由过去的多样化、个性化变得越来越集中于通讯等常规的、传统的报道体裁，对这种报道体裁集中化的趋势应当加以关注。

表2-6　2006—2014年《钱江晚报》医患关系报道的新闻体裁及数量

单位：篇

年份	通讯	消息	专题	评论	调查	自述	访谈	人物特写		来电实录
								医方	患方	
2006	7	10	1	1	1		1	2		2
2007	18	9		3		2		1		3
2008	20	11	3			1				2
2009	11	5	4	2		1			3	1
2010	6	7	1	1						
2011	16	1	8	5	1					
2012	17	1	2	3	1					1
2013	24	1	5		3		1			
2014	13	2	4	1	2		1			
总数	132	47	28	16	8	4	3	3	3	9

3. 报道篇幅

据笔者统计，2006—2014 年《钱江晚报》253 篇医患关系报道的平均字数约为 998 字，如图 2－27 所示，“1000 字数以下”有 141 篇、占报道总数的 55.73%，“1000—2000 字”有 100 篇、占报道总数的 39.53%，这两种篇幅占据了所有篇幅的 95.26%，因此，《钱江晚报》医患关系报道的字数篇幅绝大部分都在 2000 以下。

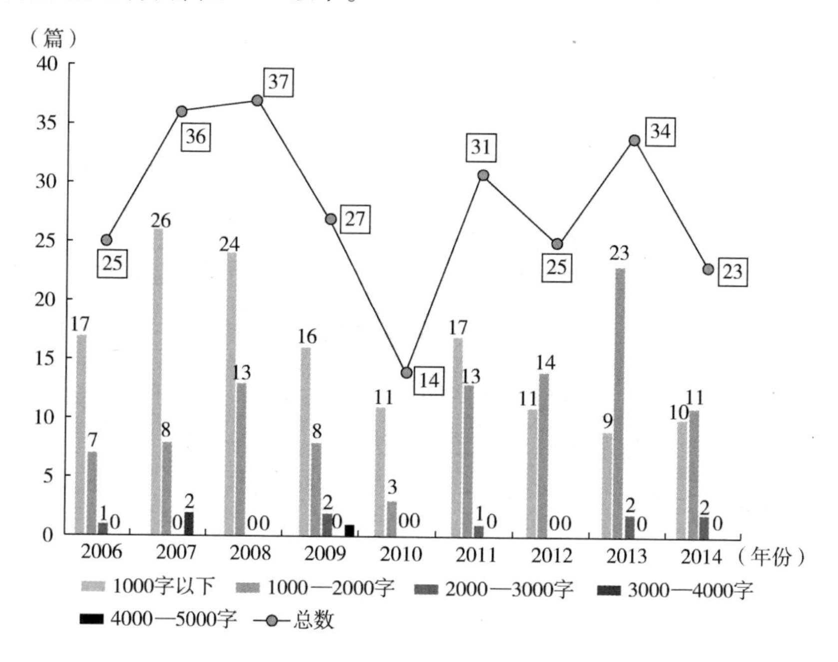

图 2－27　2006—2014 年《钱江晚报》医患报道的字数篇幅

此外，由图 2－27 可以看出，2006 年到 2014 年期间“1000 以下”篇幅的数量波动减少，尤其是 2011—2014 年后四年比 2006—2009 年前四年明显减少。相比之下，“1000—2000 字”虽然波动很大，但是 2011—2014 年四年仍旧比 2006—2009 年四年增加很多。因此，《钱江晚报》医患关系报道的篇幅字数总体上日益增加，从过去的少于 1 千字为主逐渐向“1000—2000 字”的篇幅转变。

（四）消息来源分析

消息来源作为重要的框架元素，其多样性影响着新闻报道的公正、客观、严谨和专业程度。新闻报道的消息来源越多样越可靠，则该报道就越客观公正。

笔者将《钱江晚报》2006 年至 2014 年期间 253 篇医患关系报道的消息来源进行编码统计，运用事先所设计的消息来源类目统计表格，五种消息来源——医方、患方、政府、专家、其他，报道每涉及一种则记 1 分，涉及最多为五种，即得分为 0—5 分之间，得分越高则该篇报道的消息来源越多样。

图 2 - 28 “2006—2014 年《钱江晚报》医患报道的消息来源编码得分情况”展现了《钱江晚报》2006—2014 年医患关系报道样本的消息来源编码得分情况（大图详见附录 4）。由图 2 - 28 我们可以看出，《钱江晚报》医患关系报道的消息来源得分情况并不稳定，除 5 分之外，从 1 分到 4 分均有涉及。这意味着《钱江晚报》医患关系报道的消息来源在四种以下（包含四种）。

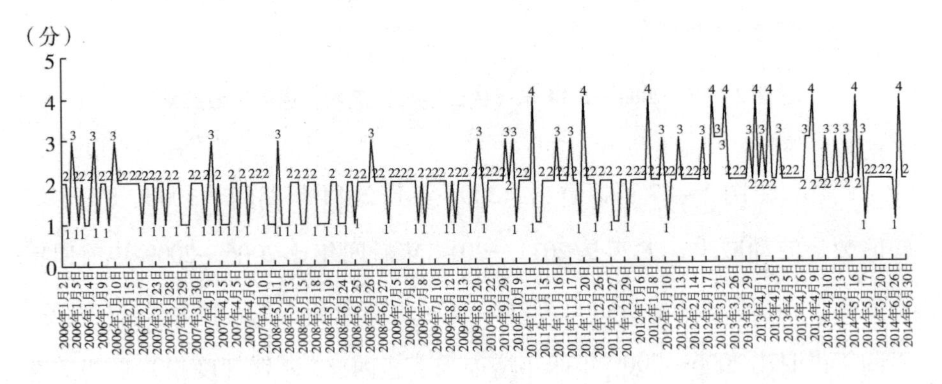

图 2 - 28　2006—2014 年《钱江晚报》医患关系报道的消息来源编码得分情况

通过进一步观察可以发现，以 2010 年为转折点，2010 年过去（包含2010年）的五年期间，《钱江晚报》消息来源大部分是一种或两种，偶有三种。然而，从2011年起，消息来源开始出现四种的情况，并且单一消息来源逐渐减少，其医患关系报道的消息来源越来越集中于两种以上。

图2－29“2006—2014年《钱江晚报》医患报道消息来源的编码平均得分”表现了2006—2014年期间《钱江晚报》医患关系报道每年的消息来源编码得分的平均分变化。纵观该图波动上升的曲线，意味着《钱江晚报》医患关系报道消息来源的编码平均得分波动上升，即报道在消息来源方面整体上越来越多样化。此外，2010年以前报道样本的消息来源的编码平均得分在2以下，而2010年起（除2011年消息来源编码平均分为1.91，接近2以外）报道样本消息来源的编码平均得分都在2以上。2008年是其消息来源得分的最低点，说明该年的医患关系报道消息来源最为单一化，而2008年之后一直到2014年，消息来源的编码平均得分一直在上升。

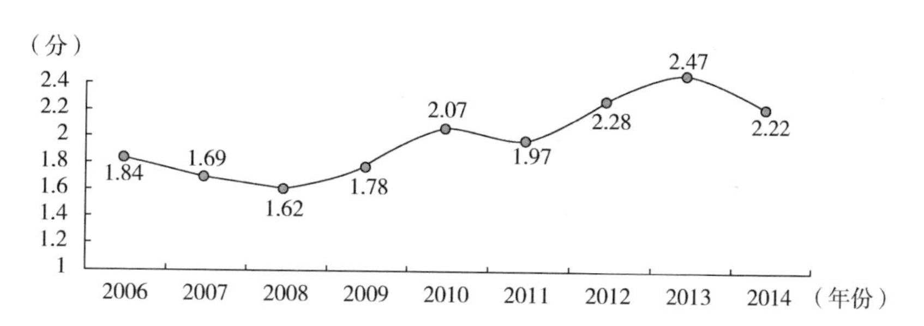

图2－29 2006—2014年《钱江晚报》医患报道消息来源的编码平均得分

综上所述，2006年至2014年《钱江晚报》医患关系报道的消息来源呈现多样化的趋势，以2010年为转折点，由过去的单一的消息来源，变成多方的消息来源。这是一种良性的变化趋势，日益多样化的消息来源会使医患关系报道更为公正客观、真实严谨。

（五）配图分析

1. 配图报道的数量和比例

图片是新闻报道的重要组成部分，与此同时，图片也是笔者所要考察的重要的框架元素之一。下面两图分别展现了2006—2014年《钱江晚报》医患关系报道样本中配图报道的数量以及配图报道在当年报道总量中的比例。

从图2－30“2006—2014年《钱江晚报》医患报道的配图情况”可以看出，《钱江晚报》医患关系报道的配图数量一直是持续不稳定波动状态。总体而言，以2010年为界限，2010年的配图报道数量最低，只有2篇，而2006—2009年四年期间配图报道的数量（42篇）明显高于2011—2014年四年期间配图报道的数量（32篇）。

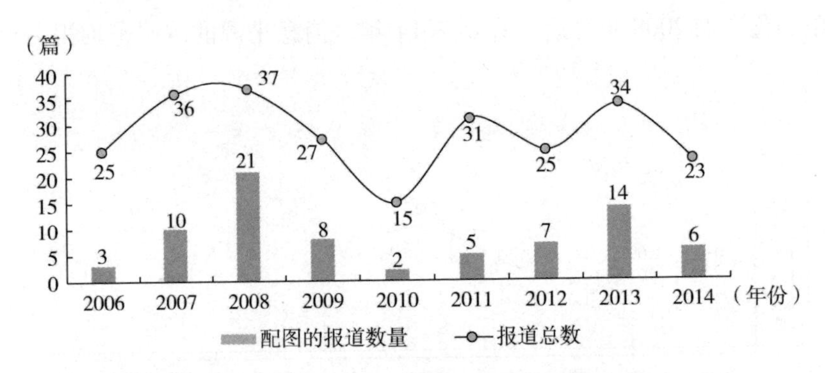

图2－30　2006—2014年《钱江晚报》医患报道的配图情况

通过图2－31“2006—2014年《钱江晚报》医患关系配图报道所占比例”可以看出：配图报道所占的比例波动较大，2010年配图报道占当年报道总量的比例最低，2010—2013年配图报道所占的比例缓慢爬升，然而总体上2010年之前的四年要比2010年之后的四年的配图报道比例要高。

综上所述，《钱江晚报》医患关系报道的配图数量从2010年开始逐渐

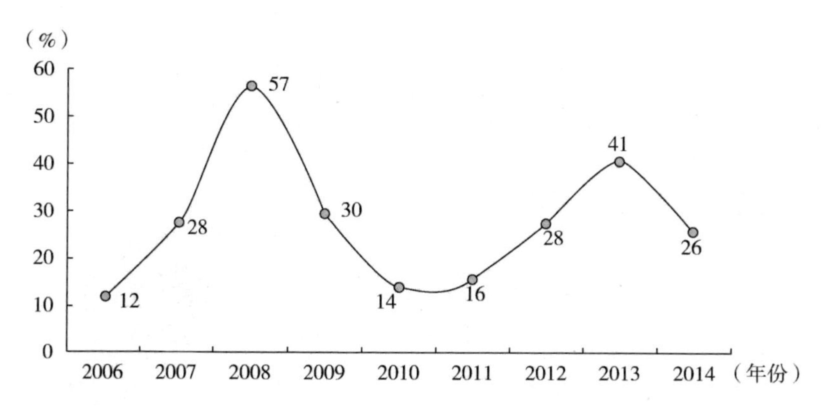

图 2－31 2006—2014 年《钱江晚报》医患关系配图报道所占比例

减少，无论是数量上而言，还是配图报道占当年报道总量的比例而言，都不如 2010 年之前的四年（即 2006—2009 年）。

2. 配图形式略显单一

在《钱江晚报》配图的医患关系报道中，图片消息是最主要的配图报道，这类报道的配图大多是与新闻事件相关的人物，配上简短的 100 字左右的文字说明。此外，一些通讯报道的配图也与消息的配图类似，配有一张到三张的新闻人物相关的照片。这类配图一定程度上增加了新闻报道的可读性，使得报道内容更加丰满，缺点是摆拍的照片较多，显得有些生硬和刻意。

除了新闻人物相关的照片配图，《钱江晚报》医患关系报道的另一种配图形式是美编绘制的为了科普与新闻相关的医学知识的说明图片。这类配图数量不多，但有助于读者理解医患关系报道中所涉及的复杂的医学相关的信息。

总而言之，《钱江晚报》医患关系报道的配图以新闻人物相关的照片为主，偶尔有一些后期电脑绘制的科普信息说明图，形式内容略显单一。

（六）框架类型及框架变化趋势

如同上文框架分析部分所提及，医患关系报道的不同框架类型在形容

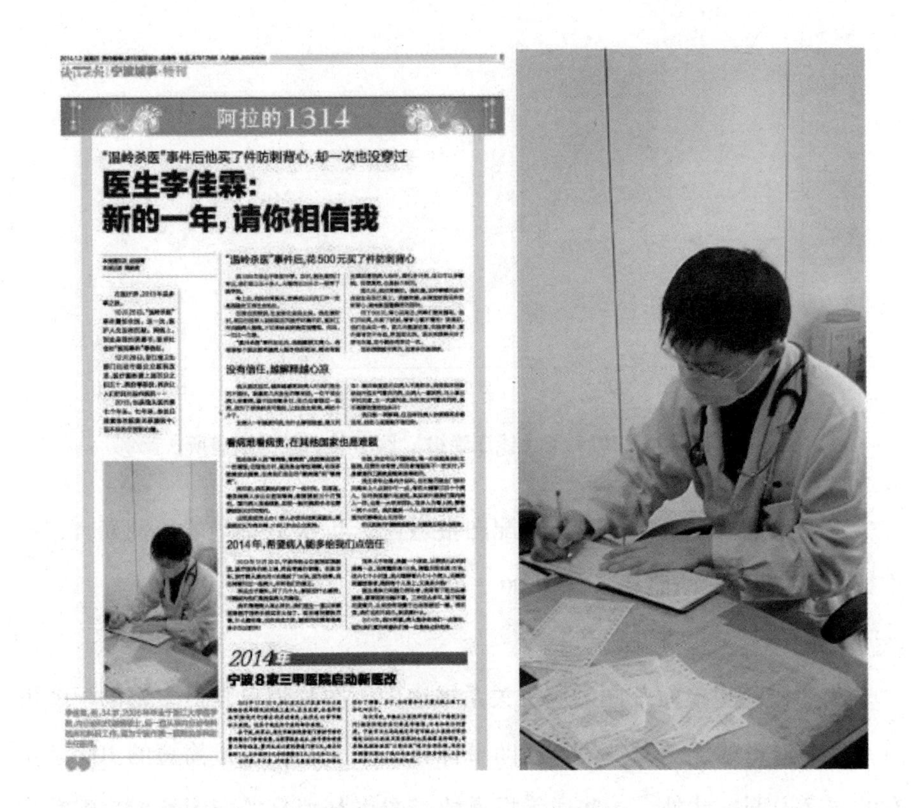
阿拉的1314

“温岭杀医”事件后他买了件防刺背心，却一次也没穿过

医生李佳霖：
新的一年，请你相信我

“温岭杀医”事件后，花500元买了件防刺背心

没有信任，越解释越心凉

看病难看病贵，在其他国家也是难题

2014年，希望病人能多给我们点信任

2014年
宁波8家三甲医院启动新医改

图2－32　《医生李佳霖：新的一年，请你相信我》配图

词、立场倾向、体裁、字数篇幅、消息来源和配图这些类目方面都具有不同的特点。例如《南方周末》医患关系报道的人情人物型框架则形容词使用数量较多、立场倾向一边倒，要么倾向患方要么倾向医方，而答疑解惑型框架则使用形容词较少、采用第三方立场和中立倾向。

笔者通过对于以上不同类目元素的分析，总结出《钱江晚报》2006—2014年期间医患关系报道的不同框架类型，并根据这些不同的框架类型考察其报道框架在十年间所发生的变化和趋势。

1. 报道框架的类型和分类

笔者通过对以上形容词和高频词、立场倾向和切入角度、报道体裁和字数篇幅、配图框架元素的定量和定性相结合的分析，总结出《钱江晚报》2006年至2014年九年间医患关系报道的框架主要有以下几种。

（1）服务受众型框架

服务受众型框架是《钱江晚报》医患关系报道所特有的一种框架类型，其在框架元素方面的具体表现为坚持第三方立场和中立倾向，篇幅较长，消息来源通常是医方和患方两种，体裁主要是专题和访谈，配图较少。采用该框架类型的医患关系报道通常篇幅较长，以服务受众为目的，以《钱江晚报》“科教·生命”这一版面作为平台，提供一些求医问药的信息，刊登读者在疾病方面的问题，而且邀请相关医生针对读者疑问给出合理建议，并把医生建议一同刊载出来，从而形成一篇报道。采用此种框架的医患关系报道的数量并不多，所有的来电实录和微博问诊以及一些专家访谈报道通常都属于此种类型的框架。

例如2007年3月27日《幼儿跛脚疑是脊椎侧弯　肾炎患者可以练瑜伽》采用来电实录的形式刊登了读者对于疾病症状的疑问，并邀请相关医生进行解答；2007年4月10日《名医坐堂》则是以报纸“科教·名医坐堂”整个版面作为平台，邀请医学专家或在职医生针对读者疾病方面的问题给出合理建议。采用此种框架类型的报道还有2008年6月24日的《冬病夏治开锣　针灸唱起主角》、2009年7月9日《名医坐堂》、2012年2月13日《腰背酸痛、抽筋骨折　不是累出来的》等。

此外，还有一些爱心类专题报道也采用了服务受众型框架，最典型的是2013年4月3日《爱心接力救助2岁罕见病女童》，以报纸科教版面为平台，通过报道患有罕见疾病女童求医之路的艰辛和困难，并邀请医学专家解释该病症的危害和严重性，从而呼吁广大受众进行爱心捐款，并把爱心延续下去，多余的捐款用来救助其他患者。这种爱心专题体裁的服务受众型医患关系报道，既帮助了患方，宣扬了正能量，同时也借助媒体平台缓和了紧张的医患关系。

采用服务受众型框架的医患关系报道符合《钱江晚报》都市性和服务性的特点，以媒体平台为纽带，让受众看到了平和正常又紧密相连的医患关系。然而，此种类型的报道在2010年后就越来越稀缺，事实上，服务受众型框架的医患关系报道应当继承下去。

（2）案例科普型框架

案例科普型框架是《钱江晚报》最为常见和普遍应用的医患关系报道框架，报道主体是叙述某位患者治疗疾病的新闻事件，报道最后邀请相关医学专家针对该疾病进一步解释说明，从而给读者科普了相关的疾病常识和医学知识。案例科普型框架在框架元素方面的具体表现为篇幅不长、通常字数在一千字左右，消息来源为患方和医方，采用中立第三方的立场倾向，配图较少，绝大部分的消息和通讯报道都采用了此种框架类型，部分的专题报道和调查报道也属于此类型的框架。据笔者不完全统计，采用案例科普型框架的报道数量占《钱江晚报》2006—2014年医患关系报道总量的70%以上。

典型的案例科普型框架的报道每年都有很多，例如2006年1月4日的《食橘过量惹出“橘黄病”》、2007年3月28日的《8龄童发胖成绩下降 她变懒了?》、2008年6月25日的《一口痰卡牢没了心跳》、2009年8月13日《职场女强人，肌肉沉睡了》等，还有2013年4月10日的调查报道《杭州眼科专家：只要遵从医嘱 眼药水并不会伤眼》、2014年5月13日的通讯报道《3个月大的宝宝得了白内障 三类宝宝要进行视力筛查》等。

采用案例科普型框架的医患关系报道所展现的医患关系是比较融洽的，医方并不处于被怀疑的境地，患方也并不处于弱势话语权的地位，而是医患双方比较平衡，媒体作为第三方充当纽带和平台。虽然此类报道通常都以患方的角度切入并以患方为线索人物进行描述，但是医方始终扮演“帮助者”的角色，帮助患方解决疑难杂症，并且给读者受众答疑解惑、科普医学知识。

（3）人情人物型框架

人情人物型框架是《钱江晚报》医患关系报道的第二大主流框架类型，其在框架元素方面的具体表现为主观色彩浓厚的形容词使用数量较多，篇幅有长有短，消息来源种类不多，通常在两种（医方和患方）以下，立场倾向为一边倒，要么倾向于医方，要么倾向于患方，体裁主要是人物特稿、新闻事件通讯报道以及专题报道，配图数量较多，配图内容通常是新闻人物的相关照片。笔者在前文中已经提及《南方周末》医患关系报道的重要框架类型之一是人情人物型框架，这是《钱江晚报》和《南方周末》医患关系报道共同的框架类型。采用人情人物型框架的医患关系报道分为两种，一种是媒体用悲悯同情看待患方，另一种是媒体站在道德高地颂扬医方。

典型的医方人情人物型框架的报道有2006年1月10日《吴孟超与病人肝胆相照》、2006年2月16日《50年的坚守与奉献》等，典型的患方人情人物型框架的报道有2009年7月1日《25岁，与癌症抗争17年》等。相比之下，采用人情人物型框架的医方报道的数量高于患方报道的数量。

很明显，无论是以上两种中的哪一种，采用这种框架类型的医患关系报道都充满着人情味，能够吸引受众阅读的兴致，然而同时也掺杂着大量的媒体人的主观判断和个人情感，有违新闻专业主义。

（4）评议评说型框架

顾名思义，评议评说型框架是指运用评论性语言针对新闻人物或新闻事件进行评说，作者可以是媒体人，也可以是医方或者患方自述。其在框架元素方面的具体表现是形容词使用较之其他框架类型的报道要多，但是少于人情人物型框架，其字数通常在几百到一千字、篇幅中等，立场倾向非褒即贬，主观色彩强烈，体裁涉及评论和自述，消息来源较为单一，不包含配图。评议评说型框架也是《钱江晚报》和《南方周末》共有的医患关系报道框架，但是《钱江晚报》医患关系报道采用此种框架远远少于《南方周末》。在2006—2014年253篇《钱江晚报》医患关系报道样本总量中有20篇报道采用了评议评说型框架，仅占样本总量的7.90%，其中评论16篇、医患方自述4篇。

2006年1月9日《为平价医院一忧》、2007年4月3日《信息透明有助救助成功》、2007年4月5日《事后档案无助改善医风医德》、2011年12月28日《过度医疗，“规范”得住吗》、2012年1月10日《看病救人岂能“满就送”》、2014年6月24日《用生命拯救生命，用爱心滋润爱心》等都是典型的采用评议评说型框架的医患关系报道。

造成《钱江晚报》评议评说型框架的医患关系报道数量较少的原因和该报的都市性和省级媒体性质有关。首先，作为都市类报刊，《钱江晚报》刊登的绝大部分新闻报道都是消息和通讯体裁；其次，由于其只是一个省级都市报刊，具备较高专业素养的评论员较为稀缺。因此，其刊载的评议评说型框架的医患关系报道较少，这一点无可厚非。

然而，评议评说型框架的医患关系报道往往观点立场十分鲜明，语言犀利直接，因此媒体在刊载评议评说型框架的报道时，应该把不同观点甚至是对立观点的评论同时刊载，形成“百家争鸣”，否则会造成某一方的舆论劣势地位，从而有失公平客观。

2. 报道框架的变化与趋势

以2010年为转折点，《钱江晚报》医患关系报道的案例科普型框架仍占主流，人情人物型框架日益增多，延续了服务受众型框架，但是评议评说型框架依旧数量不多。

2011—2014年四年相比较于2006—2009年四年，《钱江晚报》医患关系报道框架的变化具体表现为：词汇使用方面，形容词使用的数量有所下降；切入角度和报道立场方面，报道从医方角度切入的数量明显增多，负面报道的数量逐渐减少，正面和中立倾向的报道日益增多；报道体裁方面，非主流体裁（如来电实录、自述、人物特稿、访谈）数量越来越少，调查报道的数量有所增加，报道体裁越来越集中于主流体裁消息和通讯（此处“主流”和“非主流”是笔者按照《钱江晚报》不同体裁医患关系报道的数量进行统计和分类)；报道篇幅方面，也从过去的1000字以下为主，向1000—3000字范围增加；消息来源方面，从过去单一的消息来源向多方消息来源转变；配图方面，含有配图的报道有所减少，配图的形式也过于单一。以上的框架变化趋势有好有坏，我们会在下一部分内容进一步讨论和比较。

五 《南方周末》和《钱江晚报》医患关系报道的框架比较

(一) 框架元素的比较

医患关系报道的新闻框架，通常由相应的框架元素组合而成，不同媒体的医患报道在框架元素的采用上各有其侧重。针对《南方周末》和《钱江晚报》的医患报道样本，我们主要从词汇占比、报道立场倾向、体裁篇幅、消息来源以及配图等几大框架元素进行比较。

1. 词汇比较

(1) 形容词

从整体趋势上看，《南方周末》医患关系报道中形容词的比例从2010年开始逐年波动缓慢上升，2009—2014年后五年形容词占总词汇量的比例较之过去五年略微升高。而《钱江晚报》医患关系报道中形容词的比例在2010年之后几年中略微降低，2011—2014年后四年形容词占总词汇量的比例较之过去四年明显下降。

然而，虽然《南方周末》和《钱江晚报》医患关系报道中形容词的比例一个上升、一个下降，但是《南方周末》报道中形容词比例普遍在3以下，而《钱江晚报》报道中形容词的比例普遍在3.2%以上（其中形容词比例最低值为3.229%）。即使是《南方周末》医患关系报道中形容词比例从2010年起开始缓慢上升，其形容词比例仍远低于《钱江晚报》医患关系报道中形容词的比例。

因此，从形容词这一框架元素而言，《南方周末》医患关系报道比《钱江晚报》医患关系报道使用的形容词更少，掺杂的记者主观情绪更少，其报道框架就显得更为客观公正。

（2）高频词

《南方周末》和《钱江晚报》医患关系报道排名前50的高频词汇中每年都含有几个形容词，虽然数量不多、普遍在每年1—3个，但是仍旧应当引起注意，并且加以控制。形容词使用越多，越会影响新闻报道的客观程度，因此医患关系报道的高频词汇中应当杜绝出现形容词。

2. 立场倾向比较

（1）切入角度

《南方周末》医患关系报道的切入角度以第三方为主、患方切入为辅，医方切入次之。在147篇报道样本中，从第三方角度切入的报道有76篇，占报道样本总量的51.70%；从患方角度切入的有40篇，占报道样本总量的27.21%；从医方角度切入的有31篇，占报道样本总量的21.09%，第三方角度切入的报道数量超过了样本总量的一半，患方角度切入的报道数量略微高于医方角度切入的报道数量。

《钱江晚报》医患关系报道的切入角度则是以患方为主、第三方为辅，在253篇医患报道样本中以患方角度切入的有104篇占41.11%、第三方角度切入的有95篇占37.55%、医方角度切入的有54篇占21.34%。

此外，从笔者对报道医患方切入角度的编码赋值统计结果来看，《南方周末》医患关系报道切入角度的编码得分从2010年开始直线上升，从2010年“-8分”明显地增加到2014年的“4分”，而《钱江晚报》医患关系报道切入角度的编码得分一直波动不稳定并且全都在0分以下。

然而，切入角度并不能直接决定新闻报道的客观程度，切入角度这一框架元素的不同意味着记者撰写报道的方式不同。《南方周末》作为我国严肃报刊的代表，讲究新闻专业主义，以第三方角度切入为主更符合新闻专业主义原则。而《钱江晚报》是都市类报刊，以患方角度切入为主则能够拉近与市民读者之间的距离，吸引读者阅读的兴趣，符合其报刊的性质和定位。

（2）立场倾向

据笔者统计，总体上，《南方周末》2005—2014年期间的147篇医患关系报道的立场倾向一直以负面为主、中立报道其次、正面报道再次之，负面报道在其样本总量中占据绝对的数量优势。而《钱江晚报》2006—2014年期间253篇医患关系报道样本的立场倾向以中立为主、正面为辅，负面次之。

《南方周末》以2010年为转折点，其医患关系报道负面倾向达到最高值，之后2011年起至2014年，负面倾向报道的数量开始减少，三种倾向的报道数量越来越倾向于均衡。而《钱江晚报》医患关系报道的立场倾向从2010年起中立倾向越来越多，负面倾向反而越来越少。

单从立场倾向这一框架元素而言，《南方周末》以大量的负面医患关系报道为主的主要原因是其新闻报道的最主要体裁是调查报道，而调查报道需要去挖掘一些负面的新闻事件。但是长期而言，鉴于其报纸在全国乃至世界的影响力，大量的负面报道不利于医方的形象，不利于缓和我国紧张的医患关系。然而，《钱江晚报》的医患关系报道又过于正面，同样不符合中立客观的原则。

因此，《南方周末》与《钱江晚报》医患关系报道的立场倾向均未达到中立客观标准，一个过于负面，一个过于正面。事实上，作为新闻媒体在撰写医患关系报道这样涉及公众利益的新闻报道时，应当遵循新闻专业主义原则，多以第三方视角公正客观地进行报道。

3. 体裁篇幅比较

（1）报道体裁

《南方周末》医患关系报道的体裁以调查报道和评论为主，在147篇样本总量中有43.54%是调查报道（64篇）、有15.65%是评论（23篇）、有 15.65% 是新闻特写（23 篇）。《钱江晚报》医患关系报道的体裁以通讯和消息为主，在 253 篇医患关系报道样本中有 52.17% 是通讯报道（132 篇）、有 18.58% 是消息报道（47 篇）。

除了通讯、评论、专题、访谈、调查报道、新闻特写这些传统的报道体裁，《南方周末》和《钱江晚报》医患关系报道都拥有自己特色的报道文体。例如，上文所提到的《钱江晚报》采用服务受众型框架的来电实录报道，并且《南方周末》也刊登过患者日记和作家六六潜伏医院的观察报道。

然而，同样以 2010 年为转折点，从 2011 年开始《南方周末》医患关系报道的体裁呈现多样化的趋势，而《钱江晚报》医患关系报道的体裁却呈现出单一化的趋势。《南方周末》医患关系报道中的调查报道和评论仍旧是主流体裁，但是新闻特写、访谈、专题、观察报道、自述等文体也日益出现。《钱江晚报》医患关系报道仍旧以通讯和消息为主流体裁，自述、新闻特写、来电实录的报道数量却在逐渐减少甚至消失，而通讯、消息、调查报道这些传统主流体裁的报道数量有所增加。

（2）报道篇幅

《南方周末》医患关系报道样本的平均字数是 3164 字，其大部分报道的字数集中在“4000—5000 字”区间（占报道总量的 23.13%）和“1000—2000 字”区间（占报道总量的 23.13%）。《钱江晚报》医患关系报道的平均字数是 993 字，绝大部分报道的字数都是 1000 字以下，在 253 篇样本总量中有 141 篇是 1000 字以下（占报道总数的 55.73%），还有 100 篇报道在“1000—2000 字”区间内（占报道总数的 39.53%）。

因此，《南方周末》医患关系报道的篇幅字数远比《钱江晚报》的要多，前者报道的平均字数是后者的三倍之多。当然，造成此种篇幅字数差距与报刊新闻报道的主要体裁相关。如上文已经提到，《南方周末》医患关系报道的主流体裁是调查报道，调查报道通常篇幅都比较长、字数比较多，而《钱江晚报》医患关系报道的主流体裁是消息和通讯，消息是最简单、篇幅最短的新闻，通讯虽然也有长篇通讯，但是作为都市类报刊的《钱江晚报》长篇通讯并不多。

两报报道平均字数如此悬殊的另一个重要原因是，《南方周末》版面是对开，即俗称的“大报”，而《钱江晚报》版面是4开，即俗称的“小报”，两报版面大小相差一半，出于版面容量和美观的要求，《南方周末》自然长稿比《钱江晚报》要多。

4. 消息来源比较

笔者运用SPSS软件对《南方周末》和《钱江晚报》医患关系报道的消息来源编码得分进行描述性统计分析，统计结果详见附录3“2005—2014年《南方周末》医患关系报道的消息来源编码得分情况”和附录4“2006—2014年《钱江晚报》医患关系报道的消息来源编码得分情况”。

《南方周末》医患关系报道的消息来源编码得分的众数是2，中数是3，平均值是2.667，最小值是1，最大值是5，图2-33是其频率直方图。《钱江晚报》医患关系报道的消息来源编码得分的众数为2，中数是2，平均值为1.97，最小值是1，最大值是4，图2-34是其统计结果的频率直方图。

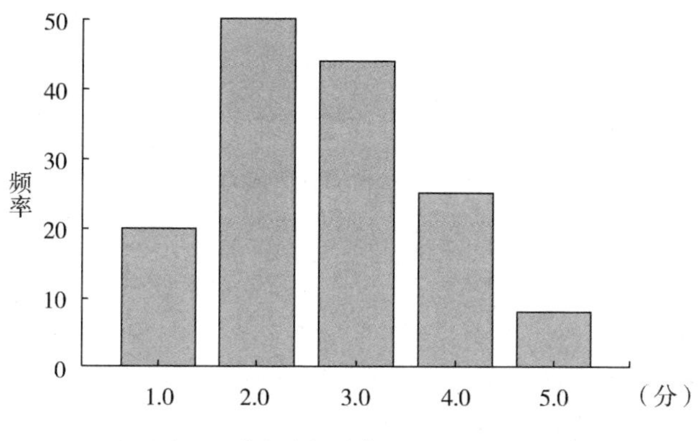

图2-33 《南方周末》消息来源编码得分

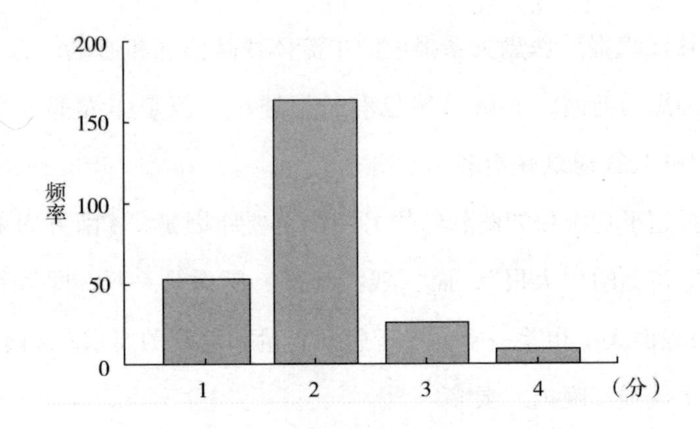

图 2－34 《钱江晚报》消息来源编码得分

由此可见，《南方周末》医患关系报道大部分采用两种到三种的消息来源，而《钱江晚报》的医患关系报道大部分采用两种消息来源，其次是一种消息来源，比《南方周末》的消息来源单一。此外，《南方周末》部分医患关系报道具有五种以上消息来源，而《钱江晚报》没有五种以上消息来源的医患关系报道，消息来源报道最多的只有二种来源，而且四种消息来源的报道数量极少。

因此，框架元素消息来源方面，《南方周末》的医患关系报道更为多样化，比《钱江晚报》更严谨、公正、客观。

5. 配图比较

2005—2014 年期间，《南方周末》医患关系报道中配图报道的数量明显增加（见本章图 2－13 和图 2－14），特别是 2010—2014 年五年配图报道数量有 67 篇，而 2005—2009 年五年期间配图报道数量只有 15 篇，近期五年配图报道的数量是过去五年的四倍多。然而，《钱江晚报》配图报道的数量一直持续波动（见本章图 2－30 和图 2－31），且近几年有减少的趋势。

配图内容和形式方面，《钱江晚报》医患关系报道的配图比较单一，通常都是与新闻人物有关的照片，而《南方周末》医患关系报道的配图形式则更为多样，不仅有新闻人物或新闻事件相关的照片，还有新闻评论相关的漫画以及电脑软件绘制的流程图、说明图等。

因此，就配图这一框架元素而言，严肃报刊《南方周末》医患关系报道胜过了都市类报刊《钱江晚报》，不仅配图数量多，而且配图形式多样。

（二）框架类型的优缺点

《南方周末》医患关系报道的框架类型有质疑揭露型框架、评议评说型框架、人情人物型框架和答疑解惑型框架四种，大部分报道采用质疑揭露型框架和评议评说型框架。《钱江晚报》医患关系报道的框架类型有服务受众型框架、案例科普型框架、人情人物型框架和评议评说型框架四种，大部分报道采用的是案例科普型框架和人情人物型框架。

1. 框架优点

《南方周末》医患关系报道框架通常篇幅较长，平均字数在3100个字左右，且配图形式多样，因而报道较为详细和深入，其消息来源多样从而更为严谨可信。

经过笔者总结，其报道框架大致可以归纳为以下几个优点：

①报道文章总体上篇幅比较长，大部分报道采用质疑揭露型框架深入挖掘新闻事件背后影响医患关系的深层次因素，内容细致详尽；

②评议评说型框架的报道形式多样，除了媒体评论员的评论，还有医方自述、患方自述，此外还有法学、社会学、医学等专家的评论以及普通读者的评论等，整个有关医患关系的评议评说型报道听取了更广泛、更全面的声音和意见；

③不同框架类型之间灵活结合，尤其是答疑解惑型框架常与其他类型的框架相结合，使得报道形式更多样，内容更丰富；

④报道配图质量较高，形式多样，有与新闻人物相关的特写照片，有新闻现场的抓拍照片，也有与新闻事件相关的漫画，还有电脑软件绘制的解释说明图等。

《钱江晚报》医患关系报道框架通常篇幅较短，平均字数在1000字以下，体裁以通讯和消息为主，普遍以患方和第三方的角度切入，中立和正面倾向的报道最多，负面报道的数量很少。其报道框架的优点有：

①70%以上的医患关系报道采用了案例科普型框架，媒体以第三方中立的角度报道患方求医问药的新闻事件，医患双方的话语权比较均衡，医方既帮助患方治疗疾病，又帮助读者科普相关医学知识，扮演了帮助者的角色，报道呈现了较为融洽的医患关系；

②中立倾向的报道占主要地位，《钱江晚报》作为都市类报刊媒体起到了医患方"桥梁"的作用，尤其是在服务受众型框架的报道以该报作为平台，邀请医学专家帮助患者解决问题；

③报道体裁以通讯和消息为主，短小精悍，通俗易懂，适合广大市民阅读，其设置的民生专栏也更具有贴近性。

2. 框架缺点

《南方周末》医患关系报道框架也存在一些缺点：

①四种类型框架的报道并不均衡，质疑揭露型框架在《南方周末》医患关系报道中占主体地位，从而使得整体报道框架过度倾向于"揭黑"和负面；

②医患关系报道的高频词汇中含有形容词，其形容词的使用未能谨慎小心；

③人情人物型框架的报道中对于名医的新闻特写，往往塑造出"完美无缺的英雄"形象，反而会使得受众面对现实中的医生时形成落差，同时也给现实生活中的医方带来心理压力。

《钱江晚报》医患关系报道框架也有缺点：

①评议评说型框架的报道数量较少，并且针对同一新闻事件，并未把不同"声音"一同呈现给受众，往往只是"一家之言"；

②整体上《钱江晚报》医患关系报道的篇幅较短，报道角度单一，且

配图形式单一，70%以上采用案例科普型框架，虽然简单易懂，但是对于某些重大的医患事件的报道不够深入；

③正面倾向和负面倾向的报道比例不均衡，虽然整体上以中立倾向为主，但是正面倾向和负面倾向的报道比例不均衡；

④报道的高频词中存在形容词，有些报道中媒体介入新闻事件过深，特别是采用人情人物型框架的报道显得过于煽情；

⑤报道的消息来源过于单一，采用单方面消息来源的报道数量不在少数，大部分报道只采用了医方和患方两方面的信源，采用四种以上信源的报道数量十分稀缺（笔者在编码统计时将报道消息来源划分为五种，医方、患方、政府、专家和其他）。

（三）框架类型的异同点

作为严肃报刊代表的《南方周末》和都市类报刊代表的《钱江晚报》，虽然同样都是我国影响力巨大的报纸媒体，但是对于医患关系的报道也各自拥有优势和劣势，既具有相同之处，也存在不同之处。

1. 相同点

（1）《南方周末》和《钱江晚报》医患关系报道有两种共同的框架类型，即人情人物型框架和评议评说型框架，其中人情人物型框架又细分为医方和患方两种，评议评说型框架的报道一般为评论或自述，媒体人、医方、患方、专家、读者等。

（2）两种报刊医患关系报道的高频词汇中都含有形容词，每年样本报道排名前50的高频词汇都由名词、动词、形容词构成，其中绝大部分是占80%以上的名词，其次为动词，最后是形容词。

（3）二者的医患关系报道都有一些传统的报道体裁，例如通讯、专题报道、调查报道、新闻特写、评论。

（4）二者的医患关系报道中都含有配图的报道，图片是报道框架不可缺少的一部分。

2. 不同点

（1）虽然《南方周末》医患关系报道中形容词的比例在近几年缓慢波动上升，《钱江晚报》医患关系报道中形容词的比例有所下降，但是《南方周末》医患关系报道中形容词的比例仍远低于《钱江晚报》，前者形容词比例的最高值都小于后者形容词比例的最低值。

（2）《南方周末》医患关系报道的切入角度以第三方为主，医方、患方、第三方角度切入在近几年变得越来越平衡，而《钱江晚报》的报道以患方为主。《南方周末》报道的立场倾向负面为主，远远超过中立和正面倾向的报道数量，而《钱江晚报》的报道以中立和正面为主，负面报道数量极少。

（3）调查报道是《南方周末》医患关系报道最主要的新闻体裁，其次是评论，这两种体裁的报道占据《南方周末》样本总量的75%以上；《钱江晚报》医患关系报道最主要的体裁是通讯，其次是消息，这两种体裁的报道占据《钱江晚报》样本总量的70%以上。《南方周末》医患关系报道体裁2010—2014年呈现多样化的趋势，而《钱江晚报》的报道体裁2010—2014年呈现出集中化趋势，越来越集中于通讯、消息、评论、调查报道。报道体裁往往和篇幅字数有关，《南方周末》医患关系报道的字数普遍在3000字左右，而《钱江晚报》医患关系报道的字数普遍在1000字左右。

（4）《南方周末》医患关系报道的消息来源普遍在三种以上，有些调查报道甚至拥有五种以上的消息来源，而《钱江晚报》大部分报道的消息来源只有一种或两种，只有很少的报道具有四种消息来源。

（5）《南方周末》医患关系报道的配图有丰富的种类和多样的形式，并且近几年呈现出多样化的趋势，有新闻人物的特写照片、新闻事件的现场抓拍，还有与新闻事件相关的手绘漫画，以及电脑软件制作的说明解释图、流程图等。而《钱江晚报》医患关系报道的配图种类和形式较为单一，大部分配图都与新闻人物相关，且这类照片多为摆拍，其配图形式甚至在2010年后开始越来越单一化。

（6）质疑揭露型框架是《南方周末》医患关系报道的最主要框架类型，而《钱江晚报》医患关系报道的最主要框架类型是案例科普型框架。

（7）虽然两报同样都有评议评说型框架，但是《南方周末》医患关系报道对于此框架的综合运用和灵活程度要胜过《钱江晚报》，《南方周末》的医患关系报道不同类型的框架相互结合，包容性大。

（四）框架类型的变化趋势

1. 良性变化趋势

《南方周末》采用人情人物型框架的报道数量开始增加，不同类型的框架互相结合的趋势越来越明显。报道的切入角度越来越平衡、负面报道的数量日有所减，正面、负面、中立三种立场倾向的报道日益均衡。配图报道的数量和比例上升，配图内容和形式多样化。报道体裁呈现多样化的趋势，不再是过去的评论和调查报道独霸局面，还会有医方和患方人物特写、新闻事件的特稿、观察报道、医患方或业外人士自述等。

《钱江晚报》医患关系报道采用案例科普型框架的报道仍是主流，意味着其报道中立倾向仍占主要地位。报道中形容词的比例有所下降，正面和中立倾向的报道日益增多，报道的消息来源从过去的单一化向多样化转变。

2. 恶性变化趋势

2010年后，《南方周末》医患关系报道的形容词比例略微上升，高频词汇中形容词数量未能减少。报道的消息来源种类略微下降，2010年后五年间消息来源的种类平均值比过去五年要低。

《钱江晚报》医患关系报道的变化也以2010年为时间节点，2011—2014年期间其报道体裁呈现集中化趋势，配图数量减少的同时呈现出单一化趋势。

六　医患关系报道框架讨论

（一）医患关系报道框架的问题与缺陷

媒体呈现的医患关系报道是影响我国医患关系的重要因素之一，偏激的医患关系报道会损害医护人员在患方心中的形象，造成患方对医方的不信任，单一地把医患矛盾转变成医方和患方利益的对立，很容易激化医患矛盾，造成恶劣的社会影响，每年日益增加的伤医杀医事件就是血淋淋的例子。

从笔者设定的框架元素考量《南方周末》十年间医患关系报道样本，作为严肃报刊代表的《南方周末》的医患关系报道框架仍存在以下问题和缺陷。

1. 框架元素的失衡

（1）形容词使用比例失调，在医患关系报道的高频词汇中形容词占有一席之地，影响了报道的客观程度。无论是严肃报刊《南方周末》还是都市类报刊《钱江晚报》，其医患关系报道排名前 50 的高频词中都含有形容词，尤其是《钱江晚报》形容词比例更高，其报道中含有大量主观煽情的形容词例如“痛苦”“惨”“惊悚”“紧张”“开心”“焦虑”等，甚至直接出现在报道标题中，此外其高频词汇中还有类似于“很多”这样表述不精确的形容词，皆对报道的公正客观造成了负面影响。

（2）存在单方消息来源的报道，其数量不容忽视，并且消息来源倾向于偏信患方。《南方周末》的医患关系报道有出现单方消息来源的报道，消息来源对于新闻的客观性来说至关重要，采用单方消息来源而构成报道，例如通篇采用患方的消息来源，即使报道中有患者当事人、患者父母、患者儿女等多个信源，但都属于患方这一种消息来源，会使报道偏向于患方立场，而造成医方的话语权缺失，损害报道的客观性和公正性。

（3）正面报道和负面报道在数量上的不平衡，追求深度调查报道的严肃报刊有大量负面医患关系报道，吸引普通市民的都市类报刊则是大量非负面煽情报道。

2. 主导框架的单一

无论是哪一种报刊媒体，其医患关系报道都有占主导地位的框架类型。《南方周末》医患关系报道的主导框架类型是质疑揭露型框架，则其大量报道都是深度调查报道，反映负面的医疗内幕，容易形成不利于医方的舆论导向。

3. 质疑揭露型框架的心理预判

质疑揭露型框架的报道往往适用于篇幅较长、字数3000字以上的深度调查报道，这一框架类型是《南方周末》医患关系报道的主导框架，也是我国诸多其他媒体医患关系调查报道的主导框架。采用质疑揭露型框架的报道，记者在撰写新闻稿之前往往会带着心理预判，认为患方由于专业知识的缺乏、疾病的缠身而处于医患关系中的弱势地位，容易带着“这起事件后面是不是有什么医方内幕”的想法，从而去采访医方、“挖掘真相”，甚至由于“举证责任倒置原则”[①] 的影响在采访时先判定医方“有罪”，然后要求医方“自证无罪”。

4. 评议评说型框架的比例失调

评议评说型框架不仅是《南方周末》医患关系报道所具有的框架类型，更是我国媒体医患关系报道普遍会采用的框架类型之一。然而每家报纸采用评议评说型框架的医患关系报道几乎都没有做到不同观点、不同立

① 举证责任倒置原则指基于法律规定，将通常情形下本应由提出主张的一方当事人（一般是原告）就某种事由不负担举证责任，而由他方当事人（一般是被告）就某种事实存在或不存在承担举证责任，如果该方当事人不能就此举证证明，则推定原告的事实主张成立的一种举证责任分配制度。

场报道在数量上、版面上的平衡。最普遍的情况是报纸刊载一个篇幅较长的医患纠纷新闻事件的通讯报道或调查报道，占据2/3以上的版面，而其余地方搭配刊载一篇或两篇评议评说型框架的报道，如此方式容易引发一边倒的舆论导向，甚至把医患纠纷简单化、单一化成医方和患方的矛盾问题，会进一步激化矛盾。

5. 人情人物型框架的夸张煽情

人情人物型框架是医患关系报道中最常见和最普遍的新闻人物报道框架类型，尤其是医生或患者的人物特稿最常采用此框架。然而采用此框架的人物特稿的报道用故事化的手法进行叙述，用词煽情化、内容夸张化。医方人物特稿中医方的形象高大完美，“神刀手”或“神医”等标签词汇贴在医方身上，甚至出现在标题中，不仅可以治愈许多医生无法治愈的疾病，还会自掏腰包为病人垫付医药费，甚至定时免费救助穷苦的病人。患方人物特稿中患方的形象要么悲苦不堪、饱受罕见疾病和穷苦生活的双重折磨，要么是医疗过程的“受害者”和“牺牲品”。此类报道为了吸引读者注意力和阅读兴趣，而刻意地过度追求报道的故事化，语言和内容太过于夸张和煽情。

综上所述，以上种种框架问题和缺陷可以概括为一个核心词——“失衡”：框架元素中形容词使用的比例失衡、消息来源的种类失衡、立场倾向的比例失衡，框架类型中主导框架和其他类型框架的比例失衡、质疑揭露型框架的记者心理失衡、评议评说型框架的数量和版面失衡、人情人物型框架的语言和内容失衡。这些“失衡”导致了整个医患关系报道框架的不合理。

医患关系报道框架的不合理会演变成有违新闻道德伦理的“媒介审判”，即媒体超越司法机关和司法程序对报道对象进行预先定罪。例如《南方周末》2011年3月24日的调查报道《非法器官移植，医院该当何罪》，此类医患关系报道用激烈鲜明的言辞给医方预先定罪，通过新闻报道引发受众声讨医方的舆论导向。如此方式已经带来了一系列恶果，“缝肛门事件”“八毛钱事件”等均是媒体借助医患关系报道，对医方预先定罪并一味偏向患方而导致报道失实，给相关医护人员造成了极大的身心伤害，却在多年后被证明是假新闻。

因此，不合理的医患关系报道框架会导致报道失实，而不实报道不仅会损害我国的医患关系，还会激化医患矛盾，造成一系列恶劣的医患冲突事件，严重影响社会的和谐安定。

（二）合理的医患关系报道框架的特征与原则

既然我国媒体医患关系报道的现有框架存在问题和缺陷，那么什么是合理的医患关系报道框架？笔者根据前文的报道框架分析，总结出合理的医患关系报道框架主要有三个特征：平衡、客观和中立。

1. 平衡：首要特征

平衡是合理医患关系报道框架的首要特征，也是建构合理的医患关系报道框架的首要原则，报道的平衡是客观和中立的基础。医患关系报道的平衡分为各个框架元素的平衡以及不同框架类型的平衡。框架元素的平衡具体表现为：高频词中杜绝出现形容词、形容词占总词汇的比例越低越好；正面报道和负面报道的数量平衡；消息来源的种类至少要三种以上；配图内容医方和患方人物的平衡。框架类型的平衡具体表现为：主导框架和其他框架的报道数量的平衡；质疑揭露型框架的报道要警惕患方弱势思维，杜绝对医方的有罪推定；人情人物型框架的报道语言理性；评议评说型框架的报道多种观点均衡。

2. 客观：重要特征

客观是合理医患关系报道的重要特征之一，也是新闻报道应该遵循的重要原则。医患关系关乎每个公民的切身利益，医患关系报道更要以公共利益为前提，报道角度以第三方切入，持中立的立场倾向，遵循公正客观的原则，传播真实、公正、客观的医患新闻事件。

3. 中立：重要原则

中立是合理医患关系报道的另一个重要特征，也是建构合理的医患关系报道框架的重要原则之一。中立不仅指微观层面医患关系报道内容的立场倾向，还指中观层面采编人员在建构报道框架和撰写报道内容之前的操作原则，更指宏观层面刊载报道的媒体单位对于医患纠纷事件的态度。

（三）建构合理的医患关系报道框架的具体措施

笔者从宏观的监督机制层面、中观的人员团队层面以及微观的态度心理和实践操作层面深入探讨媒体建构合理的医患关系报道框架的具体措施。

1. 宏观层面：建立健全的监督机制

当前互联网时代，传统媒体受到新媒体的巨大挑战，媒体之间的竞争达到白热化程度，为了争夺受众，抢夺头条，媒体人员想尽办法制造轰动爆炸性的新闻，不断揭露医疗内幕，问责医疗制度。在这样的新闻生产环境下，催生出一系列失实报道，刻意地“妖魔化”医护人员，使医患矛盾激烈。

因此，要建立合理的医患关系报道框架，首先要为事关公民利益的医患关系报道建立良性的监督环境，以监督机制刺激生产机制。笔者认为应当建立健全的三重监督机制，即媒体单位内部监督、媒体行业内部监督和媒体行业外部监督。媒体单位内部监督是指对于医患关系报道，从记者到编辑到主编，要层层把关，做到理性严谨、公正客观。媒体行业内部监督是指同行业媒体之间要理性对待、慎重转载其他媒体的医患关系报道，互相监督，一旦发现失实报道应当及时矫正。媒体行业外部监督是指成立专门的医学专家协会，邀请生命科学领域的专家定期审阅影响力大的主流媒体的医患关系报道，对于报道中涉及的专业领域知识进行解释和纠正，并有权利要求媒体单位对于该报道进行再次挖掘和矫正报道。

2. 中观层面：设立专业的人员团队

医学是一门专业性很强的学科领域，其专业壁垒很难由外行人打破，无论是患方，还是媒体从业人员、法律工作者、政府管理者等，都和医方存在着难以打破的医学专业领域的信息差距。医患关系报道事关生命科学领域的专业知识，很多国外媒体单位如《纽约时报》《华盛顿邮报》都要求从事医疗卫生领域报道的采编人员具有医学、生物学等相关学科领域的教育背景。因此，最理想的从事医患关系报道的采编人员是医学、生物学等学科专业的人。

然而，这只是一种理想状态，现实社会中，医学相关学科毕业的人弃医从文是十分稀少的，媒体单位也很难招聘到此类人员。因此，比较现实并且具有可操作性的解决办法是，媒体单位设立专门的采编团队负责医疗医患领域的新闻，每篇报道至少由两位医学常识素养较高的记者完成，在报道医患纠纷事件时，邀请医学专家、法学专家、社会学专家等多方专家学者介入，听取多种专业领域专家的看法和意见。

因此，最理想的状态是媒体单位任用医学相关专业的记者。

3. 微观层面

（1）保持正确的心理态度

新媒体时代，媒体内部竞争激烈，一些媒体人为了追求时效、追求经济利益，为了博得受众注意力，而极力夸大矛盾冲突，运用主观色彩浓烈的语言报道医患纠纷事件，甚至有些无良媒体最初目的不纯，而炮制出一些医患假新闻，“产妇缝肛门事件”“八毛钱事件”“茶水发炎事件”等，造成了恶劣的社会影响。因此，在进行医患关系报道时，媒体从业人员必须谨记上述平衡、客观、中立三大原则。同时，媒体人应当具有高度的社会责任感，这并不意味着一味地质疑和揭露丑恶现象、撰写负面调查报道，而是应该以公共利益为前提，顾全大局，做到公正、客观、真实。一旦媒体的态度发生偏差，就很容易在报道某个医患纠纷事件中摇摆不定，以讹传讹。

（2）实行理性的实践操作

笔者以为，在框架元素方面，需要做到以下几条：①谨慎使用形容词、尽量减少形容词的使用，杜绝高频词中出现形容词，报道语言要理性客观，避免感情色彩强烈的语句；②每篇医患关系报道的消息来源必须在三种以上，除了医方和患方两个消息来源，还要有第三方消息来源，并且深度调查报道的消息来源一般要在20个以上，消息来源的个数和种类越多越好，避免把医患纠纷事件简单化成医方和患方的矛盾问题；③增加报道深度，遇到医患纠纷事件而没有官方定论时，多使用深度调查报道或长篇通讯体裁进行报道；④在刊载针对某个医患事件的评论时，应该同时刊载多方不同观点立场的评论，做到观点和版面上的平衡；⑤负面和正面倾向的医患关系报道在数量和比例上要均衡；⑥配图内容要既有患方又有医方，配图形式要多样化，避免单调的人物摆拍。

而在框架类型方面，具体做到以下几条：①多使用答疑解惑型框架，做有深度的解释性报道，媒体扮演好医患双方沟通桥梁的角色，帮助患方解决问题，促进医患双方沟通，调和医患矛盾；②媒体的医患关系报道避免采用单一的框架类型，做到不同类型框架的平衡，亦可以采用多种框架类型相结合的医患关系报道；③采用质疑揭露型框架时，要避免心理预判，杜绝“患方是弱势”或“医方有罪推定”的心理；④采用评议评说型框架时，最好把对立观点或多种不同观点在媒体平台用同等版面呈现给受众；⑤采用人情人物型框架时，既不能站在道德高地塑造完美的医方形象，也不能滥用煽情语言夸大患方的苦难。

七　小结

无论是严肃刊物代表的《南方周末》，还是都市类报刊代表的《钱江晚报》，二者的医患关系报道框架都有其固有的特征、变化趋势以及优缺点。《南方周末》医患关系报道以负面调查报道为主，《钱江晚报》以非负面的消息通讯为主，前者的消息来源以及配图内容形式比后者更加多样化，形容词使用的比例也较之后者更低，但是二者报道的高频词汇中皆存在形容词，并且都会有单一消息来源的医患关系报道出现。《南方周末》医患关系报道的框架类型以质疑揭露型框架为主导，其次是评议评说型框架，还有人情人物型框架和答疑解惑型框架。《钱江晚报》医患关系报道的框架类型以案例科普型框架为主导，其次是人情人物型框架、服务受众型框架、答疑解惑型框架。

此外，笔者发现这两种报刊的医患关系报道框架元素变化以及框架特征变化，都以2010年为转折点，在2010年之前的时期与2010年之后的时期，二者医患关系报道都呈现出不同的特点，并且其变化趋势优劣均有。而有关如何建构合理的医患关系报道框架，总体而言，合理的医患关系报道框架呈现出三大基本特征：平衡、客观和中立，因此要建构合理的医患关系报道框架首先应遵守此三大原则。

我们需要注意的是，《南方周末》素来以做还原真相逼近真实为准则的深度报道见长，这也是其采用框架叙事的最主要动力。Wright C. Mills（1995）指出“个人健康问题”就是“公共问题”，近年来，医患冲突事件明显增加，媒体不可避免地成为这个问题的共谋者。《南方周末》在近年来的新闻实践中注重改变单一的报道框架，更多地采用答疑解惑型框架，一定意义上加强了健康知识传播的力度，且为改善医患关系紧张的社会环境起到了舆论疏导作用。但是，其逐渐增多的人情人物型框架报道中对于名医的新闻特写，常常塑造出“完美无缺的英雄”形象，又使得受众面对现实中的医生形成落差，同时也给现实生活中的医方带来心理压力。

“框中世界”所产生的迷惑性，是一个值得关注和警醒的问题。

第二节 新闻的框架

关注医生群体的现状，是我国医疗体制改革的重要内容之一，同时也是新闻媒体重要的社会职责之一。据 2016 年 10 月的一项调查显示，有 50% 的医生认为当前的医患关系“非常和比较不和谐”，有 73% 的医生认为医患关系相比以往“日益恶化”。有 77% 的医生在工作中被患者骂过，其中有超过 20% 的医生被骂超过五次。医患关系的日益紧张，其中还有一个原因就是大众媒介作为社会生活中不可或缺的重要组成部分也在不断地推波助澜。它在向受众提供有关医疗卫生事业相关信息的同时，又向受众传递了有关医生问题的议题建构，从而对受众的认知、态度及行为方式产生深刻的影响。[①]

有关大众媒介之于医患关系和医生形象的影响，在媒介形态上大多数研究均以报纸为主。汪元元在《从转型期医生媒介形象看我国都市报报道》中指出，不同定位的媒体报道中所呈现的医生媒介形象定位与其核心受众密切相关。党报的受众以事业单位、行政机关的公务员为主体，他们对多年来医疗改革导致的变化并没有切身感受，因此，他们更认同医生精英化、权威化的形象定位。而都市报所打造的医生媒介形象则更接近于民间认同。都市报的核心受众是广大市民，是一个对医疗改革之痛有切身体会的群体。因此，他们对医生形象的认同要复杂得多。蒋炜宁在《构建和谐医患关系的媒体责任担当》中认为，媒体应该是“理性反映者、积极建

① 李楠：《网络新闻中医生媒介形象研究——以 2011 年、2012 年为例》，硕士学位论文，南京大学，2013 年。

设者、组织沟通者”。此外，比较有代表性的研究是刘岱淞的《主流媒体对医生形象的建构研究——以〈人民日报〉为例》，研究发现，不同时期医生形象的建构映射出当时国家与社会对医生行为的期望，即国家与社会对医生群体的行为期望以媒体建构的医生形象展示出来，意图将医生“召唤”成为期望的行为主体。因此，笔者也始终着眼于各类“报纸”的医患冲突报道中框架结构的体现。鉴于前一节我们主要分析的是《南方周末》《钱江晚报》等具有代表性的商业类都市报，为了研究呈现的全面性与多样化，本节我们选取了《人民日报》和《新京报》两家主流媒体有关近些年引起社会广泛关注的医患冲突事件的相关报道进行分析研究。我们试图通过进一步的研究，就如何改进现有的医患关系报道提出一些探讨与策略，希望有助于良好医生形象的构建，同时也有利于社会的和谐与稳定。

一　媒介框架与媒介形象

我们前文对框架理论进行了梳理，其大致包含三个核心概念：框架、框架化和框架效果，具体指涉三个研究方向：媒介内容、新闻生产和媒介效果。[①] 具体来说，媒介内容研究的是新闻报道采用的框架是什么，即哈罗德·拉斯韦尔（Harold Dwight Lasswell）在《传播在社会中的结构与功能》（1948）一文中提出的“what”；新闻生产研究的框架是怎样被建构的，即“how”；媒介效果则是从受众的角度分析新闻框架对受众产生的影响，即“what effect”。在研究方法层面，一般采用质化的文本分析和量化的“框架列表”方法。早期的框架分析一般都采用文本分析，后来学者坦

---

① 向倩芸：《从框架分析视角探析我国医患冲突的媒体呈现——以“温岭杀医案”为例》，《新世界》2014 年第 4 期。

卡特（Tankard）认为文本分析带有很强的主观性，所以和同伴共同提出了“框架列表”的方法，并提供了十个指标来衡量：新闻标题（主标题和副标题)、新闻图片、图片说明、新闻导语、消息来源、引语的选择、引语的强调、文章所属的系列、数据和图表、文章的结论。[①] 本节内容也将据此方法进行相关的类目建构与框架分析。

根据学者瑞兹（Reese）的观点，框架的定义可以分为三类：第一类定义侧重新闻框架的效果；第二类定义把框架看成积极的意义生产过程；第三类定义认为框架不仅是意义的生产，也是一种有规律的筛选手段，人们在建构某些观点态度时会遵循一定的规律，从而达到一个特定意义的范畴。久而久之，人们会习惯于固定将某一框架视为理解某一事物的一种特定的认知框架，用这个特定的框架来理解和解释某一事物，能够使某些看似毫无关联的事物形成一个固定的框架。[②] 在有关医患关系的报道中，如此一种认知框架的限定，容易将受众心中有关医生的媒介形象固化，甚至产生一定的偏差。

此外，麦库姆斯（McCombs）认为，框架分析就是议程设置的一种延伸。他在考虑媒介和公众双方议程的基础上，又提出了扩展和补充议程设置的另一个理论，即属性议程设置。该研究发现，同一议题、同一事件、同一事物存在诸多区别于其他议题、事件、事物的特征，当其中一些特征被强调、被突出，那么这些被强调、被突出的特征，其被记住、被讨论的概率就会越大。其研究结果也表明，当新闻媒介报道一个客体时或者当人们谈论和思考一个客体时，该客体的一些属性被突出强调，而另一些属性则被一带而过或者被忽视，被突出强调的属性议程会影响到我们对该客体的理解。[③] 以

---

① 孙彩芹：《框架理论发展35年文献综述——兼述内地框架理论发展11年的问题和建议》，《国际新闻界》2010年第9期。

② 孙慧：《从框架理论探究属性议程设置理论》，《艺术科技》2017年第30卷第7期。

③ 孙彩芹：《框架理论发展35年文献综述——兼述内地框架理论发展11年的问题和建议》，《国际新闻界》2010年第9期。

早期的医患报道为例，媒体在采访和报道过程中单一地站在患者角度，对部分医生的不良行为进行披露，个体的劣迹被放大为整个医务工作群体的共性，从而形成“刻板印象”，忽略了医务人员救死扶伤、治病救人的一面。进而有学者表示，“刻板印象”（固定的成见）作为现实环境和媒介建构的虚拟环境之间的中介物，往往是媒介对某一人物或群体进行形象建构的结果。

当今社会，大众媒介建构的媒介形象不仅为我们提供了感知的要素，也交织构成了我们认知社会所依据的“真实”。[①] 我们以为，媒介框架能够直接影响被报道对象的媒介形象。媒介形象是指媒介在社会交往过程中形成的能够吸引注意力的品相，是受众对媒介组织的印象集合。[②] 而在现代传播学中，媒介形象基本上被看作一种文本形式，通常是由媒介的报道文本、报道倾向、报道风格等因素所建构。

斯图亚特·霍尔（Stuart Hall）认为现代文化媒介的首要文化功能是“提供并选择性地建构社会知识、社会影像，从而透过这些知识与影像使我们对于曾经生活过的实体产生认知”。[③] 一方面，“形象”本身是作为一种介质存在的；另一方面，“形象”也是依附于媒介而存在的。暨南大学张晓莺表示，媒介形象不是客观世界在媒介中的简单呈现，它涉及传受双方的意义传递，体现了一种动态的建构过程。她认为，新闻框架之于媒介形象的建构须从两方面说起：一方面，媒介通过新闻框架的取景和叙述两层作用机制生产媒介形象，新闻框架是媒介形象建构的基础；另一方面，受众则通过激活或更新原有的认知框架，对媒介形象进行主动的意义建构，受众框架是感知媒介形象的主观工具。在新闻框架与受众框架的双重作用之下，媒

---

① 张晓莺：《论框架理论与媒介形象之建构》，硕士学位论文，暨南大学，2008 年。

② 茹倩倩：《我国医疗事故纠纷报道中的医生媒介形象研究》，硕士学位论文，陕西师范大学，2012 年。

③ 陈虹、高云微：《医患关系中的话语权重构》，《新闻与传播研究》2013 年第 20 卷第 11 期。

介形象才能完成意义的传递，这是一套完整的机制。[①]

通过比对各学者的研究结论，我们总结出了“媒介形象”这个概念所包含的六层含义：

（1）社会公众是媒介形象的评价者和感受者，这种评价是有一定标准的。

（2）媒介形象不是媒介主体的自然流露，而是经过媒介刻意塑造和追求的结果的反映。

（3）公众对媒介形象的认识是整体的、综合的，而不是局部的、个别的，是经过理性选择和思考的最终结果。

（4）媒介形象是从物质层面到精神层面展开的，由外在和内在的特征风格而构成。

（5）公众对媒介的形象不是凭空产生的，而是基于媒介的表现。

（6）公众对媒介形象的认识要从印象上升为信念并据此做出判断、评价。

二 《人民日报》与《新京报》医患报道的框架建构

（一）关于研究对象与时间的节选

在本书开篇部分，我们提到典型的十大医患冲突事件，这正是我们在此部分内容的研究过程中所筛选出来的。其相关的报道内容，能够体现两家主流媒体——《人民日报》和《新京报》有关医患关系的报道特征，也能代表其各自的框架特征被我们用以二者间的横剖比较研究。

本节所研究的两家媒体，属于跨媒体比较。虽然二者同属于北京地区的主流媒体，但它们分别代表不同的纸媒类型，二者之间有共性也有个

① 彭劲松：《当代中国利益关系分析》，人民出版社2007年版，第23页。

性。同时，纸媒的报道样本方便提取，有助于量化分析不同媒体对于同一事件的不同呈现方式。

《人民日报》（*People's Daily*）是中国共产党中央委员会机关报，是国家政治宣传的窗口，是一张权威、严肃的综合性日报。《人民日报》每周一至周五有24个版，周六和周日有8个版，节假日有4版。截至2015年6月，人民日报发行量超过300万份，是中国的第一大报纸，也是世界十大报纸之一，其覆盖面广，影响较大。

《新京报》（*The Beijing News*）由光明日报报业集团和南方日报报业集团合作兴办，是中国第一家得到国家有关部门正式批准的跨地区经营的综合性日报。《新京报》日均有88个版，每周五有112个版。是目前北京市场上版数最多的综合性大型日报，报纸内容分叠，层次清晰，接轨国际，是中国报业最有影响力、最有价值的品牌之一。

2009年3月17日，中共中央、国务院向社会公布《关于深化医药卫生体制改革的意见》（简称新医改），开始了我国医疗改革的新征程，社会各界均表示此次改革意义非凡。2011年是“十二五”规划的开局之年，政府提出要强制降低药价及诊疗价格，要求医疗机构以“零差价”销售基本药物，实施“药品零加成”，并推行政府主导下的“基层综合改革”，而2011年也是完成医药卫生体制五项重点改革（新医改）三年任务的攻坚之年，所以影响重大。此外，2011年9月2日，《新京报》由原来的光明日报报业集团主管变更为北京市主管主办，该情况也会对其报道方式产生影响。因此，以2011年后的5个年份作为一个时间段，我们抽取了2012—2016年这五年中，两家不同的媒体对于具有典型性的十大医患冲突事件的新闻报道来研究。前文我们对这些新闻事件有所提及，其分别是：

①2012年3月23日哈尔滨医科大学杀人事件

②2012年4月13日北京大学人民医院医师被刺事件

③2013年4月29日河北省馆陶县人民医院医生坠楼事件

④2013 年 10 月 25 日温岭市第一人民医院袭医事件

⑤2014 年 8 月 10 日湖南省湘潭县产妇死亡事件

⑥2016 年 1 月 11 日中科院大战北医三院事件

⑦2016 年 4 月 16 日魏则西事件

⑧2016 年 5 月 5 日广东省人民医院退休主任被砍事件

⑨2016 年 5 月 10 日重庆市石柱县中医院外科主任被砍事件

⑩2016 年 5 月 18 日湖南省邵东县人民医院医生被殴致死事件

(二) 研究问题与研究设计

1. 研究问题与假设

本节内容针对《人民日报》和《新京报》两份不同性质的报纸从 2012—2016 年中有关医患冲突的报道进行分析，主要提出以下问题及假设:

问题一:《人民日报》和《新京报》分别建构了怎样的报道框架?

问题二:《人民日报》和《新京报》分别是如何建构报道框架的?

问题三:《人民日报》和《新京报》分别通过这样的报道框架向社会建构了怎样的医生形象?

我们假设两大报纸对于医患冲突事件的报道存在明显的区别，其中《人民日报》更加致力于试图缓和社会中的矛盾冲突。

2. 研究设计

(1) 研究方法

此部分研究主要采用的方法是内容分析法。关于内容分析法的定义，最有代表性的是伯纳德·贝雷尔森（Bernard Berelson）所提出的“内容分析是客观地、系统地、定量地描述显性传播内容的一种研究方法”，他表示，该研究方法具有客观、方便、经济等优点。[1] 在此次研究中，其实质

① 彭增军:《媒介内容分析法》，中国人民大学出版社 2012 年版。

是对十次重大典型的医患冲突报道所含信息量及其变化的分析，即由表征的有意义的词句推断出准确意义的过程，通过对报道版面样态、文本内容等方面的调查统计来观察报道的倾向性。

具体来说，每个事件的分析均分为宏观框架分析和微观框架分析。宏观框架一般涉及医患矛盾冲突框架、事故责任归属框架、事件分析建议框架三种。微观框架则从以下几个角度来分析：

①标题情感表达的态度

②词类分析

③采访对象是否模糊化

④消息的来源是否准确可靠

⑤时间概念是否模糊化

⑥是否有对当时人进行有效的采访

⑦记者在报道中是否添加了主观猜测

⑧数据来源是否真实

⑨是否有意误导舆论

（2）类目建构

根据研究的需要和目的，本文在内容分析部分制定和建立的类目主要包括两个大的方面：形式与内容。具体来说包括以下几个方面（具体界定详见附录 7“编码说明”）：

形式：

①刊载版面

②篇幅大小：整版、1/2 版、1/4 版和 1/4 版以下

③报道体裁：消息、评论、深度报道、专访、图片新闻和其他

内容：

①标题

②刊载时间

③版面名称

④主题框架：事件经过及结果、事件评论及建议、事件深度调查和政策法律法规

⑤主要消息来源：医方、患方、专家、政府和其他

⑥报道倾向：正面、负面和中立

（3）编码表设计

媒体关于医患冲突事件的报道样本编码表
样本编号：
编码员：
基本信息：
A. 标题：
B. 刊载时间：
C. 刊载版面：
D. 版面名称：
E. 篇幅大小：1. 整版　2. 1/2 版　3. 1/4 版　4. 1/4 版以下
F. 报道体裁：1. 消息　2. 评论　3. 图片　4. 专访　5. 深度报道　6. 其他
G. 主要消息来源：1. 医方　2. 患方　3. 媒体　4. 专家　5. 政府　6. 其他
H. 主题框架：1. 事件经过及结果　2. 事件评论及建议　3. 事件深度调查
4. 政策法律法规
I. 报道倾向：1. 正面　2. 负面　3. 中立

（三）医患冲突报道的框架建构

事件一：2012 年哈尔滨医科大学杀人事件

1. 事件经过

2010 年 9 月，李梦南与其祖父李禄到哈医大一院风湿免疫科治疗李梦南所患的强直性脊柱炎，两年间一共前往该医院治疗六次。因李梦南还患有继发性肺结核，故医生建议先治愈肺结核，再治疗强直性脊柱炎，李禄对此表示理解，但李梦南对治疗方案产生误解，认为医生故意刁难不给其看病，遂产生杀人之念。

2012 年 3 月 23 日 16 时 30 分左右，李梦南突然闯入医生办公室，抡起手中的刀，疯狂砍向正在埋头工作的医务人员和实习学生，造成一死（王

浩）三伤（郑一宁、王宇、于惠铭）。

2012年10月19日上午，哈尔滨市中级人民法院对该案进行一审宣判，犯罪时不满18周岁的被告人李梦南因犯故意杀人罪被判无期徒刑，剥夺政治权利终身，附带民事赔偿68万余元。

2. 样本选取

（1）《人民日报》

2012年3月26日 《医患关系再也“伤不起”》

2012年3月30日 《医患矛盾真有那么深吗？》

2012年4月5日 《医患需要换位思考》

2012年4月5日 《“医闹”为何不再闹——南昌医疗纠纷调解模式调查》

（2）《新京报》

2012年3月26日 《“逼医生开药”为何酿就血案？》

2012年3月30日 《哈尔滨杀医疑犯：我不该滥杀无辜》

2012年10月20日 《哈医大杀人案凶手被判无期》

3. 宏观框架分析

（1）《人民日报》

在此次事件中，《人民日报》共有四篇相关报道。其中，评论两篇、专访一篇、深度报道一篇。涉及责任归属框架和事件分析建议框架，均试图缓和并解决当前的医患冲突。

评论《医患关系再也“伤不起”》认为当前医患冲突的根本原因是医疗卫生体制的不完善，构建了制度的责任归属框架。评论表示，经济高速发展的中国，在社会保障事业方面积累了不少欠账，“医疗”就是被拖累的大户之一……医生和患者本该是同一战壕的“战友”，携手抵抗共同的敌人——疾病，处于对立的两极，只会两败俱伤。所以应该将手术刀对准制度之弊，为提升医疗投入而努力。

《医患矛盾真有那么深吗?》则采用访谈的形式，通过编辑记者和两位专家的对话“三问”哈医大杀人事件：怎么看待六成人“高兴”?[①] 医患关系真是死结吗?媒体火上浇油了吗?针对网上发起相关投票的结果、医患关系的现状以及媒体在此事件中的催化作用进行分析。评论《医患需要换位思考》则提出医改是一项长期复杂的系统工程，解决深层次的供需矛盾需要长期努力。减少医患矛盾，关键在于医生，医生要多站在患者的角度考虑，要尊重患者、关心患者。《“医闹”为何不再闹——南昌医疗纠纷调解模式调查》则是介绍了南昌解决医疗纠纷的模式，给其他地区以启迪。以上三篇报道均构建了事件分析建议框架。

(2)《新京报》

相比较而言，在此次事件中《新京报》的报道更为广泛，从事件调查到评论再到案件最终审判的追踪报道都有涉及，总共有三篇相关报道，均构建了患者的责任归属框架。

其中，《“逼医生开药”为何酿就血案?》则是一位医生从专业的角度出发，分析了病人“逼医生开药方”的三点原因，同时就如何避免此类悲剧的发生提出了自己的建议。《哈尔滨杀医疑犯：我不该滥杀无辜》并非本报自采新闻，而是据新华社报道。文章引用嫌疑人的原话来表明态度，同时通过嫌疑人的话语让受众进一步了解了事件发展的经过。《哈医大杀人案凶手被判无期》一文是在案件审判结果出来以后的追踪报道，从各个角度较为完整地还原了事件的经过。

4. 微观框架分析

(1)《人民日报》

《医患关系再也“伤不起”》一文中利用网络热词“伤不起”认为现

① 哈医大伤医事件发生当晚，有网站刊登新闻后附带“读完这篇新闻后的心情”调查，6161人参与投票，其中选择“高兴”的竟高达4018人，占总数的六成以上。这引发了人们对医患关系新的思考。

在的医患关系极其脆弱。“医务工作者……大多数都是医者仁心”“都在勤勤恳恳、兢兢业业地支撑着13亿人的健康大业”“他们‘白加黑’地工作，承受着超乎常人想象的心理压力”等话语都带有明显的感情色彩。

《医患需要换位思考》一文认为“医患暴力冲突增加，从根本上说是医疗卫生体制改革滞后造成的”，文中表示“大多数患者都是通情达理的”，医生应该“尊重患者，关心患者”，从而给医患双方的沟通提供了一个渠道。同时引用孙思邈与老虎的故事①来作为论据，耐人寻味。最后其表示：“如果医患之间能够多一分理解，少一分猜疑，医患关系就会越来越和谐。”

《医患矛盾真有那么深吗?》一文采访的两位专家都有明确的头衔，但是并未对医生或者患者有相关的采访。“三问”也都是从实际出发试图缓和医患之间的矛盾并对媒体的报道提出了一些建议。同时，该文中的数据“2011年我国的门急诊量达62亿人次”也是据卫生部统计，较为可靠。值得一提的是，该评论从编辑与记者的问答当中，也力求寻得媒体之于医患关系的影响所在，“关于医疗事故、医患关系之类的报道中，负面的事件很多”“媒体对医患关系的过度炒作”“夸大问题的严重性对求真也是一种背离”等表明了其作为媒体代表对于自身的反思。

《“医闹”为何不再闹——南昌医疗纠纷调解模式调查》则是介绍了“他山之石”。报道用数据说话：“共接待咨询407人次，立案受理74起，未受理26起，调解33起，结案率45%，调解成功率96.8%，赔偿总金额2732万元”，详细介绍了南昌解决问题的办法，为其他地区提供了借鉴意义。

(2)《新京报》

《“逼医生开药”为何酿就血案?》一文的标题中有明显的倾向性词语

① 据记载，唐朝药王孙思邈外出采药，遇一只母虎拦路，随从以为虎欲噬人而逃，孙思邈却看出虎有难言之疾，是被一长骨卡住喉咙来拦路求医。孙思邈为其将长骨取出，虎欣然离去。数日后，孙思邈返程经过此地，那虎偕虎崽恭候路旁向他致意。

“酿就血案”，呈现出了医患之间的冲突。在医生看来，病人逼医生开药“一是过度地迷信了‘药物’的威力，只看到了有益的一面，却忽视了药物的弊端及局限性，也忽视了医生的作用；二是医患关系的紧张导致病人不信任医生，医生不开药物明明是为病人着想，却被当成了‘故意为难’；三是出于对疾病恐惧的心理”。“迷信”“不信任医生”而导致“极端而冷血的暴力行为”，这“不仅是医生执业群体的悲哀，同样是社会的悲哀”，这均是从医生的角度来看待医患冲突事件。该评论还指出如何才能让悲剧不重演：“一是需要一些医疗工作者发力，广泛科普，提高民众的医疗素养，减少‘盲目’；二是应该对大病及重病者多提供医疗心理的援助，减少心理危机的出现；三是管理者应将医院的安保工作升级。”

《哈尔滨杀医疑犯：我不该滥杀无辜》中大部分使用的都是嫌疑人李某某的直接引语：“我不应该滥杀无辜”“我非常生气他们不理我”“我对医生肯定有误解，但他们也不全对吧”。整个报道采访对象对准犯罪嫌疑人，消息来源可靠，同时并没有太多记者的主观判断，有较强的说服性。“一种治疗药剂名称”“两次”“两个月”这些都是较为准确的数据，增强了报道真实性的数据支撑。

《哈医大杀人案凶手被判无期》的采访对象则更是多元，从被害人王浩父亲、被害人好友孙心毅和患者（被告）本人李梦南、患者（被告）的叔叔李春明、患者（被告）的爷爷李禄等各个角度来还原事件。同时，无论是事件发生的各个时间节点还是新闻背景的数据来源（赔偿金额、被害人的年龄、凶手的成长背景等）都较为准确，如：“附带民事赔偿68万余元（李梦南一方支付王浩父母338815.5元；王宇318304.54元，郑一宁24914.42元）。”同时补充的新闻背景材料也没有过多的煽情渲染，形容词很少，较为客观。

事件二：2012年北京大学人民医院医师被刺事件

1. 事件经过

2012年4月13日，北京大学张建中在微博上发布消息称：“上午10

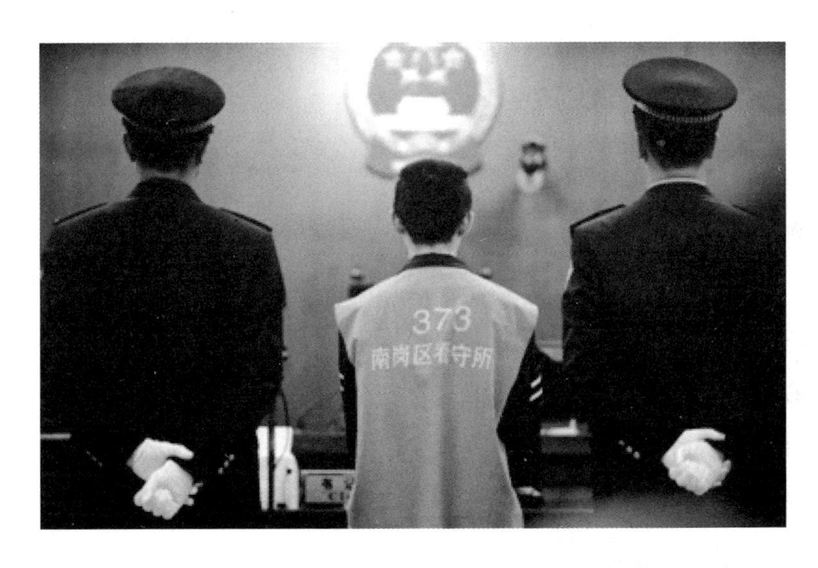

图 2－35 《哈医大杀人案凶手被判无期》配图

时 30 分左右，北京大学人民医院耳鼻喉科教授邢志敏在看病的诊室被歹徒刺伤。”网友“@小医陈 jj 为邢志敏主任祈福”发微博称：“邢主任颈部被刺伤，正在中央手术室抢救！”歹徒在行凶后逃逸，身份暂时未明，受伤的邢志敏医生接受紧急手术治疗后，情况稳定。

事发后，也有很多网友在声讨，“要求卫生部和相关职能部门切实做好维护医疗工作环境的安全和医护工作者的人身安全”。

2. 样本选取

（1）《人民日报》

2012 年 4 月 26 日 《为大医院医生减减压》

（2）《新京报》

2012 年 4 月 14 日 《卫生部：切实维护医疗机构治安秩序》

2013 年 5 月 23 日 《一日刺两医生 男子获刑 13 年》

3. 宏观框架分析

（1）《人民日报》

《为大医院医生减减压》表示“医生已经成为一个‘高危职业’”，因而该评论站在医生的角度，呼吁培养社区全科医生，推行社区首诊制度，构建了事件分析建议框架。

（2）《新京报》

两篇报道仍然构建的是患者的责任归属框架。

《卫生部：切实维护医疗机构治安秩序》：在案发后一天就转载新华社发出报道，主要是向受众介绍事件的大致经过，同时传达政府部门的指示，强烈谴责在医疗卫生机构发生的暴力犯罪行为。

《一日刺两医生　男子获刑 13 年》：在案发一年后宣判时重新对案件进行梳理，并补充交代了一些新闻背景，让人们更深入地了解该事件。

4. 微观框架分析

（1）《人民日报》

《为大医院医生减减压》提出“自古以来‘仇医’者极其罕见”，这是一种“很不正常的现象”，表达了作者对当前医患关系的不满。文中表示：“医生只是医疗体系中的一个环节。由于医疗资源配置不合理，他们往往代体制受过，承受了很多不该承受的委屈和压力。”这与前文《医患需要换位思考》中“由于优质医疗资源不足、医疗保障水平低等原因，老百姓普遍感到看病难、看病贵……在这样的情况下，哪怕发生很小的一点纠纷，都有可能点燃患者心中的不满情绪，从而引发暴力冲突，而医生自然就成了体制的‘替罪羊’”的观点极为一致，这也让我们从中透视出《人民日报》对于医患关系和医患矛盾的态度所在。除此以外，《为大医院医生减减压》还对比了国外的医疗体制，进一步表示“医患冲突大多发生在大医院”问题就出在医疗资源配置的不合理上面。其建议培养社区全科医生，推行社区首诊制度，要让医患双方从“陌生人关系”变为“熟人关系”，才能最大限度增加医患信任、减少医患纠纷。

（2）《新京报》

《新京报》的两篇报道用词都较为严谨。《卫生部：切实维护医疗机构治安秩序》中"不明身份人员""正在重症监护室进一步治疗";《一日刺两医生 男子获刑13年》中所有的人员都是实名，如疑犯吕克福、主任医师邢志敏、赵立众医生等，此外，引用的数据（赔偿伤者20余万元、失血近1000毫升）以及地名（涿州市、西城法院）和专有名词（急诊科、耳鼻喉科、医师、主任医师，右侧颈内静脉、软组织、血管、神经和椎体）的使用也很准确。第二篇报道还抓住了很多细节，比如"疑犯少言寡语""头发有些花白的医生"等。为了确保消息来源的准确可靠，记者不仅使用了受害人的直接引语，同时采取多源核实，"旁听宣判过程的一名赵立众同事，证实了上述说法"。

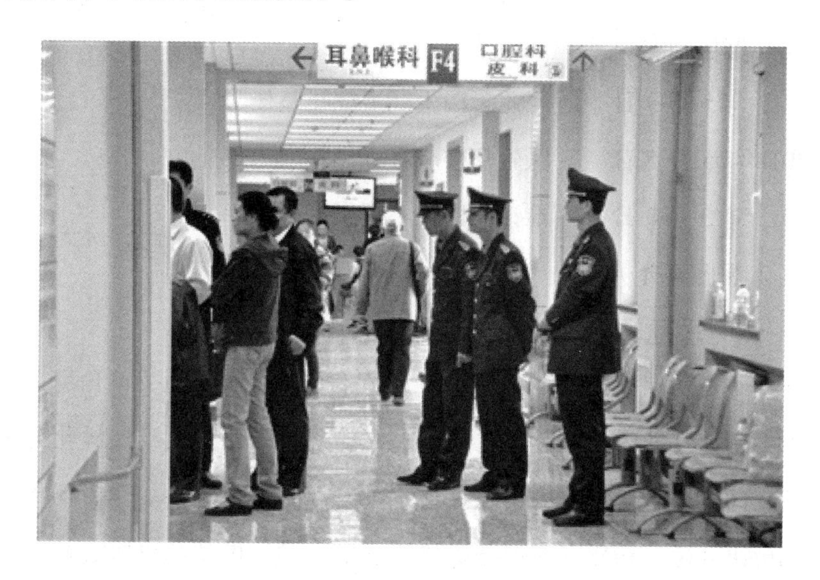

图2-36 《一日刺两医生男子获刑13年》配图

事件三：2013年河北省馆陶县人民医院医生坠楼事件

1. 事件经过

2013年4月29日晚，患有严重先天性心脏病的患者沈志毅在河北馆陶县人民医院接受治疗，王萍担任其主治医生。19时许，沈志毅因输液感到不适，抢救无效身亡。沈志毅家属认定是医疗事故，前后两次对王萍进行激烈的辱骂殴打，致使其被迫躲进医生办公室的隔断间里。被困半个小时不易脱身的王萍，最终在21时35分左右，选择用床单系住暖气管，手拽床单另一头从窗户逃生，不料失手坠楼。王萍坠楼后，医院立即组织本院专家并同时邀请上级专家对王萍进行全力抢救，终因伤势过重抢救无效，于5月1日凌晨2点多身亡。

据事后调查，官方已排除人为外力直接致其坠楼可能。

2. 样本选取

（1）《人民日报》

2013年5月17日　《尊重医生就是尊重生命》

（2）《新京报》

2013年5月3日　《河北一医生疑遭惊吓坠楼身亡》

2013年5月5日　《医生坠楼　官方排除人为可能》

2013年5月6日　《谁让女医生坠下了楼》

3. 宏观框架分析

（1）《人民日报》

评论《尊重医生就是尊重生命》从医生和生命的辩证关系角度来分析医患关系良性互动的必要性。文章指出，现在的医患关系已经异化为了消费关系，同时患者对医生的不了解导致医患冲突事件频发。作者还给出了相应的解决办法，构建了事件分析建议框架，对于推动解决医患冲突有着重要的现实意义。

（2）《新京报》

《新京报》在此次事件中继续持续发声。在2013年4月29日事件发生后，5月3日的报道《河北一医生疑遭惊吓坠楼身亡》较为完整地还原了事发当晚的经过。在官方消息一出来就推出报道《医生坠楼　官方排除人为可能》通报该事件的始末。两篇报道均构建了属于患者的责任归属框架。

评论《谁让女医生坠下了楼》不再是我们通常所熟知的那般去声讨患者的蛮横暴力，而是对医院当时为什么不报警提出质疑，认为这是医院和警方的失职，构建了属于医方的责任归属框架。

4. 微观框架分析

（1）《人民日报》

《尊重医生就是尊重生命》一文标题将“尊重医生”与“尊重生命”画等号，可见其将医生地位之拔高程度。同时在文中又指出我国医患关系日趋紧张，医患暴力冲突呈井喷式爆发，医生执业环境持续恶化，现在的医生“如临深渊，如履薄冰”，这些词语都表明缓解当下紧张的医患关系已经刻不容缓。文中还进行了医患关系异化的分析，认为我国医患暴力冲突频发，很大程度上源于医患关系已经异化为消费关系。如果把看病当成商业交易，是对生命的亵渎，也是对医生的侮辱。该评论内容丰富，涉及方方面面。作者借用美国医生特鲁多的墓志铭告诫医生与患者：“医学的最大价值不是治愈疾病，而是安慰和帮助病人。医学不是技术的产物，而是情感的产物；行医不是一种交易，而是一种使命。”在文章最后又指出，医生被称为“上天赐给人类的礼物”，更是表明了作者的立场与态度。查阅资料不难发现，该作者白剑锋不仅是高级记者，同时也有着中国医院协会常务理事、首都医科大学附属北京友谊医院理事等多重身份。他的言语也一定程度上代表了医生群体的态度。

（2）《新京报》

《河北一医生疑遭惊吓坠楼身亡》一文的标题具有模糊性，“疑遭”表明并未经过证实，医生遭谁惊吓？又为何会坠楼？并没有给出明确的答案，有吸引眼球之嫌。采访对象中的馆陶县人民医院医务人员“张成”是化名并非真实姓名，宣传科的“张姓负责人”、死者王某及其丈夫王先生也并未透露真实姓名。除此以外，该报道也并未对患者一方有任何的采访，有失偏颇。由于是关于该新闻的首次报道，所以有些地方还不够明确。在报道最后的追访讲了一个关于被害者家庭的小故事，较为煽情。

在第二次报道《医生坠楼 官方排除人为可能》中，由于主要消息来源是官方，所以数据十分准确：“4 月 29 日 21 时 52 分”“5 月 1 日 2 时 18 分”等。事件相关人员的姓名、年龄、身份等个人信息也补充完整：患者沈志毅（2006 年 6 月生）、主治医生王萍（女，1979 年 10 月生）。这次的追访落脚在医院治安室无警员值守，指出医院一方同样也有责任，不过此次的采访对象仍然是模糊的“一名工作人员”。文中指出一个细节问题即“原则上警务室归医院管辖，但值守人员则需公安局配备，但治安室成立至今从未有警员值守过”，说明了医院管理方面的漏洞。

事件四：2013 年温岭市第一人民医院袭医事件

1. 事件经过

2013 年 10 月 25 日，温岭市第一人民医院发生一起患者刺伤医生案件，3 名医生在门诊为病人看病时被一名男子捅伤，其中耳鼻咽喉科主任医师王云杰因抢救无效死亡。

2. 样本选取

（1）《人民日报》

2013 年 10 月 29 日　《医患关系从哪里攒起信任》

2013 年 11 月 22 日　《暴力伤医何时休（聚焦·解决医患冲突上）》

2013 年 12 月 6 日　《用改革消解医患冲突（聚焦·解决医患冲突下）》

（2）《新京报》

2013 年 10 月 29 日　《不要总让医生成为医患冲突牺牲品》

2013 年 10 月 29 日　《温岭数百医护人员哀悼遇害医生》

2013 年 11 月 1 日　《公安部：对暴力伤医零容忍》

2013 年 11 月 2 日　《医生死于不健康的医患关系》

2013 年 11 月 2 日　《网友说》

2013 年 11 月 2 日　《媒体说》

3. 宏观框架分析

（1）《人民日报》

《医患关系从哪里攒起信任》是一则专家评论，文章认为如果要从根本上修复医患关系的裂痕，就应当对医患关系的现状准确把脉，建立一套完整的取信于民的诉求表达和纠纷解决机制，通过法治渠道去解决，进而重塑两个群体之间的信任关系。通过对社会结构和医疗制度的剖析，构建了制度的责任归属框架。

两篇连续深度报道则分别从现状和解决方法两方面入手。第一篇《暴力伤医何时休（聚焦·解决医患冲突上）》认为当前医患冲突的根源在于“不合理的医疗卫生体制和不完善的社会保障体系”，第二篇《用改革消解医患冲突（聚焦·解决医患冲突下）》则具体从三个方面来介绍如何改革。两篇报道都同样构建了制度的责任归属框架。

（2）《新京报》

《新京报》这次的医患关系报道涉及广泛，报道形式多样，从消息到评论再到人物专题，让人们从多个角度了解事件。总体上来说都是站在医方的立场上看待此次事件，构建了多方的责任归属框架。

《温岭数百医护人员哀悼遇害医生》用整版介绍了该新闻后续的情况，同时认为应该进一步推动和加大医疗体制改革力度。构建了制度的责任归属框架。

评论《不要总让医生成为医患冲突牺牲品》则是采用“社论”这一体裁一针见血地指出当务之急是尽快建立规范的医患沟通体系，认为很大程度上是医院管理方和卫生主管部门的失职。构建了医方的责任归属框架。

《公安部：对暴力伤医零容忍》用整版介绍了最新的事件进展，还有对北京地区情况的介绍，同时表明政府官方对暴力伤医的坚决态度。构建了医患矛盾冲突的框架。

评论《医生死于不健康的医患关系》也是站在医生的角度替医生鸣不

平：“一个医者无力自救甚至都找不到被恨原因的就医环境，是令人不安的。”该评论认为医生处于弱势，从而构建了患者的责任归属框架。

《网友说》和《媒体说》则是多元表达的体现，构建了事件分析及建议框架。

4. 微观框架分析

(1)《人民日报》

《医患关系从哪里攒起信任》一文详细论证了医患关系恶化的原因，作者认为任何国家的医患之间都不可能没有纠纷和冲突，化解这种纠纷和冲突，根本上还依赖于有一套取信于民的诉求表达和纠纷解决机制，将激烈的利益冲突导入理性平和的法治渠道。但是标题是一个疑问句，并没有明确的论点，也并未给出具体的建议。这是因为，作者指出没有实证数据可以对一个明确的论点进行印证，因而认为根据个案作出判断是草率的。不过作者仍表示：“创造更多的沟通机制，对当前医患信任关系的改善和重塑，可能是剂‘惠而不费’的良药。”

两篇连续报道《暴力伤医何时休（聚焦·解决医患冲突上)》《用改革消解医患冲突（聚焦·解决医患冲突下)》则运用大量篇幅通过对大量专家、医生、官方的采访来分析医患关系的现状并给出意见和建议。首先，从现状分析上，其表示近年来医患关系持续恶化、异化，暴力伤医事件频频发生，根源在于不合理的医疗卫生体制和不完善的社会保障体系。医生本是受人尊重的职业，如今却成为暴力事件的受害者。有人感慨，医院成为“战场”，认为医生是一种危险职业。医院暴力事件频繁发生，医务人员普遍没有安全感。其次，在各方意见建议上，国家卫计委、公安部发布的《关于加强医院安全防范系统建设指导意见》，要求医院按照不低于在岗医务人员总数3%或20张病床1名保安的标准，配备安防力量；中国医师协会会长张雁灵呼吁，公安部门应把医院作为公共场合加以保护；我国肝胆外科主要创始人吴孟超院士在《柳叶刀》上撰文呼吁，对医疗暴力行为采取零容忍态度；北京协和医院骨科副主任医师余可宜则建议建立黑名单制度，凡是打过医生、闹过医院的人，应纳入黑名单；中国医师协会法律事务部主任邓利强认为加大政府投入，强化公立医院的公共服务职能，维护公立医院的公益性质，理顺医疗服务价格，让医务人员的价值得到足够的尊重，才能从体制机制上消除医患之间的对立和冲突；南京医科大学教授、主任医师张中南认为我国应建立分级转诊制度，进一步拉大不同级别医院之间的报销比例；中国卫生法学会常务理事郑雪倩则建议，尽快建立覆盖患者的医疗责任风险制度，无论发生医疗事故还是医疗意外，让患者获得相应的救济，避免医院暴力事件的发生。由此可见其消息来源多元且准确，分别都明确了其身份，增强了可信度，并且通过多方意见建议努力摸索解决医患关系的方法和途经。

（2）《新京报》

《不要总让医生成为医患冲突牺牲品》：该评论的题目意图明显，“总让”“牺牲品”表明了作者的态度与立场。评论指出，医患纠纷的解决和沟通，不能只是医生和患者之间的事，更不能在医患矛盾激化时让医生暴露在第一线。现在有些患者动辄将矛头指向医生，拿医生出气，实质是医院管理方和卫生主管部门的失职。文章还指出，很多案件的行凶者“本不是什么穷凶极恶的人物”“不谙世事”“比较老实”，说明作者并没有一味地指责患者，而更多的还是关注医患双方的沟通方式。其认为引发杀医血案的因素可能有很多个，归根结底还是医患沟通不足。当前的医患之间，缺乏一种开诚布公的沟通机制，而当务之急是尽快建立规范的医患沟通体系。文中的采访对象“一位参与抗议的医生”具有模糊性。

《温岭数百医护人员哀悼遇害医生》：从后续消息、社会各界反应、事件回放、盘点等各个角度关注新闻。后续消息主要为温岭伤医事件后“数百医护人员广场哀悼”，来自温岭市人民医院和邻近县市的医护人员举着“抗拒暴力，保障医护人员安全”等标语，抗议近期频发的医生遇袭事件；

社会各界反应一栏体现在“医卫界四大组织声明：医疗暴力零容忍”，中国医师协会、中华医学会、中国医院协会、中国卫生法学会联合发表声明，呼吁全医疗行业、全社会动员起来，对“医疗暴力零容忍”；事件回放主要通过对犯罪嫌疑人（患者）连恩青的妹妹连俏（化名，亦有报道称其为“连巧巧”）以及接诊医生蔡医生的采访呈现，“我们怀疑他精神上出了问题”“我反复检查觉得没问题，只能和他一遍遍解释”……而“盘点”一栏，则是该报梳理了短短十天当中，包括该案件在内的患者伤医事件：

·10 月 17 日下午

上海中医药大学附属曙光医院发生粗暴打砸事件；

·10 月 20 日上午

辽宁奉天医院患者六刀扎伤医生；

·10 月 21 日上午

广州医科大学附属第二医院医生被打受重伤；

·10 月 22 日晚

湖北黄冈市中心医院发生伤医事件；

·10 月 25 日上午

浙江温岭患者行刺医生，致 1 死 2 伤；

·10 月 27 日

江西南昌第一医院发生护士被歹徒劫持事件。

从消息来源上看，有医方（谢医生、高医生、蔡医生）、政府部门（宣传科工作人员、市委市政府）、专家学者（医卫界四大组织）、患方（疑犯妹妹）等，消息来源多样，这样可以平衡报道。但有的采访对象模糊，比如哀悼的参与者谢医生、高医生以及患者的接诊医生等。

《公安部：对暴力伤医零容忍》一文传达了官方面对暴力伤医的态度：

热点 A07

温岭数百医护人员哀悼遇害医生

抗议医闹暴力，遇害医生遗体昨晨被运往殡仪馆；医卫界四大组织联合声明：医疗暴力零容忍

[illegible]

数百医护人员广场哀悼

[illegible]

医生要求保障医护权益

[illegible]

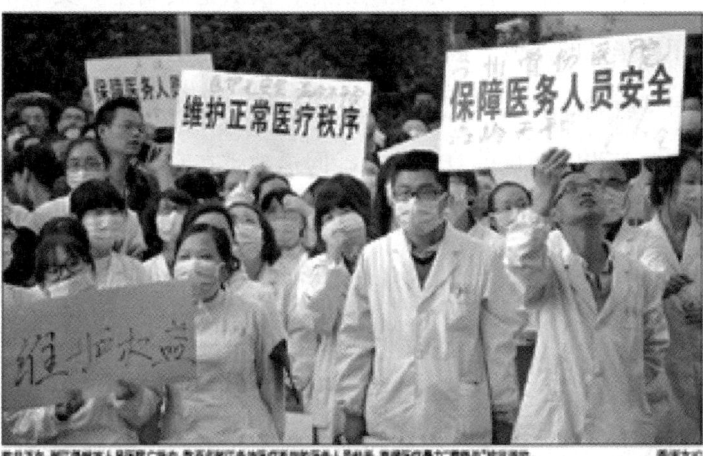

医卫界四大组织声明：医疗暴力零容忍

[illegible]

哥哥的疑问得不到解答

[illegible]

我真尽力了，为何他不信

[illegible]

10天6起伤医事件

[illegible]

图 2－37　《新京报》以整版报道《温岭数百医护人员哀悼遇害医生》

公安部要求，各地公安机关要始终坚持“零容忍”，依法严厉打击各种侵害医务人员的违法犯罪行为，坚决遏制侵害医务人员违法犯罪行为的发生。对任何暴力伤医的违法犯罪行为，公安机关将依法予以严惩，对正在实施的暴力犯罪，将采取果断措施，依法坚决制止。文章中的事件进展是引用新华社的报道，包含“温岭追悼遇害医生”“希望悲剧不再发生”“门诊医护脱帽默哀”等几个版块，但采访对象相对模糊，“一位患者”“一位医生”等没有明确的身份信息。同样地，在官方表态的采访中，采访对象的表述也是模糊的“公安部有关负责人”。相比较而言，在介绍北京的情况时就有很大的不同，所有的采访对象都有明确的头衔：北京同仁医院耳鼻咽喉科主任医师王琪、北京妇产医院副院长王建东、北京协和医院医务处副处长刘宇……但是，在报道中总共九个采访对象，只有一个是患者，所以患者的发声很少，很明显地倾向于医方。这是媒体在报道中为某些群体或事件借用符合自身目的的新闻框架的体现。

《医生死于不健康的医患关系》：这篇评论出自一位作家，所以所用词语有很大的感情色彩，例如“遗憾的是”“伤心的是”“无妄之灾”“病态心理”“刀斧相向”等，把医生群体塑造成完全弱势群体。文中指出，当下发生的众多医患纠纷甚至暴力事件是患者、医生、医院、媒体以及体制等共同因素的结果：“患者对健康知识的迷茫，导致对自身疾病缺少客观和正确的认识；患者家属对医疗知识的缺乏，导致对医院及医生动机和作用的误判；媒体和公众对医学知识的欠缺，所导致的对涉医事件的偏颇围观和极端表述。这些都是不利于营造健康和安全的医疗环境的。当然，包括医疗政策的改革不到位，医疗资源的投入不均衡，以及个别医院和医生医风医德的欠缺行为，也是导致医疗环境不健康的重要原因。”不过，作者把医生的死完全归结于是不健康的医患关系，此番结论稍显绝对。

《网友说》则是选取了六位网友对事件的相关评论，其中不乏闾丘露薇这样的大 V。这是民间话语大量涌现的体现，可以充分地了解公众对于该事件的看法。而《媒体说》则选取了三家媒体，其中有党媒，有都市类媒体，均有很强的代表性。

《网友说》

@温州网陆向东：在温岭医生被害这个悲剧事件中，如果我们还是一味将所有的责任推给社会，推给医疗体制，推给医患关系，却不从自己身上寻找答案，我们是否就是在促成一个医者要“感谢患者不杀之恩”的时代的到来?

@天津牙医唐昊喆：#温岭弑医行凶对我们的影响#同事接诊一名患者，经过检查是较为常见的口腔患者，医生有两种处理方法：1，选择保守安全吃药等待；2，选择有点临床风险，但是可以迅速缓解症状。同事想了想，选择了安全保守的方法。下班时他有点内疚地和我说，以前我一般会选择后者，但是现在我真的有点怕。

@六六：要严惩屠医罪犯！一个医生可以挽救无数生命，一个名医铸就需几十年光阴。如不严惩这样的行为，优秀医生不是生命离去，就是职业离去，直接威胁到普通百姓的生命安全，当你需要救助的时候，那个救助你的人已经不在。医生不能成为制度的牺牲品，每一个医生背后也有家庭，不应为他人的生病承担生命威胁。

@闾丘露薇：今日关注焦点：关注温岭弑医事件后续。根据卫生部数字，2010 年针对医护人员的暴力事件有 17243 宗，虽无最新数据，但从媒体报道，可以看到医患关系依旧紧张。患者权益应该依靠司法、医疗秩序维护，保障医护人员安全，则是政府责任。

@朴抱一：我太太说，他们医院的医生刚刚为 28 日在温岭屠医案罹难的医生默哀了 3 分钟，有医生泣不成声。新闻：31 日上午，在浙江温岭杀医案中不幸遇害的王云杰医生追悼会在温岭市殡仪馆举行。期待：医患关系需要和解，新闻界报道需要反思。如果每个人都没有安全感，这个社会需要重建规则。

@散而未散得辣且辣：我爸是退休多年的老医生，温岭杀医案发生前不久，他从单位聚会回来叹息说现在医生的压力太大了，医院给的一个月的开药指标按照正常就诊量和用法几天就开完了，超量开药就被罚款。这还只是最普遍常见的压力。这些制度的压力由医生直接承担太不公平。不严惩袭医事件，伤害的是社会基石，受害者是所有人。

《媒体说》

如果将医患纠纷放到整个社会转型的背景下，就不难看到个案中的矛盾冲突，与当前的社会结构和心理结构相关。就社会结构而言，收入差距的扩大，医疗资源分配不均，加上“看病贵、看病难”，无疑会加剧医患之间的总体紧张关系；就心理结构而言，基于人们对公正和秩序的焦虑，尤其是偶发性的个案被放大，向社会传递、营造出医患关系不和谐的负面效应，从而更容易导致一些人在错误的判断下走向极端。就医患双方来看，更由于存在着严重的专业知识不对称、信息不对等，加剧了关系的“紧张度”。

——10月29日《人民日报》

反思温岭杀医案，一切的前提，是直面医患关系，正视医患矛盾，不掩饰，不回避。医生的安全需要保护，患者的利益需要保障，暴力行为要得到处理。制度层面，科学有效的医患沟通方式要建立，医疗事故鉴定与处理程序要健全，医保制度要完善。我们并非否认医疗机构需要正当的安保力量，但安保力量不可能无限升级，医疗冲突发生，不可能一次次以升级安保力量来应对。不正视医患矛盾的核心问题，不正视社会互信的本质问题，人们难以得到切实的保护。

——10月30日《长江日报》

温岭事件与以往伤医事件相比，一个显著特点是医护人员颇有规模的“表态”，他们吁求的对象，也不是所谓“矛盾”的相对方——患者，而是自己的医院以及当地政府。

这说明，这些基层医护工作者很清楚，威胁他们人身安全和职业环境的，不是患者群体，也不是对医疗体制颇多批评的公众——他们清醒认识到，环境的改善绝非易事，医院和政府必须做出相应的努力和改变。这种坚定的表态，可能是一种长久被压抑和忽略的意见。

——10月30日《燕赵都市报》

事件五：2014年湖南省湘潭县产妇死亡事件

1. 事件经过

2014年8月10日下午，湖南省湘潭县妇幼保健院一名张姓产妇，在做剖腹产手术时，因术后大出血死亡。湘潭县卫生局称，8月10日12点05分胎儿出生后，产妇出现呕吐呛咳，院方立即抢救，但产妇因羊水栓塞引发多器官功能衰竭，抢救无效于21点30分死亡。

2014年9月11日，经湘潭市医学会医疗事故技术鉴定工作办公室组织专家鉴定组依法依程序鉴定，湘潭县妇幼保健院“8·10”产妇死亡事件调查结论为产妇的死亡原因符合肺羊水栓塞所致的全身多器官功能衰竭，事件不构成医疗事故。

2. 样本选取

(1)《人民日报》

2014年8月14日 《关注医患纠纷，别轻易下结论》

2014年8月22日 《用法治思维化解医患纠纷》

2014年8月28日 《破解“医患纠结”从哪里起步》

2014年9月12日 《医生关注病 更应关注人》

(2)《新京报》

2014年8月14日 《产妇丧命，医护全失踪?》

2014 年 8 月 14 日　《湘潭否认“产妇身亡医护失踪”》

2014 年 8 月 15 日　《产妇死亡迷局中的媒体伦理》

2014 年 8 月 15 日　《湘潭“手术台死亡”产妇已送去尸检》

2014 年 8 月 17 日　《产妇死亡：哀痛下别只剩“被消费”》

3. 宏观框架分析

（1）《人民日报》

在两家媒体相关报道之前，2014 年 8 月 12 日，一则标题为《湖南一产妇死在手术台　主治医生护士全体失踪》的新闻在网上被大量转载。网友在第一时间将其定性为一起医患纠纷事件，并纷纷将矛头指向“不负责任”的医护人员。但是在第二天，随着事件真相浮出水面，网民从当初的义愤填膺，逐渐开始冷静反思事件起因；从当初对医护人员的指责，转而指责产妇家属的鲁莽冲动。

《人民日报》这次的报道体裁全部集中采用评论。《关注医患纠纷，别轻易下结论》把关注的焦点放在了社会各界对待医患纠纷的态度上并指出评判社会事件，如果不考察事件本身，那么只能人云亦云，产生偏颇的想法。官方公布信息不及时，导致公众和媒体无法有一个理性的评判。这就构建了媒体的责任归属框架。

《用法治思维化解医患纠纷》认为医疗事故不可避免，但是医患冲突可以避免。作者以湘潭产妇事件为由头，分别站在医方、患方、政府三者的角度提出自己的建议，但根本上还是如标题所提到的“运用法治思维”去调解医患矛盾，构建了事件分析及建议框架。

在《破解“医患纠结”从哪里起步》中，作者认为医疗纠纷演变成暴力袭医，从质疑结果蜕变为过激行为，根本原因是医患双方缺乏信任。破解“医患纠结”，把希望还是寄托在医疗体制改革上，所以仍然构建了制度责任归属框架。

而《医生关注病　更应关注人》一文则是站在患者的角度考虑问题，

认为医生应该更多地关注病人的感受，而不是一味地重技术。某种程度上，也可以看作针对医方致使医患关系紧张的责任归属框架，另一方面也可以说是面向医方如何缓解医患关系紧张的事件分析及建议框架。

（2）《新京报》

《产妇丧命，医护全失踪?》也是针对某些媒体对待该事件错误的引导这件事，从医生的角度出发，同样认为在确切了解事件前，不应该把一面之词作为事实依据。《产妇死亡迷局中的媒体伦理》则是通过法律专家的眼光看待在这次事件中媒体的伦理道德，两篇都构建了媒体的责任归属框架。

紧接着推出整版《湘潭否认“产妇身亡医护失踪”》来解释事件的真相，并通过释疑、事件回放、追问来解释受众的疑问。因为还没有进行事故的详细调查，所以初步构建医患双方矛盾冲突的框架。《湘潭“手术台死亡”产妇已送去尸检》不仅说明了产妇已被送去尸检，同时首次披露了死者父亲在微博上的话语。这无疑又构建了医患双方新的矛盾冲突框架。

《产妇死亡：哀痛下别只剩“被消费”》这篇评论从一个新颖的角度回顾该事件的始末，认为喧嚣未必是坏事，它可以引发人们更多的思考。所以这件事被提出、被讨论，也是好事，构建了事件分析及建议的框架。

4. 微观框架分析

（1）《人民日报》

《关注医患纠纷，别轻易下结论》指出，事发之初，有的报道反复出现“含泪”“惨死”等不负责任的字眼，单方采信患者一方的说辞等。这容易暗示医院冷血不作为，漠视患者生命，院方的声音、核心的事实缺席，报道便缺乏客观性，人们的结论就会流于武断。同时，评论借传播学者的观点告诫媒体，医疗事件成因复杂，记者在报道时要格外谨慎，不要轻易认定这是医生和医院的责任。该评论在结尾表示发生舆论混乱时，需要做到两点：一是回到事件本身，二是当地主管部门要全面调查事件过程，及时充分发布关键信息。

《用法治思维化解医患纠纷》认为以法治思维代替片面维稳思维，是化解医患纠纷的治本之策，其借用现代临床医学之父威廉·奥斯勒的观点指出，医学是一门不确定性的科学和可能性的艺术，事实上医学不是神学，不能包治百病。评论从三个角度提出缓解医疗纠纷的意见：“从患方来说，应该理解医学的风险性和局限性，正确对待疾病和死亡。即便发生医疗意外，也应坚持理性的态度，分清责任，依法维权；从医方来说，应该依法尊重患方的知情权，主动加强与患方沟通，尽量消除信息不对称，相反，如果医疗决策过程不透明，加上医患沟通不到位，难免会让患方疑窦丛生，最终导致冲突爆发；从政府方面来说，应该建立医患纠纷的‘缓冲带’，避免医患双方发生正面冲突，这其中包括坚持对医疗暴力‘零容忍’以及建立具有公信力的第三方调解机制和公开透明的法律维权机制。”该评论从意见建议框架来看，考虑得比较全面，针对现有医患间的问题所提出的观点有理有据，恰当合理。

《破解“医患纠结”从哪里起步》认为医生本是“神圣职业”，医疗救治过程中产生的极端情绪、有罪推定，只能让遍体鳞伤的医患关系更加千疮百孔。医患双方应该重塑信任，重建医患信任需要健康的舆论环境和理性的社会心态，媒体和公众都有责任去修复医患之间的隔阂，医患之间应该建立利益共同体、情感共同体、道德共同体、价值共同体，让尊医重道成为社会的普遍价值。评论中的用词采用了较多表达主观情感的形容词组，如“遍体鳞伤”“千疮百孔”“胡搅蛮缠”“一道道醒目的伤疤”等。同时，“如果医患矛盾不断升级，明天，谁为我们看病”“医生和患者，更应在疾病面前守望相助，为何有时候却变得剑拔弩张”等疑问句的使用，也增强了文章字里行间中夹杂作者个人情感的语气。

《医生关注病　更应关注人》表示医患之间，最难的是换位思考。评论从一个个小故事出发，认为医生不应仅仅停留在“重技术、轻感受；重客观、轻主观；重循证、轻叙事；重医疗、轻照护”的层面，客观指标并不能完全替代主观感受，对于疾病的感受，患者永远是最权威、最有发言权的“专家”，除医疗技术上的成功以外，也应该更多地关注病人的感受，做到“人本位”。作为鲜有的站在患方角度的评论，有助于我们全面地认识医患关系。

（2）《新京报》

《产妇丧命，医护全失踪?》在标题中并没有明确说明“医护人员全体失踪”这件事是否属实，而是使用了一个疑问句。文中有两个主要的消息来源：医生和媒体。郑山海医生从专业的角度解释了出现医护人员不在场的原因，并认为“失踪”这样的说法太过离奇：“在我们国家，目前非常重视孕产妇的死亡情况，在对医院的管理考核中，孕产妇的死亡是权重很多的指标，医院必须要对这样的病例实施严格的上报制度。一般发生产妇死亡这样严重的事件，医生都会尽可能把流程做到完善，不可能在最没有技术含量的最后环节搞一个集体失踪。”此外，该医生的回答也比较公正客观，指出此事件中也可能存在当事医院告知程序不完善的地方。媒体人“午夜侃人”认为舆论不必着急“宣判”，突发事件中媒体需要进行“全景式”的事实判断，各种情况都还不明朗，若无法对来龙去脉的每个细节理顺，很可能跌在“误读误解”的坑里。两位被采访者都认为在确切了解事件前，媒体不应该把一面之词作为事实依据，听信一面之词易坠入“真相迷途”。并且，当事情发生反转时，如果轻易地转向“另一面”，也有些失之贸然。值得一提的是，郑山海针对病人家属在情况尚未明了的情况下提出的120 万元赔偿要求，提出中国要尽快建立具有公信力的医疗质量评估体系，让那些令家属疑惑的病例，最终能得到一个相对客观的解答。此番建议对于“诊治”病人及其家属长期形成的“越闹赔得越多”的观念显得尤为关键。

《湘潭否认“产妇身亡医护失踪”》用整版详细说明了官方的通报，基本通报版块包括官方最新消息、孕妇死亡原因、善后赔偿情况，释疑版块解释了“为何产检正常却突发恶疾”，事件回放版块理顺了事件发生过程并还原了事实，最后的追问版块则连续三问“为何绕开家属通知村支书”“3个小时遗体去哪儿了”“手术室为何医护全失踪”来解释之前的疑问以及指出医院处理该事件的不当之处。在所有的消息来源中，有官方（卫生局副局长齐先强）、医方（湘潭县妇幼保健院副院长杨剑、北京朝阳医院产科主任路军丽）、患方（死者的公公刘科强）以及当地媒体，但是采访内容明显医方多于患方。尤其是追问部分疑点颇多，大多是医方的声音进行的解释。

《产妇死亡迷局中的媒体伦理》一文中提出了经济学中“柠檬市场”[①]的概念，并引入媒体医患关系报道中，角度新颖。在当下社会现实中，医患关系的报道如同柠檬市场机制下的商品，随着负面新闻的增多，人们对普通的医患矛盾新闻已不再有兴趣，只有那些更激烈、更离奇的医患冲突，才会被煽情的字眼报道出来，如赤身裸体、口吐鲜血的描述。而当这些新闻充斥，又进一步恶化了医患间的信任，使人们形成了对医生、医院更负面的印象，这又使媒体去追寻更刺激性、更黑暗的报道，最终人们对医生的信任度全面下降。文章开篇直接指出湖南湘潭这起产妇死亡事件，会迅速发酵，跟起初报道的煽情化叙述有关系，这也为反思媒体伦理与舆论自净机制，提供了一个事件切口，并提出涉医事件舆论场需自净机制制衡，而只有自由、宽松的媒体环境才会拥有自净机制，自净又恰是对媒体伦理的召唤与倒逼。两者良性促动下，这类事件才能更好地回归真相，回归专业。该评论表述上同一般的媒体责任归属框架没有什么区别，但贵在文章新鲜的角度和内容，引发媒体医患报道伦理全新的思考。

《湘潭“手术台死亡”产妇已送去尸检》这篇报道的价值在于患方的声音开始增加，并且媒体也开始在多渠道获取患方话语。该篇报道的“讲

① 所谓柠檬市场，指一方并不知道商品的真正价值，只能通过印象中的平均质量来判断，给出一个平均价格，在此价格下，好的商品退出市场，这就会造成市场平均质量的进一步下降，消费者给出的价格也会跟随下降。最后，市场上只剩下坏的商品。

述”版块是在“产妇事件”的追踪过程中，以死者父亲张某微博内容的转述进行的：

昨晚11点，死者张某的父亲通过家属代发微博，讲述了事件经过。

“所有人都第一时间答应切除子宫”

8月10日早上其女儿有了临产症状，故送到了湘潭县妇幼保健院。上午11点，在医院做了一系列的产前检查，胎位正常，但由于胎儿比较重，医生建议进行剖腹产，11点多张某被推进了医院五楼手术室，12点05分，医护人员把小婴儿抱出来通报母子平安，小孩7斤8两。“但是医生说产妇要缝针，让我们等待。”

张某父亲称在手术室外面等了近两个小时，比较着急。“于是我们找人问了医生，护士说有点出血，要输血，接下来护士叫我们去买止血药，当时我女婿马上就去买了。（尽管感到奇怪动手术要家属自己临时买药）这一下等到下午五点多，护士出来说大出血，需要切除子宫才能止血，当时我们不懂，只听见说是羊水问题，亲家母感叹一声这么年轻就没有子宫了，但是为了抢救生命，所有家属都是第一时间答应切除子宫，我女婿也是马上签了字，当时我就在场，可在签字之后就一直再没有人向我们通报任何情况了。”

“医院无人告知死因才情绪激动”

“在当晚得知女儿死讯后我儿子和其他家属情绪确实激动，要求医院打开手术室门，但是这时候医院并没有医生和护士出现，而是有一群不明身份的人在走廊四处游荡，在这种情况之下我们才做出了过激行为。”张某父亲表示，“你们所看到的闹医院那一幕，我们的目的只是想找到我女儿，却没有任何消息，最终12点左右再次冲到手术室，看到女儿躺在手术台上，而手术室里一个人都没有，我老婆瞬间就晕倒了，我顿时感觉天昏地暗，我不敢相信自己看到的。”

“院方希望赶紧跟我们谈索赔”

“我现在不求别的，只求还原事实真相！”张某父亲表示，“现在院方也是希望我们不要追究医生消失的事情，而是赶紧谈索赔。”

最后，张某父亲表示，张某已经被送去尸检，三天内会出来结果。

由上述报道内容可见，作为追踪报道采用的是叙事型框架，以第三人称的客观叙事加上患方家属的话语展开，没有掺杂主观性评论。不过，报道文体中常用的“小标题”，一方面可以突出事件的要点，另一方面也含有媒体或编辑记者一定的引导性阅读。无论是对事发当天经过的详细介绍，还是后来“医院不希望我们追究此事件，希望尽快谈赔偿”的披露，都让受众听到了多元的声音，有利于平衡报道。

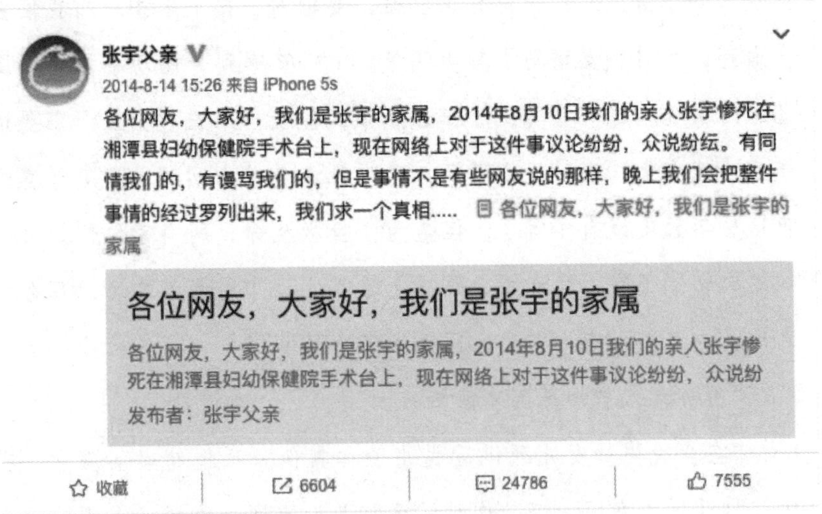

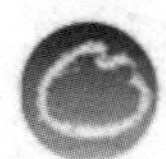

图 2－38　产妇张某父亲微博截图

《产妇死亡：哀痛下别只剩“被消费”》这篇由专栏作家吕频撰写的评论，与其他媒体评论不同的是，它从事件给人们的积极意义出发，强调了社会对于真相讨论的必要性。文章指出，喧嚣未必是坏事，很多女人因该事件而说出了自己的担忧甚至恐惧：被当作生育机器，在分娩遇险时丧失生命安全保障。长期被文化和伦理运作控制的问题“女人子宫谁做主”，因此事件而被提出、被讨论，也是好事。话题的传播总是会被引向出乎意料的方向，而且歧见纷出，产生大量的泡沫，然而这简直是必然的过程，没有泡沫就推不出真知。媒体犯错、家属误导等都并不可怕，真正可怕的是维护舆情稳定的动机，那就不会让当事者和受众得到应有的交代，而死亡的遽然哀痛只是被消费。

事件六：2015年中科院大战北医三院

1. 事件经过

2015年12月28日，34岁的杨冰女士在妊娠26周多时进入北京大学第三医院产科住院。院方资料显示，杨女士处于高血压合并子痫前期，既往高血压病史十余年，患胆囊结石等，住院后经治疗病情相对平稳。但在2016年1月11日，异变突生，杨女士出现胸痛继而突发呼吸心搏骤停，经多科室联合抢救无效死亡。经过尸体解剖猝死原因为主动脉夹层破裂。

北医三院发声明称：“产妇死亡后，家属数十人聚集并滞留北医三院产科病房，在病房大声喧哗辱骂，打砸物品，追打医务人员，严重扰乱了北医三院正常医疗秩序，对其他孕产妇生命安全造成威胁。经上级主管部门及各级公安机关介入，患者家属离开产科病房，医疗工作秩序得以恢复。”

事后，杨女士所在单位中科院理化所开具的一份“红头函件”引起热议，其致函北医三院“请求对杨冰离世的原因做出公正透明翔实的调查，给出一份真实、完整的结论，给杨冰同志及其家属一个明白、公正、合理的交待”。该行为受到网友质疑，掀起了“新型医闹”“文医闹”“滥用公权力”“公函真的不是施压吗”等话题的讨论。

2. 样本选取

（1）《人民日报》

2016年1月18日 《理顺医患纠纷需以“理”服人》

2016年1月19日　《反对任何形式医闹　维权应该依法依规》

2016年1月19日　《如何斩断医患猜疑链》

（2）《新京报》

2016年1月17日　《产妇北医三院死亡　中科院理化所求调查》

2016年1月18日　《解决医疗纠纷，别让公文压倒真相》

2016年1月18日　《产妇北医三院亡　家属否认医闹》

2016年1月19日　《卫计委回应“孕妇死亡事件”》

2016年1月19日　《杨冰　她和她没能保住的最后一个孩子》

3. 宏观框架分析

（1）《人民日报》

《人民日报》在此次事件的报道中仍多采用评论的体裁，在三篇报道中有两篇为评论，都构建的是制度的责任归属框架。评论《理顺医患纠纷需以“理”服人》和《如何斩断医患猜疑链》分别给出了两种不同的处理方式：重建医患伦理，重构调解规则；建立了第三方调解机制，重建权威，重塑公信力。

短消息《反对任何形式医闹　维权应该依法依规》为官方发声，构建了事件分析建议的框架。

（2）《新京报》

《新京报》在此次事件中同样涉及多种报道体裁。其中《产妇北医三院死亡　中科院理化所求调查》一文则让受众大致了解了事件的经过，但主要还是构建了医患双方矛盾冲突的框架。

相比较而言，第二天的整版报道《产妇北医三院亡　家属否认医闹》就完整了许多，对于医患双方的冲突开始试图缓和，但开始有了煽情化的倾向，仍然构建的是医患双方矛盾冲突的框架。

在报道《杨冰　她和她没能保住的最后一个孩子》一文中，煽情化倾向更加明显，把患者完全塑造成弱势群体，构建了一个医生的责任归属框架。

而《解决医疗纠纷，别让公文压倒真相》一文通过社论来表明媒体对于“发公函”一事的态度，认为双方应该通过法律途径来解决问题，构建了制度的责任归属框架。

《卫计委回应“孕妇死亡事件”》的消息在卫计委官方表态之后第一时间发声，代表了官方的态度：双方需相互理解，构建了事件分析建议的框架。

4. 微观框架分析

（1）《人民日报》

在《理顺医患纠纷需以“理”服人》中，作者认为现在既不缺调解机制，也不缺诉讼手段，而司法救济事实上也不能“包治百病”。他认为医患双方应该增强沟通，医护人员和患者是不折不扣的命运共同体。在医疗水平贫瘠、医疗资源匮乏的年代，医患同舟共济，共驱病魔；如今，医疗卫生条件已经大为改观，医患可说是同乘“豪华游轮”，更应齐心协力，毕竟病魔才是共同的敌人。而在《如何斩断医患猜疑链》中，作者认为亟须建立公正权威的第三方调节机构，如果有个公正权威的第三方，彼此都信任，帮着鉴定仲裁，问题往往就好解决了。当然，真正的权威不是天生的，必然得具备程序的正义、身份的中立。以上两篇评论在框架上具有极高的相似性，二者均在“医闹”事件的背景下，提出寻求可靠、可信的第三方调解机制和机构，用“公理”而非“公权”说事。

《反对任何形式医闹　维权应该依法依规》则表明了官方的态度：反对任何形式的医闹，双方应依法依规维护自己的权利。在框架要素上，一是消息来源“北京市卫计委新闻发言人”准确、权威；二是对待医患纠纷中的医患追责态度坚决。

（2）《新京报》

《产妇北医三院死亡　中科院理化所求调查》一文中的消息来源大多

是医生，但所有的采访对象（北医三院一名工作人员、一名参与抢救杨某的医生、一位接近死者的消息人士等）都很模糊，并没有明确的身份。而对于患方的采访只是“一位接近死者的消息人士”，不完全算作患方话语，更像是第三方话语。同时，文中还有网友的质疑“医疗纠纷为啥要单位发公函”“这是职工的个人行为，发公函是几个意思”？但也有网友称，此举代表中科院理化所对职工的重视。多方的观点实则加剧了北医三院和中科院双方的矛盾。报道末尾还加入了两位律师关于“医闹”和“红头函件”的法律条文解释，看似科普性的补充解释，实则是在指责和和警戒中科院理化所一方的“公函医闹”的闹剧。

但在第二天《产妇北医三院亡　家属否认医闹》的报道中，消息来源就多元了很多，有医方、患者、官方、媒体等，但最主要的还是患者家属的回应，这样就无形中增加了患方的话语权。在对于患者家属（死者丈夫张先生）的采访中，多次提到了他们“认为产科很有名”“尊重医生”，有过纠纷但并没有医闹，为澄清没有对院方任何人员造成伤害，他希望能公布现场的视频监控。同时，对于网友爆料“索赔千万”也积极回应：“网上关于千万索赔的说法，完全是子虚乌有，从妻子死亡到现在，并没有向医院提出赔偿金额的要求”，这对缓解双方的矛盾冲突起到了一定的作用。当然，关于网上热议的“医疗纠纷为啥要单位发公函”，中国医师协会表示，单位关心自己的职工无可厚非但不解为何会出现公函泄漏；中科院理化所相关领导对媒体称，单位发公函给医院并非“给院方施压”，而是希望医院尽快查清楚死亡原因，并表示公函被放在网上讨论不妥当；张先生也表示是岳母希望领导方开一个证明，让医院积极对待。在文章最后对于死者的追忆略有煽情，“出身农村”“与人相处融洽”“特别努力”“美丽的‘意外’”这些话语都无疑增加了人们对患者的同情。该篇报道虽然更为详细地回顾了事件发生过程，但更多的像是患方针对此前种种质疑的解答与释疑，虽然在一定程度上缓解了双方的矛盾，但就其报道本身来说，报道偏向似乎过于明显。

而在社论《解决医疗纠纷，别让公文压倒真相》中，作者用“闹剧”来形容“公文大战”，讽刺了靠“拼背景”的医疗纠纷处理路径的跑偏，走向了“公文助战”的歧路。文章突出强调“发公函”这一行为对此次事件的不利影响，不同于网络上一致性地质疑中科院的“红头函件”，该社论认为两个“国字头”机构在真相未明的节点上都不应该以娘家姿态先后发声，让这起医患纠纷变得复杂化。“两方有公章加持的公文声明中，都带有明显的护犊底色，这让原本挺寻常的个案纷争超出了简单的真相之争，掺入了更多的‘机构（或协会）撑腰’的成分。原本二者间并无民事法律关系，可因其在各自领域的公信声望，其公文对阵难免被视作跨行业界别的‘掰手腕’”，严厉的措辞表达了对两个打着国家招牌单位的斥责。文章最后表示，说到底，化解医疗纠纷，法治才是正途。

在《杨冰　她和她没能保住的最后一个孩子》这一人物专题中，则是突出强调了患者一家人从前的喜怒哀乐，通过强烈的对比展现出患者一家的悲惨遭遇。“难得地挤出一丝微笑”“没房、没车”“一切的假设都没有用了”等这些话语都让人们对这个家庭充满了同情。“老公拜拜”，描述了一段撕心裂肺的永别之痛；“甚至没有心情好好看看孩子”，美丽的“意外”和现实的“意外”同时降临在这个家庭，将这个家迎接天伦之乐的喜悦与生离死别的麻木二者间的对比刻画得淋漓尽致；“蜜恋”，洁白的爱情却落得天人两隔；“婚姻”，贤内助再也没法陪自己柴米油盐；“怀孕”，哥哥从妹妹喜欢小孩聊到了与妹妹的童年回忆；“生死观”，求子之路十分坎坷，豆豆在不经意间来临，生与死也仅在一瞬间，幸福的规划随着她和孩子一同离开了这个世界。这样的充满煽情元素的人情味框架是社会新闻常用的框架之一，能够在一定程度上起到情感烘托的作用，但无形中会起到传播中的实际作用。

事件七：2016 年魏则西事件

1. 事件经过

2014 年 4 月，西安电子科技大学 2012 级学生魏则西检查出滑膜肉瘤，其父亲在北京的一家肿瘤专科医院里听一位医师的推荐，在通过百度搜索和央视得知“武警北京总队第二医院”后，魏则西父母前往考察，并被该医院李姓医生告知可治疗，于是魏则西开始了在武警北京总队第二医院先后四次的治疗。但还是于 2016 年 4 月 12 日早上 8 点 17 分去世。

2016 年 4 月 28 日，有自媒体曝出涉事的医院存在外包给民营机构、百度竞价排名等问题，但百度回应称这家医院是一家公立三甲医院且资质齐全。

2016 年 5 月 1 日，百度再次回应并向武警总部主管该院的相关部门提交审查申请函。同时政府相关部门成立联合调查组进驻百度展开调查。

最终整改结果是全面下线医疗广告、商业广告不超过 30%、建立先行赔付机制，同时给全社会带来一些医疗新政策。

2. 样本选取

（1）《人民日报》

2016 年 5 月 3 日　《丢掉责任，企业还能走多远》

2016 年 5 月 3 日　《国家网信办牵头成立联合调查组进驻百度》

2016 年 5 月 4 日　《不“企”无以立业》

2016 年 5 月 4 日　《社会办医别跑偏了》

2016 年 5 月 4 日　《国家卫计委等调查武警北京总队二院》

2016 年 5 月 5 日　《民营医院如何有序生长》

2016 年 5 月 6 日　《魏则西留下的生命考题》

2016 年 7 月 22 日　《魏则西事件：惩戒不到位 = 纵容违法》

（2）《新京报》

2016 年 5 月 3 日　《“魏则西事件”，多少法律责任待澄清》

2016 年 5 月 3 日 《魏则西之死，何以引起舆论沸腾》
2016 年 5 月 3 日 《是什么让莆田系在问题中做大》
2016 年 5 月 3 日 《联合调查组进驻百度查“魏则西事件”》
2016 年 5 月 3 日 《青年魏则西之死》
2016 年 5 月 3 日 《六问生物细胞免疫疗法》
2016 年 5 月 3 日 《“医疗行业每天百度推广花费数千万元”》
2016 年 5 月 4 日 《解决“莆田系问题”也需靠市场竞争》
2016 年 5 月 4 日 《公立医院是怎样被莆田系“攻陷”的?》
2016 年 5 月 4 日 《百度不讲情怀，就别感到委屈》
2016 年 5 月 4 日 《微言大义》
2016 年 5 月 4 日 《如何遏制“百度”们野蛮成长》
2016 年 5 月 4 日 《中央军委等对武警北京二院进行调查》
2016 年 5 月 4 日 《北京市卫计委：公立医院科室禁外包》
2016 年 5 月 4 日 《工商总局受理“百度推广涉广告”申请》
2016 年 5 月 4 日 《监管缺位背后的疗法之争》
2016 年 5 月 5 日 《警惕魏则西事件背后的“反市场化”》
2016 年 5 月 5 日 《微言大义》
2016 年 5 月 5 日 《魏则西事件，谈伦理前先谈法律》
2016 年 5 月 5 日 《骗子医院“成功”背后的心理学陷阱》
2016 年 5 月 5 日 《不能让患者落入花钱当试验品悲凉境地》
2016 年 5 月 5 日 《武警部队回应“魏则西事件”：绝不姑息》
2016 年 5 月 5 日 《海淀工商：立案调查“百度推广涉广告”》
2016 年 5 月 5 日 《这件事关乎我们每个人的切身利益》
2016 年 5 月 5 日 《田军伟：“死磕”百度 5 年》
2016 年 5 月 5 日 《是时候根治医院科室外包乱象了》
2016 年 5 月 5 日 《卫计委：免疫细胞治疗技术属临床研究》

2016年5月5日　《网站“挂靠”武警北京二院18科室》

2016年5月5日　《两家部队医院部分肿瘤科室停诊》

2016年5月5日　《漩涡中的莆田系“改革派”》

2016年5月5日　《“百度百科”词条“软广告”藏身》

2016年5月10日　《人性荒芜的商业模式应走向终结》

2016年5月10日　《武警二院存科室违规合作》

2016年5月10日　《百度商业推广信息禁超页面30%》

2016年5月11日　《百度“内部信”和公众不在同一个频道》

2016年5月16日　《莆田商帮是民营经济的一个“万花筒”》

3. 宏观框架分析

因为魏则西事件从一开始涉及医患双方，到后来转变为百度广告与民营经济的话题。我们这里研究的重点是医患冲突，所以将选取有代表性的样本进行分析。

（1）《人民日报》

在与该事件相关的八篇报道中，《丢掉责任，企业还能走多远》《不“企”无以立业》《社会办医别跑偏了》《民营医院如何有序生长》都是讲企业需要有社会责任感、道德感，规范办医，坚持经济效益与社会效益并重，构建了企业的责任归属框架。

《国家网信办牵头成立联合调查组进驻百度》和《国家卫计委等调查武警北京总队二院》属于短消息。

而评论《魏则西留下的生命考题》和《魏则西事件：惩戒不到位＝纵容违法》则把矛头继续对准医疗体制，构建了制度的责任归属框架。

（2）《新京报》

《新京报》在这次事件中持续发声，在事件前后报道近四十篇，引起了社会的强烈反响。系列评论以组合拳的方式关注生命价值，直击社会弊端，引发民众思考，对推动问题的解决发挥了重要的舆论监督作用。该系列评论获2016年度评论编辑奖金奖。其中建构了医患矛盾冲突、（企业、制度、医方等）多方的责任归属、事件分析建议多种框架。向受众全方位、多角度地展现了事件的来龙去脉。

4. 微观框架分析

（1）《人民日报》

《丢掉责任，企业还能走多远》指出搜索引擎的主要责任在于鉴别参加竞价推广者的医疗资质，虽难以对每位患者的疗效负完全责任，但作为医疗机构或医疗技术的网络推广平台，搜索引擎承担了公共媒体的社会功能，不能放弃自己的社会责任。文章主要对互联网企业以及医院的社会责任意识进行了归纳总结。《不“企”无以立业》表示“企”是“站立”的意思，企业何以站立？靠的就是道德、使命和责任。文中借习近平总书记“企业要承担企业的责任，党和政府要承担党和政府的责任，哪一边都不能放弃自己的责任”，强调了企业应具备的道德感、使命感、责任感，同样是典型的责任归属框架。

《社会办医别跑偏了》提出社会办医应该走正路：“一是提供基本医疗服务，与公立医院形成有序竞争；二是提供高端服务，满足非基本需求；三是提供康复、老年护理等紧缺服务，对公立医院形成补充。”形成多元化、多层次的格局，增加优质医疗资源的供给，不论公立医院还是社会办医院，非法行医、出租承包科室、虚假广告等病灶都必须切除，别让公众的信心消散，更不能让悲剧重演。《民营医院如何有序生长》表示社会办医应该鼓励，指出民营医院求生存、求发展应当有序进行。一方面需要加强监管力度，另一方面要对社会办医进行有效引导和资源分配，实现公立医院与民营医院的差异化发展。文中采用了官方网站公布的数据作为支撑，准确、真实、可靠。以上两篇文章除责任划分以外，也可以算作意见建议型框架的报道。

评论《魏则西留下的生命考题》虽然把矛头继续对准医疗体制，但是在刚推出的时候引起了网上的轩然大波，引来网友的很多负面评论。文章分成了六个部分，总结其观点主要有：患者要尊重自然规律、医疗骗子很难分辨、政府要有“刮骨疗毒”的勇气、建立良好的医疗保障制度。有网友指出这是标题党，认为“魏则西事件余温犹在，多方责任尚未厘清，该反思该追责的还悬而未决，就开始让人民反思，招骂也就成为必然”。但其实本文的观点虽有些不孚众望，但总体来说还是站在百姓的角度，希望推动制度的改革。

《魏则西事件：惩戒不到位 = 纵容违法》则针对互联网广告乱象惩处力度进行讨论，处罚过轻无法起到警示作用，处罚过重则给予行政部门的自由裁量权过大，可能出现乱罚款、权力寻租等现象。应按照企业违法所得额多少、社会危害大小，合理确定惩罚额度，并给予企业必要的申诉权利，从而在保证法律威慑力的同时，防范可能的行政权力滥用，最大限度发挥行政监管在整治行业乱象中的积极作用。作者围绕“魏则西事件”后出台的《互联网广告管理暂行办法》展开讨论，从法律角度铺开，考虑全面。在责任划分的同时，也为制定类似互联网广告等行业管理办法提供了意见建议。

（2）《新京报》

该媒体关于此次事件所有的报道中，近半数是 1/2 版或整版的报道，其中评论有 16 篇，占到了 42%；深度报道 13 篇，占到了 34%。该媒体的报道力度可见一斑。而导致魏则西事件惨剧发生的原因并非只来自一个责任主体，也不能凭简单的“监管或审查失职”可以概括，希望有关部门能真正有所触动，从根源上反思和改进工作，用实际行动来化解公众内心的恐慌。鉴于报道文本数量较大，我们节选部分具有代表性的文章进行微观剖析。

魏则西事件经过还原：

《青年魏则西之死》回顾了魏则西从诊断到求医再到死亡的过程，文章主要按时间顺序叙事，以魏则西的网络活动轨迹交代事件当中的诸多细节，并辅以与之相关人员的采访（大学老师、母亲），不过采访对象为化名（大学老师赵有光）。作者表示，魏则西的死，捅破了百度医疗竞价排名、莆田系承包科室现象、医疗监管漏洞等诸多医疗乱象的窗户纸。而在文末，作者附上了一个小细节：“他要吃一种药，在香港买是四万四千元一个月或者40天，他吃不起，但在印度买的话只要五千块，可是不允许入关。‘难道我等死？’魏则西如此写道。”这与电影《我不是药神》的故事情节颇为相似，或许魏则西事件除了揭露百度竞价排名和莆田系的丑相之外，还有更多耐人寻味的东西。

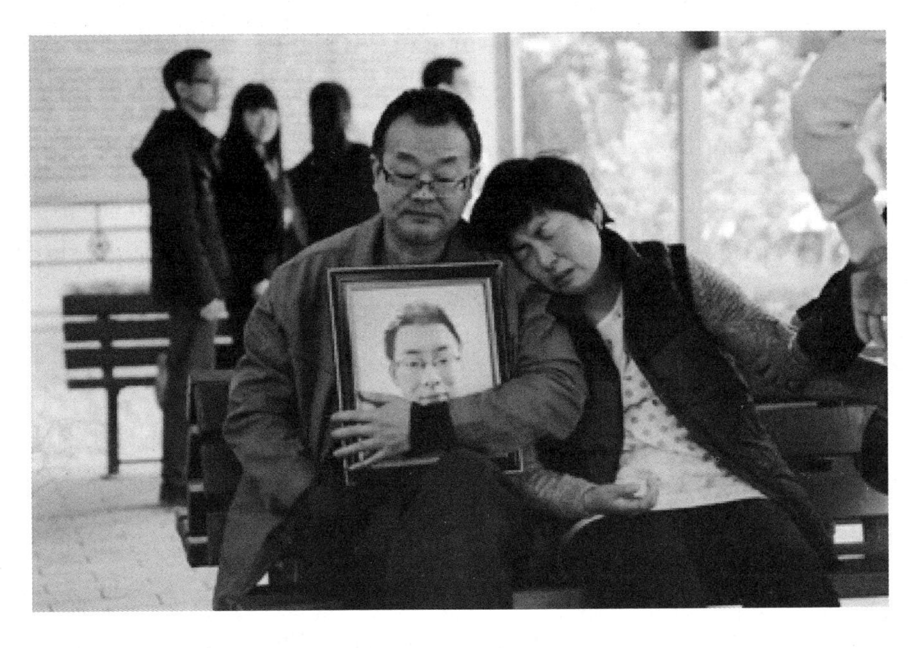

图2－39　《新京报》《青年魏则西之死》报道配图

事件追踪报道：

从2016年5月3日《联合调查组进驻百度查“魏则西事件”》，到4日《中央军委等对武警北京二院进行调查》《工商总局受理“百度推广涉广告”申请》，再到5日《武警部队回应“魏则西事件”：绝不姑息》《海淀工商：立案调查“百度推广涉广告”》《网站“挂靠”武警北京二院18

科室》，以及10日《武警二院存科室违规合作》，此类报道简单明了，从标题就能获取关键信息，都是事件发展过程中各部门做出的回应与决定，或是事件调查过程中涉及各方面的最新结果。此类报道采用消息报道常用框架，时效性较强。

法律与责任分析：

《“魏则西事件”，多少法律责任待澄清》，从标题就可以得知该文是责任归属框架。文章有理有据，根据魏则西事件当中的种种问题，一一对应相应的法律条例进行责任划分，如《广告法》《首批允许临床应用的第三类医疗技术目录》《侵权责任法》等。文中指出如果涉事医院的相关责任被坐实，那么百度则可能就是责任链的下一环。通过对涉事各方的责任分析，呼吁有关部门对该事件的定性与责任判定尽快有个明确的说法，同时期待借此事件之机避免“魏则西”类的悲剧再次发生。该评论出自华南理工大学法学院讲师叶竹盛之笔，对于商业团体游离于法律与道德伦理界限之间的行为提出指责，认为不违法不一定等于不作恶，但是连不违法都做不到的地方，不作恶也是不可能的。

《魏则西事件，谈伦理前先谈法律》提问：魏则西通过百度搜索获得虚假医疗信息的过程中，到底存不存在法律上的责任？也就是说，从法律上讲，百度是否需要对魏则西的损失乃至死亡负责？通过对百度广告服务既往案例与《广告法》的分析，指出商业巨头有时候能成为商业伦理的标准制定者，但是一个社会对商业力量的认识，首先应该在法律上站住阵脚。

恶性商业模式分析：

《魏则西之死，何以引起舆论沸腾》回答了魏则西之死之所以引起舆论怒火，是因为这种肮脏的商业模式已经持续了太久，已经在整个社会积累了太多的受害者，埋伏了太多的怨言。文中主要指责百度竞价排名以及莆田系的恶名由来已久，因其问题频发引得百姓和患者怨声载道，媒体也频频曝光，但这一切似乎都无法阻止百度和莆田系的商业模式利润滚滚，在连年的舆论炮火中，百度和莆田系似乎总能全身而退。在这样的情形下，作者表示有关部门监管之责与监管之失更值得讨论与关注，呼吁调查组不仅仅要进驻百度公司和涉事医院，莆田系种种医疗黑幕背后监管不作为的原因，同样需要调查。

《人性荒芜的商业模式应走向终结》表示，无论是涉事互联网企业还是相关医疗机构，其盈利模式中责任的荒废，始于精神家园人性的荒芜。吸取这次事件的教训，需要的不仅仅是弥补法治的短板，更需要重塑根植于某些企业基因中的商业伦理和模式。百度的整改以及相关搜索行业生态的变化，更警示当今以及未来的商业领袖与精英，丧失情怀、无视社会责任将寸步难行。

免疫治疗法解读：

《卫计委：免疫细胞治疗技术属临床研究》：大学生魏则西的去世，将“免疫细胞治疗技术”推上风口浪尖。这种技术是否成熟、是否能用于临床，引发各方关注。文章根据 2016 年 5 月 4 日上午国家卫计委召开的关于规范医疗机构科室管理和医疗技术管理工作的会议内容，以及《国家卫生计生委关于取消第三类医疗技术临床应用准入审批有关工作的通知》《首批允许临床应用的第三类医疗技术目录》等相关文件，对“‘按临床研究执行’是何意？该技术如何应用于临床？对付肿瘤能有多大效果？为何在 2015 版目录中消失？该治疗技术如何监管？”等几个焦点问题进行了采访调查并做出了解答。其采访对象包括中国医院协会医疗技术应用管理分会副主任委员、北京市宣武医院胸外科支修益教授，北京大学医学部免疫学系副主任王月丹，北大肿瘤医院软组织和腹膜后肿瘤中心主任郝纯毅等相关医疗专家，信源可靠且具有权威性，对社会各界关于“免疫细胞治疗法”的疑惑进行了释疑。

《六问生物细胞免疫疗法》表示，魏则西“知乎”上的留言，让武警北京总队第二医院的生物细胞免疫疗法“走上台前”。针对武警医院为魏则西提供的生物细胞免疫法，提出六大疑问：滑膜肉瘤是种什么病，怎么治？生物免疫疗法怎么治疗？“免疫治疗技术”是否成熟？生物免疫疗法有多普及？医院引进新技术有何流程？生物免疫疗法是否接受监管？记者采访了北大肿瘤医院软组织和腹膜后肿瘤中心主任郝纯毅以及业内相关人士，对滑膜肉瘤病情和治疗技术进行了系统的介绍。此外，记者通过自行调查获取了丰富的背景材料和科学解释，包括《医疗技术临床应用管理办法》《首批允许临床应用的第三类医疗技术目录》《人体细胞治疗研究和制剂质量控制技术指导原则》等，信息来源可靠，形成了一篇较为系统的医学科普框架的报道。

“莆田系”乱象分析：

《是什么让莆田系在问题中做大》指出调查百度，离不开深挖莆田系。文中对莆田系的扩展进行了梳理：从福建莆田一个乡镇走出来的莆田系，30 多年来，星火燎原，越挫越奋，遍地开花。随着国家对民营医疗机构从宽容到许可到鼓励，莆田系也进一步抓住机会转型升级。文章指出，伴随着莆田系的扩张，其夸大宣传、过度医疗及乱收费等问题广受诟病，似乎并没有被纳入有效监管，监管缺失很可能造成莆田系医院鱼龙混杂、草菅人命的混乱局面。不过，文中“据报道”“估计”等用词使得相关论证的说服力度不够。

《公立医院是怎样被莆田系“攻陷”的?》指出，魏则西事件引起热议的同时，有关莆田系给分布在全国各地多所医院的主要官员、科室主任以及医生“发放”现金的名单和“承包”医院科室的利润分成合同被曝光。其表示虽尚不能确定以上曝光内容是否属实，但其与众多正规医院的媾和，却是不争的事实。不仅如此，莆田系除了从医院“借力”，还善于“造势”。莆田系的疯狂扩张，往往是以金钱开路、利益扭结的方式进行，某种程度上讲，其行为不仅助长了公立医院的僵化，也推高了社会公众就医的成本，从而加剧了医疗腐败。而最终的买单者，仍是奔波于各大医院的“魏则西们”。该评论用词用语恰当谨慎，对未成既定事实的情况不做过多判断，但对于公众心知肚明的“莆田系”式的不法行为与腐败黑暗敢于发声斥责。

《骗子医院“成功”背后的心理学陷阱》表示，有些莆田系医院在业务定位上，很好地利用了人们的两种心理：一是难言之隐的心理，所以莆田系的医院以及承包科室的业务定位首先就聚焦在“下半身”问题，性病、不孕不育、人工流产等；二是病急乱投医的心理，越是现代医学束手无策的疑难疾病，或者无法治愈的绝症，有些莆田系医院就越是会信誓旦旦地做出承诺。而事实上，最容易被某些莆田系医院洗劫一空的往往是对社会医疗资源享受相对弱势的群体。他们在医院散尽家财，却又缺乏能力、途径和资源讨回公道。从某种意义上说，某些莆田系医院的“成功”反映的是我们社会严重的医疗伦理问题。作者则将这种恶行称为“临终掠夺”。此文从心理分析角度揭示莆田系医院的策略与手段，能够为广大患者提醒提防“莆田骗局”。

《是时候根治医院科室外包乱象了》指出医院科室外包，本就是种该治的病。作为滤镜的魏则西事件，将多重触发社会痛点的乱象暴露在了公众面前，其中公立医院科室外包就是问题中的问题。缘起于20世纪80年代的科室承包已经异化至畸形，加之莆田商业模式的混杂，已演变为一种医院科室承包乱象。魏则西事件已敲响警钟：无论是承包后自营，还是那种挂靠公立医院依托其挂号、收费系统搞提成的隐形外包，都是亟待剜除的毒瘤。

百度一下，你就知道？

魏则西事件引起公愤，公众情绪直指百度。《百度不讲情怀，就别感到委屈》表示，在魏则西事件上，百度究竟应承担什么法律责任，仍需有关部门调查，但若说百度没有一点责任也不可能。舆论汹汹所指，并非仅仅针对魏则西事件，而是对多年来百度医疗推广竞价排名、售卖贴吧等一系列逾越道德底线做法的不满。百度虽然技术很强大，但公众看来，百度很难说是一家讲情怀的企业。

《田军伟：“死磕”百度5年》见报时，田军伟已经举报百度五年了，比魏则西大9岁的他，同样受到百度推广中的虚假信息欺骗，虽不是致命的信息推广，却也让他倾家荡产。田军伟表示“魏则西用生命换取大家对百度推广的关注，代价太大了”。而他最难以理解的还是：“认定百度推广是广告，很难吗?”田军伟的故事中还不乏张文庆等受骗者，可见受百度推广之害的人不在少数，但像田军伟这样执着的或许就寥寥无几了。该报道的价值在于，通过田军伟等的遭遇的补充，描绘出一个百度推广受害群像，在惋惜魏则西的同时，质疑为何百度推广及竞价排名能打擦边球，免遭法律处罚。

《如何遏制“百度”们野蛮成长》从百度莆田事件窥见整个互联网的乱象并指出整改方法。随着患癌大学生魏则西的不幸去世，互联网企业的规范治理，正成为全民关注的议题。这其中透射出一个本源性问题，就是当前国内互联网行业存在明显公私失范和治理失序。遏制“百度”们野蛮成长，建立互联网新秩序，既需要矫正监管的缺位、越位和不到位问题，还要提高互联网领域的市场化程度，完善市场自律自治体系，以通过监管他律与市场自律自治，构建出一个公私边界清晰、秩序井然的互联网新生态。

微言大义：

《微言大义》是笔者认为《新京报》一个十分有意思的报道框架，其直接选取某一时间段内网友们对于一个事件/一个人物的评论和看法，不掺杂任何描述，也不进行转述。这样的报道框架的设置，能够为公众意见提供一个“上榜”的机会，也能让受众听取除媒体以外的更多声音。虽然该类框架没有媒体主观意见的渗入，但经过把关过滤的声音也代表了媒体的一定认同，并且借助平台的“放大镜”效果将其凸显出来。以下就是部分“微言大义”版块的内容：

郑俊：#魏则西事件#

真正需要反思的是监管部门。类似事件屡次发生，无疑暴露了医政监管的漏洞，不能以一次次的“命案”来推着监管部门往前走。从此次事件中，魏则西之死在很大程度上是由于对百度的信任，而之前发生的百度“信用危机”，并没有让百度做出改变，一大原因在于监管部门没有做出相应的措施，也没有制定相应的防范机制，这就会让民众产生一种“被愚弄”的错觉。因此，相关部门不妨以此为契机，用真诚的态度和恰当的处理方式唤回公众失去的信任，避免类似事件再次发生。

杨贤潮：#魏则西事件之反市场化#

魏则西之死是医疗监管的缺位，是政府这只有形之手“肌无力”的结果，而不应该将罪魁归于市场化，甚至得出反医疗市场化，这是板子打错了屁股，这是要走改革回头路的倾向。相反，中国医疗市场化做得还远远不够，要大踏步往前走，这样才会对追求短期利益、搞热钱的民营医院形成竞争压力，促使其追求服务水平的提高。与此同时，监管的手必须强有力，才能牵制住市场这个牛鼻子。

青青碧草绿油油：#魏则西事件之百度#

百度引起公愤，是因为其一贯的行为给人留下了不良印象，还源于百度是每个人都接触到甚至是比较单一的信息获取渠道，因而与每一个批评者切身利益和未来安全感相关。百度作为企业，于该事件上也许在法律上没有太大问题，也许网友的辱骂过于情绪化，但魏则西事件只是舆论矛盾的导火索。如果百度的竞价机制仍然良心泯灭，即使没有这一事件，终有一天还是会被千夫所指。

山东常睿：#最美莆田人#

因魏则西事件，一些莆田系医院与百度，正在经受媒体的不断拷问。之所以引起社会共鸣，都是因一些莆田系医院夸破海口包治好，收了大把钱，不但没治好，还耽误最佳治疗期。这些无良医院确实给莆田人抹了黑，相信大部分莆田人，也会深恶痛绝。但在这个火候上，当地媒体和企业偏要开展“最美莆田人”评选，拉好人给某些莆田系医院背书，这是生怕事情闹小了。

谭敏涛：#魏则西式小人物“成名”#

多数小人物的“成名”并非自愿，而且他们还付出了生命的代价。小人物的命运，折射的是时代的脉搏。从魏则西事件中，我们读出了医疗乱象和监管失责。但我们不能以牺牲普通人的生命作为改革的成本，如果任由魏则西的死却没有激活任何制度改良，那下一个魏则西就不会离我们太远。

云遮月：#魏则西事件之企业情怀#

一个企业是否有情怀并不需要自己来标榜。但一家有社会责任感的企业必定也会是一个有情怀的企业，一个有情怀的企业必定会在百姓心中留下印迹。作为百度，为了钱财，不惜“助纣为虐”，说一千道一万，即使你主观上并不想作恶，但是在客观上你已经和作恶者同流合污了。你要洗脱自己的污名，不是自己为自己开脱，而是正本清源，从头来过。除此之外，别无他途。

事件八：2016年广东省人民医院退休主任被砍事件

1. 事件经过

2016年5月5日下午6时左右，广东省人民医院口腔科陈仲伟主任在家中被一名患者砍成重伤，生命垂危。

5月5日21时许，广州市公安局官方微博发布通报称，17时20分许，越秀警方接到群众报警，称有一名男子在东川路某大院内持刀伤害他人。民警赶到现场后发现嫌疑男子已经坠楼身亡。

7 日，广东省人民医院发布消息称，进行了长达 43 个小时连续抢救后，陈仲伟终因伤势过重，抢救无效去世。

据悉，凶手是陈仲伟之前的患者，有一种说法是凶手 20 多年前做的烤瓷牙变颜色，要求索赔，此前已经来医院闹了几天，这次直接尾随陈仲伟到家中行凶。

2. 样本选取

（1）《人民日报》

2016 年 5 月 9 日　《尽力给医生执业切实安全感》

（2）《新京报》

2016 年 5 月 8 日　《广东被砍医生抢救 43 小时后去世》

2016 年 5 月 9 日　《伤医事件，别让舆论内耗扩大伤害》

2016 年 5 月 10 日　《每一起“暴力伤医”都只是刑事个案》

2016 年 5 月 11 日　《医患纠纷是难看的“糖尿病足”》

2016 年 5 月 13 日　《广州杀医案后：全省排查伤医倾向人群》

3. 宏观框架分析

（1）《人民日报》

《尽力给医生执业切实安全感》认为现在安保力度明显不够，应该从加强安保方面（硬件和软件）给医生安全感，构建了制度的责任归属框架。

（2）《新京报》

该报纸在被害人死后第一时间报道了此次事件，并在此后五天内连续推出相关报道，仍然是评论与消息相结合。

在所涉及的报道中，《广东被砍医生抢救 43 小时后去世》在事发后初次报道，所构建的是医患矛盾冲突的框架。

评论《伤医事件，别让舆论内耗扩大伤害》和《每一起“暴力伤医”都只是刑事个案》则是把矛头对准舆论，认为但脱离事实依据的舆论互撕，除了恶化医患关系别无益处。共同构建了媒体的责任归属框架。

而评论《医患纠纷是难看的“糖尿病足”》则认为医患冲突的背后是各种复杂的原因相互交织的结果，不是简单的舆论催生，构建了制度的责任归属框架。

《广州杀医案后：全省排查伤医倾向人群》的报道显得更为全面，构建了患者的责任归属框架。

4. 微观框架分析

（1）《人民日报》

评论《尽力给医生执业切实安全感》一文把制度的落脚点放在了医院的安保体系上，这对于保护医生的安全有着重要的现实意义。标题中“尽力”显示出了作者的决心。但也指出存在的问题：硬件达不到，软件很困难。所以需要医院、政府、媒体、社会和民众的合力参与，不断完善安全标准，严格落实安全措施，建立严格问责机制，识别潜在危险因素，这样才能令暴力伤医事件从“零容忍”到“零发生”。

（2）《新京报》

《广东被砍医生抢救43小时后去世》一文中的采访对象大部分较为模糊，只涉及官方和医方，缺少患方的话语。其次，采访内容比较准确。例如，在描述受伤部位等专有名词时，所用词语“下腔静脉”“肠系膜下静脉”“左腹部”等；在描述受害医生的伤势时，所用词语“砍伤”“斩断”“长达43个小时的抢救”等。文中“患者是退伍军人，身材高大魁梧”与“60岁退休医生陈仲伟”形成鲜明对比，细节刻画更能起到渲染效果。此外，对于陈医生“主任医生”“行政主任”“从事医疗、教学及科研工作三十年”“较高的诊治水平”等用语的描绘，以及市民“深感震恸”“自发来到广州市的英雄广场，深切悼念陈医生”的描述，勾勒了陈仲伟光鲜的医者形象。文章最后的追访，则是落脚在了对陈医生的哀悼，“令人唏嘘”“请给我一个坚持下去的理由”都表明了对医患现状的担忧。同时，借中山一院医生的一席话“一方面要对暴力行为零容忍，另一方面，大家必须明白医学科学非万能，对一些医患间的矛盾，应有更好的处理方式，如推行医责险，不要再让医生成为牺牲品”发出保护医生呼吁。文中的采访对象信息相对模糊，如果能明确身份会更好。

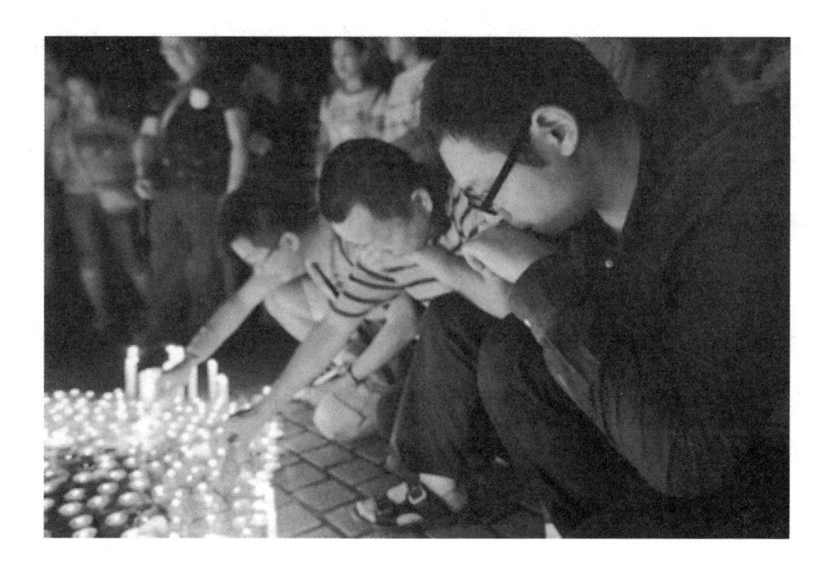

图 2－40 《新京报》《广东被砍医生抢救 43 小时后去世》报道配图

（市民自发悼念）

《伤医事件，别让舆论内耗扩大伤害》一文的作者站在生命至上的立场上，对舆论的不负责表示不满，认为“这是整个社会的不幸”，体现了媒体的公正态度。其表示，伤医事件对社会各方都是伤害，若事后舆论止于互撕，那我们在情绪化中，失去了理解和包容，也失去了真正应面对的靶心。陈仲伟的厄运，让人们不约而同地摁下了“痛心”的情感按钮，与此同时，还有些舆论则在刺激着这类情绪：有的网民仍抱着“一个巴掌拍不响”的荒谬逻辑，做起了伪理中客；还有人将个体经验嫁接其上，认为医生群体是在为医疗寻租等埋单。作者对于公共舆论场中脱离事实依据的争论进行斥责，认为面对伤医事件，我们的情感反馈既要就个案出发，也要超越立场站队框定的医患关系认知，生命至上的立场乃是首位。评论《每一起“暴力伤医”都只是刑事个案》出自一名检察官之笔，作者同样在谴责舆论的放大效应，认为这些都是一个个孤立的刑事案件，不意味着所有患者对医生的仇恨，不能绝望。网络舆论场上会有种种暴戾之气、芜杂之音。对付这些负能量，不能依靠行政强制管理，而应用健康阳光的舆论来引导。

评论《医患纠纷是难看的“糖尿病足”》作为一篇专栏文章，作者从心理学的角度，引用中山医院杨震医生的比喻“医患纠纷就好比是‘糖尿病足’”[①]，来说明医患冲突是一种整体病态的反应，而不能归咎于某单方面的原因。患者因病痛单一归咎于医生，医生因遭受压力和威胁怪罪媒体报道都是陷入了认知的误区。医患冲突愈演愈烈背后，原因复杂多维，有病情本身的原因，也可能是医学的、经济的、心理的、传播的等其他因素错综复杂地交织在了一起，更重要的是还与医疗资源严重匮乏有关。

《广州杀医案后：全省排查伤医倾向人群》报道的主体并不是标题内容，但使用这样的标题可表明政府对此事件的重视。这篇报道从被害医生出殡到之前与疑犯的冲突再到对医生的回忆都十分详细。采访对象多元，内容准确，在引用《中国医师执业状况白皮书》的数据分析时也十分详细。同时还通过《新京报》关于医患冲突报道的数据来说明：对患者要求未被满足、伤人者处在精神不稳定状态等因素是大多数伤医事件的起因。让人们更多更准确地了解到医患关系的现状。关于该医生的评

---

① 糖尿病发展到晚期，病患常常在下肢出现溃疡或者坏疽，这被称为“糖尿病足”。糖尿病足是全身疾病，如果仅仅是将脚痛归咎于脚的问题，根本就于事无补。

价，多使用“顶级专家”“平易近人、业务精湛”“老实、简单、有学术影响力”“舍不得手术刀”等词语来形容，显示出了医生在这次事件中的弱势。

事件九：2016 年重庆市石柱县中医院外科主任被砍事件

1. 事件经过

2016 年 5 月 10 日凌晨 2 时许，重庆市石柱土家族自治县中医院外科主任汪永钦被三名患者砍伤，被送往 ICU 抢救。

当天下午，新京报记者从石柱县公安局获悉，10 日凌晨 2 时许，手指受伤的向某（19 岁，石柱县六塘乡人）在曹某（18 岁，石柱县冷水镇人）、刘某（18 岁，石柱县沙子镇人）陪同下，到石柱县中医院三楼外一科治疗。汪某（42 岁，石柱县悦崃镇人，县中医院外一科主任）检查后建议进行清创缝合术，向某等三人坚持只包扎，双方发生争执，三人持刀将汪某背部、面部刺伤后逃跑。接报警后，石柱警方迅速展开调查、抓捕，8 小时后将三名嫌疑人全部抓获。

2. 样本选取

（1）《人民日报》

无相关报道

（2）《新京报》

2016 年 5 月 11 日　《重庆一医生被患者砍伤　3 嫌犯被刑拘》

2016 年 5 月 12 日　《患者有没有觉得有些医生不行》

3. 宏观框架分析

在广东被砍医生出殡当天，重庆又发生了这次医患冲突事件。《新京报》在此次事件中的报道有消息和评论各一篇。其中《重庆一医生被患者砍伤　3 嫌犯被刑拘》呈现了医患矛盾冲突的框架。而评论《患者有没有觉得有些医生不行》则认为医生确实存在很多问题才导致了患者的不信任，建构了医生的责任归属框架。

4. 微观框架分析

《重庆一医生被患者砍伤 3 嫌犯被刑拘》一文中的消息来源主要为该医院的医生，他们对被害医生评价为“骨干医师”“为人友好”“对病人耐心负责”“业务能力非常出色”，而认为疑犯则是“脾气比较暴躁”“异常激动”，这就让受众感觉医生属于弱势的一方。值得一提的是，文中交代了一处细节：“网上流传出一份《石柱中医院（除危重及抢救患者外）全面停诊倡议书》（以下简称《倡议书》)，《倡议书》中称，5 月 10 日是全国医务工作者为陈仲伟教授举行追悼会的日子。”而在这一天，江西省人民医院也发生了暴力伤医事件。

评论《患者有没有觉得有些医生不行》则是一名医生从专业的角度“有一说医”，认为现在确实有很多医生违背了医德，大处方的有之、过度检查也有之，因为某些原因敷衍了事的也有，尽管这些现象不是主流，但只要存在 1 例就足以抹杀很多医生辛苦的付出。标题站在患者的角度思考医患冲突事件发生的一些必然性。回到医生的角度上，医生的种种愤怒与伤感，在社会上却很少引发共鸣。“好事不出门，坏事传千里”，这样的事件很容易让公众形成对医生群体的偏见。相比其他体制的因公殉职者，一些医生遇害之后，对于医生个人及其家庭的关爱，还稍显缺位，医生也难以感到来自体制内的关怀，这也是让医生群体愤愤不平的原因之一。

事件十：2016 年湖南省邵东县人民医院医生被殴致死事件

1. 事件经过

2016 年 5 月 18 日 13 时 40 分左右，湖南省邵东县人民医院发生一起患者家属殴打伤害医生事件。事发时，一名交通事故受伤患者进入该院五官科诊室就诊，医生王俊在接诊时，因患者家属不满，被殴打导致重伤，该院医生和湖南省专家的抢救没能挽回他的生命。17 时 15 分，王俊被宣告死亡。

2. 样本选取

（1）《人民日报》

2016 年 5 月 20 日 《请对医生好一点》

（2）《新京报》

2016 年 5 月 18 日 《湖南邵东遇袭医生抢救无效身亡 院方正在善后》

2016 年 5 月 18 日 《湖南警方通报邵东袭医案：3 名嫌疑人均被控制》

3. 宏观框架分析

（1）《人民日报》

《人民日报》在此次事件中依然运用评论这一体裁。《请对医生好一点》的作者和前文提到的《尊重医生就是尊重生命》的作者是同一人，与前一次不同的是，这次的语言更加感性，从而构建了事件分析建议的框架。

（2）《新京报》

《新京报》在事发当天就推出两篇报道：《湖南邵东遇袭医生抢救无效身亡 院方正在善后》和《湖南警方通报邵东袭医案：3 名嫌疑人均被控制》，均属于消息报道，第一篇构建的是医患矛盾冲突的框架，第二篇则构建的是患者的责任归属框架。

4. 微观框架分析

（1）《人民日报》

《人民日报》的这篇评论《请对医生好一点》语言带有强烈的感情色彩，有种呼吁大家这样做的感觉。文中“生命的守护神”“为你提灯的人”“为你生火的人”“善良和慈悲”等语言都明显是在赞扬和歌颂医生，认为患者不应该这样暴力地对待医生，从而将医生放在了明显的弱势地位。

(2)《新京报》

《湖南邵东遇袭医生抢救无效身亡　院方正在善后》通过邵东县委宣传部、邵东县人民医院五官科工作人员、邵东县人民医院医护人员、邵东县人民医院办公室相关负责人等消息来源，介绍了王俊医生遇袭的大致情况。《湖南警方通报邵东袭医案：3名嫌疑人均被控制》以邵东县人民医院工作人员、邵东县人民医院办公室的消息补充了王俊医生的遇害情况，并通过湖南省公安厅的通报介绍了犯罪嫌疑人的被捕情况。两篇报道采访对象基本是医方和官方，"性格很好""从未与同事急眼争吵"说明了医方的态度，但是并没有对患方的采访。同时，两篇报道作为简短的消息报道仍出现部分重复的内容。

(四) 研究总结

表2-7　《新京报》和《人民日报》关于医患关系报道的分布情况　单位：篇

报纸	年份／报道数量	2012年	2013年	2014年	2015年	2016年	总计
《新京报》	医疗纠纷报道	21	20	23	20	30	114
	医患冲突报道	3	6	10	4	5	28
《人民日报》	医疗纠纷报道	41	26	53	57	31	208
	医患冲突报道	7	6	7	7	3	30

我们分别以"医疗纠纷"和"医患冲突"为关键词，在超星读秀报刊中文数据库中搜索，得到了表2-7中的数据。根据图表我们可以看出，关于"医疗纠纷"的报道数量要远多于"医患冲突"的报道。因为医疗纠纷涉及的范围要更广，复杂程度更深，有的纠纷并未产生冲突，而是以其他形式进行。而我们这次主要选取的是医患冲突的报道，所以样本数量可能不如预期多，但通过已有样本的观察与分析，仍能总结出医患冲突报道的框架特点所在。

表 2－8　　《新京报》和《人民日报》宏观框架分布情况　　单位：篇

<table>
<tr><th>报纸</th><th>框架分类</th><th>子类目</th><th>数量</th><th>占比（%）</th><th>报纸</th><th>框架分类</th><th>子类目</th><th>数量</th><th>占比（%）</th></tr>
<tr><td rowspan="7">《新京报》</td><td colspan="2">医患矛盾冲突</td><td>12</td><td>17</td><td rowspan="7">《人民日报》</td><td colspan="2">医患矛盾冲突</td><td>2</td><td>8</td></tr>
<tr><td rowspan="5">责任归属</td><td>媒体责任</td><td>5</td><td>7</td><td rowspan="5">责任归属</td><td>媒体责任</td><td>2</td><td>8</td></tr>
<tr><td>医方责任</td><td>7</td><td>10</td><td>医方责任</td><td>1</td><td>4</td></tr>
<tr><td>患方责任</td><td>11</td><td>15</td><td>患方责任</td><td>0</td><td>0</td></tr>
<tr><td>制度责任</td><td>12</td><td>17</td><td>制度责任</td><td>11</td><td>42</td></tr>
<tr><td>其他责任</td><td>10</td><td>14</td><td>其他责任</td><td>3</td><td>11</td></tr>
<tr><td colspan="2">事件分析建议</td><td>14</td><td>20</td><td colspan="2">事件分析建议</td><td>7</td><td>27</td></tr>
<tr><td colspan="3">总计</td><td>71</td><td>100</td><td colspan="3">总计</td><td>26</td><td>100</td></tr>
</table>

从表 2－8 中我们可以发现，《新京报》和《人民日报》在构建宏观框架时都着重于责任的归属框架，而其中又以制度的责任归属占最大比重，说明当前医患冲突的最主要原因仍然是制度之弊。此外，两家媒体都注意构建事件分析建议框架，试图规劝涉事方并提出意见与建议。

表 2－9　　《新京报》和《人民日报》微观框架分布情况　　单位：篇

<table>
<tr><th>报纸</th><th>类型</th><th>子类目</th><th>数量</th><th>占比（%）</th><th>报纸</th><th>类型</th><th>子类目</th><th>数量</th><th>占比（%）</th></tr>
<tr><td rowspan="11">《新京报》</td><td rowspan="5">报道主题</td><td>事件分析及建议</td><td>31</td><td>44</td><td rowspan="11">《人民日报》</td><td rowspan="5">报道主题</td><td>事件分析及建议</td><td>19</td><td>73</td></tr>
<tr><td>事件经过及结果</td><td>14</td><td>20</td><td>事件经过及结果</td><td>2</td><td>8</td></tr>
<tr><td>事件深度调查</td><td>20</td><td>28</td><td>事件深度调查</td><td>2</td><td>8</td></tr>
<tr><td>政策法律法规</td><td>3</td><td>4</td><td>政策法律法规</td><td>3</td><td>11</td></tr>
<tr><td>其他</td><td>3</td><td>4</td><td>其他</td><td>0</td><td>0</td></tr>
<tr><td rowspan="6">报道体裁</td><td>消息</td><td>16</td><td>23</td><td rowspan="6">报道体裁</td><td>消息</td><td>3</td><td>12</td></tr>
<tr><td>评论</td><td>28</td><td>39</td><td>评论</td><td>19</td><td>73</td></tr>
<tr><td>深度报道</td><td>17</td><td>24</td><td>深度报道</td><td>3</td><td>12</td></tr>
<tr><td>图片新闻</td><td>0</td><td>0</td><td>图片新闻</td><td>0</td><td>0</td></tr>
<tr><td>专访</td><td>4</td><td>6</td><td>专访</td><td>1</td><td>4</td></tr>
<tr><td>其他</td><td>6</td><td>8</td><td>其他</td><td>0</td><td>0</td></tr>
</table>

续表

报纸	类型	子类目	数量	占比（%）	报纸	类型	子类目	数量	占比（%）
《新京报》	报道篇幅	整版	24	34	《人民日报》	报道篇幅	整版	0	0
		1/2 版	13	18			1/2 版	4	15
		1/4 版	19	27			1/4 版	4	15
		1/4 版以下	15	21			1/4 版以下	18	69
	主要消息来源	医方	13	18		主要消息来源	医方	4	15
		患方	7	10			患方	0	0
		媒体	21	30			媒体	15	58
		专家	16	23			专家	3	12
		官方	7	10			官方	4	15
		其他	7	10			其他	0	0
	报道倾向	正面	8	11		报道倾向	正面	11	42
		负面	22	31			负面	2	8
		中立	41	58			中立	13	50

从表 2－9 的报道主题来看，《人民日报》的所有样本当中总体上围绕“事件分析及建议”展开，占到了 73% 左右；其次是关于“事件经过及结果”和“事件深度调查”的报道，二者均占比 8% 左右。可见，《人民日报》的报道主题相对单一，主要是围绕事件展开相关评论及建议以规劝受众。相比较而言，《新京报》的报道就更加多元化，有关“事件分析及建议”占据样本总数一半不到的比例，约 44%，而有关“事件经过及结果”和“事件深度调查”的报道二者相加起来也不过近半数。由此可见，《新京报》的报道主题分配比较均匀，主题选择上更加侧重多元化，让受众从不同的角度去了解事件的全过程，同时该报还注重对事件的追踪，从事件发生到结果都有涉及，报道时间跨度大。

从报道体裁来看，《人民日报》主要集中在对事件的评论上，评论体裁大约占样本总数的 73%，消息类报道、深度报道则很少，二者占比皆仅有 12%，所以该报主要还是侧重于以传播意见性信息为主要目的和手段。

通过评论代表党媒对事件表达观点和态度，从而引导正确的社会舆论。而《新京报》则侧重于不同形式的发声：其中最多的还是新闻评论这一通用的体裁，占到了 39%，消息类报道和深度报道比例相当，二者分别占比 23% 和 24%。总体来看，《新京报》各体裁分布比较均匀，说明该报不仅倾向于对事件的及时报道，而且还注重对事件根源以及相关问题的透彻分析。需要说明的是，在相关的消息类报道中也会配有部分图片，考虑到图片不是主体内容，所以并没有归入图片新闻报道中。

从报道篇幅来看，《人民日报》的报道篇幅普遍偏小，基本上在 1/4 版或 1/4 以下，总共占到了 85%。占到 1/2 版的仅有 15%，这说明该报纸对“医患冲突”这个敏感的词语略带保守。作为党政机关的喉舌，所涉及的负面报道往往不能太过冗长。而《新京报》在篇幅方面的限制因素就少了许多，编辑记者可以“大展拳脚”：1/2 版及以上的报道超过半数，其中光整版报道就占到了 34%，且基本上是深度报道。以上数据对比可以表明，《新京报》在还原事件的完整程度上以及对相关新闻背景的补充上略胜一筹。当然，还有一个不能排除的原因是《新京报》的版面是 390mm * 540mm，而《人民日报》的报纸版面是 594mm * 840mm，这也是影响报道文章排版的客观因素所在。

从主要的消息来源来看，《人民日报》主要选择的是媒体的声音，超过了半数，基本上是本报评论员的观点，这些人充分代表了党媒的态度。此外还有部分专家（财经、法律等）和官方政府的发声，这些消息来源比较权威，可以有效地增加信息的准确性，以保证正确的舆论导向。而《新京报》的消息来源就显得更加多元，所有的来源都有涉及。当然最多的仍然是媒体的声音，占到了 30%。值得注意的是，相比《人民日报》对患方的“零采访”而言，《新京报》出现了患方的话语。尤其是在本文的事件五之后，患方的声音不断增加，这就逐渐平衡了医患双方的话语权，但二者之间的差距还是比较明显的。不仅如此，网友的声音也开始出现。在

“微言大义”版块每天都有网友的评论留言，这是群众意见的体现，是值得提倡的。

从报道倾向来看，无论是《人民日报》还是《新京报》，针对医患报道都更倾向于秉持中立的态度，统计的数据显示二者中立的报道倾向为半数或超过半数。除此之外，《人民日报》的正面报道占到了42%，而负面报道仅有8%，可见《人民日报》作为党和政府的“喉舌”，主要作用还是宣传党和政府的政策主张，坚持以正面宣传为主。即使是面对医患冲突这样的负面新闻，也在通过正面报道积极回应，努力缓和现有的医患矛盾，提倡建立医患之间良好的沟通机制，这是理所当然也是情理之中的。而《新京报》在这方面则与前者相反，虽然最多的还是坚持中立态度倾向，但仅从正、负面两个倾向来看，其倾向于通过负面报道来进行多元化表达。他们以第三者的视角审视现有的医患关系，面对医患冲突的负面新闻题材，该报在挖掘事件背后的真相时不可避免地要触碰到一些既得利益方，所以会有较多的负面报道。例如在本文事件七“魏则西事件”中，该报后续的深度报道更多的是关于涉事医院和网站的问题。这样的报道在加强民众对新闻事件认知的同时，还可以起到很好的社会监督作用，也是值得提倡的。

需要补充的是，在本文事件八“广东省人民医院退休主任被砍事件”、事件九“重庆市石柱县中医院外科主任被砍事件”中，《人民日报》没有大量报道，有可能是因为2016年5月8日福建三明发生泥石流地质灾害，而2016年5月12日又是汶川大地震的纪念日，所以与之相关的报道占据了大量篇幅，但该报也在宏观上进行了有关医患关系的报道。例如，在5月11日第二版“要闻”中推出：全国政协召开“深化医药卫生体制改革”专题协商会。5月12日第四版“要闻”中推出：图片报道上海市杨浦区沪东老年护理院的护士们关爱老人的事迹。5月13日第十九版“健康时空”中推出：当护士啥滋味［聚焦·走近护士（上）］以及第二十版“综合”

中推出：把医疗服务的重点下沉到基层（整版）。5 月 16 日第六版“要闻”中推出：“高盖”上的 90 后村医（守望）。5 月 20 日第十九版“健康时空”中推出：莫让护士被“忽视”［聚焦·走近护士（下）］等报道，均是试图缓和当前紧张的医患关系的重要体现。

三 医患冲突报道的结论及建议

从古至今，社会公众对于医生的形象所产生的刻板印象是根深蒂固的。医生形象一直被定义为认真、高尚、敬业、无私奉献。而现在的大众媒介无论是自觉还是不自觉地给我们提供的关于医生形象的典型案例与我们过去对于医生形象的判断逐渐不一致，其中也存在着对医生形象负面化建构的趋势。从我们的研究当中可以发现，报纸媒体主要是通过所建构的主题的宏观框架和消息来源等微观框架来对整个事件的发展起着引导性的作用。

（一）分析与结论

根据分析我们可以看出，媒体在报道医患关系时是有框架可循的。媒体的报道框架主要集中于责任归属和事件分析建议这两个方面。当然，不同媒体呈现出的框架也不同。在《人民日报》的主题框架中，医患之间激烈的冲突主题明显被弱化，更多的是从政府制度建设的方面来报道医患关系，从制度层面反思和解决医患矛盾，形成对舆论的正面引导。而《新京报》则更偏向于医患纠纷等冲突主题，对冲突背后的原因也比较关注，先进典型主题则较少提及。

此外我们还可以发现，在现有的主题框架下还存在一些问题，比如责任归属的片面化。如前所述，在所构建的冲突框架中，《新京报》多将冲突的原因指向医方或患方单方面。但其实无论是制度归因还是个人归因都各有利弊，二者应该综合考虑，单纯地突出哪一个都有失偏颇。可是如果过度强调现存的体制机制原因，特别是在诸如本文事件四“2013 年温岭市第一人民医院袭医事件”、事件八“广东省人民医院退休主任被砍事件”这样的暴力杀医案中，媒体常将问题原因归为体制弊端，从犯罪事实转向了体制问题，呼唤医改的紧迫性，这无形中就会淡化杀医者的责任。

而在所构建的微观框架中我们也会发现许多问题，比如消息来源的不平衡。在许多报道中，最多的还是媒体的声音，尤其是以评论这一体裁最为明显，他们往往站在事件的制高点对此表态，实际上可能并没有掌握第一手的信息。回到医患双方，医方声音大于患方的声音，患方的声音虽然在近些年有所增加，但还是明显处于劣势。如果偏重于一方的报道，会导致处于高权势地位的医方群体话语权力进一步得到提升，而处于弱势地位的患方群体的意见则被进一步弱化，并不利于医患双方的沟通。[①]

此外，《新京报》还存在煽情化表达的倾向，比如针对事件六的报道《杨冰　她和她没能保住的最后一个孩子》、针对事件七的报道《青年魏则西之死》都是带有明显煽情性的报道，使受众自然而然地站在患者一方。再比如《人民日报》的评论《请对医生好一点》，将医生塑造成神圣的“生命的守护神”，认为患者不应该这样对待医生，从而使受众无形中会站在医生一方。

所以我们可以发现，在两家不同媒体所构建的框架中，所呈现出的医生的形象也是不同的。当医方失语就会导致成为弱势群体，而患者声音的增加会使他们成为强者。总体来说，《新京报》虽有对个别医生的良好形象建构，但在部分报道里也呈现了管理不善、关心病人较少导致医患冲突加剧的医生形象。而《人民日报》则努力向受众呈现一种医生的乐于奉

① 邱月：《我国报纸媒体医患关系新闻报道分析——以〈人民日报〉〈南方周末〉为例》，《中国报业》2016 年第 8 期。

献、关爱病人的媒介形象。

(二) 思考及建议

现代社会中大众传播执行着极为重要的社会功能。一方面它可以通过其强大影响力，促成不同群体间的友好对话，调和了医患之间的矛盾，进而为我们营造了一个和谐的生活环境。另一方面又会因为报道的片面性、模糊性导致医患双方的冲突愈演愈烈。所以，笔者认为媒体应该做到以下几点。

第一，对于医患冲突事件的报道，媒体不应仅仅关注事件过程中的矛盾冲突点，应该尽可能全面地展示出事件中涉及的主题内容，让受众对事件有一个更好的了解，促进医患间关系的良性互动。同时，涉及对医疗制度的批判性评论较多，容易引导受众形成对现有制度的强烈不满，应该尽可能转变为官方对体制机制的改革方案，让受众看到制度的新希望。

第二，对于医患双方的话语，一不能牺牲患者的利益，二不能出现“弱势思维”，导致报道失去公正性。只有保持中立，客观公正报道和还原事实才能保证双方都充分发声，同时也不会左右受众的判断。笔者认为，媒体应在可控制的范围内，可以考虑多选取患方作为消息来源，因为他们在现实生活中代表了大多数的受众，并尽量规避展现患方群体的负面社会文化价值观念。

第三，对于报道的频率要把握适度，避免高频率、大篇幅地集中报道，因为这样会使得某个话题在一段时间内成为社会舆论的中心，加之现在自媒体的高度发展，舆论把控难度大，有可能会把医患矛盾推向不可逆转的对立阶段。

第四，在当前社会矛盾不断激化的时期，媒体首要职责就是向读者传递完整、准确、真实的信息。其次，关于后续报道和调查性报道，媒体须注重对事件进展和纠纷双方的客观陈述，而把医疗技术问题交由专家或业内人士来处理，切忌“媒介越权”。比较有代表性的是针对事件五“2014

年湖南省湘潭县产妇死亡事件”的报道中，某媒体在调查结果还没有出来之前就妄下结论，造成了不良的社会影响。所以媒体在履行社会监督职能的同时，更应该坚持以正面宣传为主，坚持在真实性基础上的正确引导。努力化解社会矛盾、改善紧张的医患关系。

总之，在处理当今“医生形象”报道这一问题上，疏导比争论更重要。媒体在对诸如此类问题的舆论监督时，该如何定位自身的角色，如何进行理性报道而非狂热的煽动，显得弥足珍贵。一方面要从安全、稳定出发，进行理性的舆论监督；另一方面，要全面分析矛盾，倡导社会合力解决医生形象负面化的舆论氛围。

第三节　事件的框架

我国因医疗纠纷而产生的医患冲突事件近年来呈现高发趋势，据中国医院协会的一项最新调查，我国每所医院平均每年发生的暴力伤医事件高达27次，2013年浙江温岭事件就是一个典型的个案。本章第一节我们讨论过，新闻框架理论认为新闻都有框架，而任何的新闻文本都只能“再现”部分的真实现象，如李普曼所说：在真实世界与我之间存在着一个“镜像”世界。这个“镜像”世界系统地影响着受众对现实世界的理解。我们每个人都生活在大众媒介建构的拟态环境中，我们的想法和行为都不可避免地受到媒体报道的影响。新闻报道不仅呈现医患关系，更将其对医患关系的定义转变为一种公共理解，为受众提供关于我国医患关系的基本认知框架。[1] 框架的实质在

[1] 马丽敏：《我国新闻媒体医患关系报道的受众研究》，硕士学位论文，陕西师范大学，2013年。

于新闻意义建构的过程，它不只是在宏观上告诉人们去想什么，更为重要的是它影响着人们怎么去想。媒体作为"镜像世界"的强有力建构者，对医患关系的形成和发展起着举足轻重的作用。

我国当下医患关系日趋紧张，医患矛盾日益激化，已成为当前社会中的一个极为严重的问题。长期以来，我国媒体医患关系报道的媒介框架作用于受众，不仅会影响受众对于我国医患关系的认知，还深刻影响着我国医护人员群体的形象，从而潜移默化地影响着我国医患关系。本节将从"温岭杀医事件"报道入手来考察新闻生产过程，尤其关注在新闻报道的常规框架中的消息来源、态度倾向、报道诉求、责任归因等方面对于新闻框架形成的影响，揭示出媒介是怎样通过新闻框架选择与重组机制来建构客观现实的，又是如何影响着受众对医患关系的观点和看法，从而有助于我们认识新闻活动的本质。与此同时，基于新闻框架下的某些弊端，希望大众媒介在报道中更加负起责任。

一 "温岭杀医事件"的媒介框架

（一）框架理论与"温岭杀医事件"

关于框架理论，我们在本章第一节进行了详细的论述。学者 Pan 和 Kosicki（1993）归纳了框架的两个基本类型：一种是起源于社会学理论。如我们前文所述，戈夫曼（Goffman）1974 年出版的《框架分析》一书，第一次将框架的概念应用于传播过程之中，戈夫曼把框架理论简单定义为："个人组织事件的心理原则与主观过程。"在他看来，"人们是将日常生活的现实图景纳入框架之中，以便对社会情景进行理解与反映。人们借助于框架来识别和理解事件，对生活中出现的行为赋予一定的意义，否则这些行为和事件就没有任何意义"。[①] 第二种是源于心理学。研究人工智能

---

① ［美］李特约翰：《人类传播理论》，史安彬译，清华大学出版社 2004 年版，第 178 页。

的美国计算机学家米斯凯（Minsky，1975）认为，我们的知识是以数据结构的形式存储在记忆中的，他称之为框架。笔者研究过程中所采用的观点主要来源于研究者甘姆森（Gamson）的框架理论，在他看来，框架一方面指的是“界限”（boundary），可理解为对社会事件的规范，人们借此观察客观现实，凡是被纳入这个框架之中的，即成为人们认知世界中界限；另一方面则指人们用以解释社会现象的“架构”（building frame），以此来解释、转述或评议外在世界的活动。代表一种意义联结，是一种观察事物的世界观。[①] 如果我们将此理论用于新闻分析领域，新闻框架就对应为：新闻材料的选择、新闻材料的建构。本节聚焦于一例特定的典型事件，结合笔者前文研究所得（关于医患报道框架的研究结果），选取“温岭杀医事件”的相关报道进行分析，对新闻框架给媒体报道带来的影响进行进一步的反思。在新闻生产中存在的这种常规框架，一方面帮助媒体方便地处理信息，另一方面也对媒体的认知产生影响。媒体的新闻框架在各种力量的作用下或者被巩固，或者被削弱，呈现一种变动中的稳定。

为何选择了“温岭杀医事件”作为典型案例？

2013 年的温岭杀医事件将“医患矛盾”这个时常引起争议的敏感词汇再一次推上了风口浪尖，这场医患矛盾演变的悲剧，引爆了医疗卫生界长期压抑的情绪。此事件不仅在医学界引起了广泛关注，也在各大媒体引起广泛讨论，影响范围特别广，讨论强度特别大。此外，“温岭杀医事件”还登上了 2013 卫生新闻年度排行榜，成为 2013 十大卫生计生新闻之一，而此次杀医事件也将当前紧张的医患关系推到了至高点。

我们再来回顾一下“温岭事件”。2012 年 3 月 18 日，因患鼻中隔偏曲、慢性鼻炎、左上颌窦炎、筛窦炎，连恩青住进了温岭市第一人民医

① 金苗、熊永新：《美国 25 家日报要闻版伊拉克战争报道新闻构架分析》，《新闻与传播研究》2003 年第 3 期。

院，并于两天后接受了内镜下鼻中隔矫正术、双侧下鼻甲黏膜下部分切除术。2012 年 12 月 28 日，连恩青来到该院医务管理处投诉，表示自己术后感觉鼻孔通气不畅，要求医院解释，并再次手术。为此，医务管理处当场请来耳鼻咽喉科主任应正标会诊，应正标认为，手术效果良好，连恩青在听取解释后离开。2013 年 3 月 7 日之后，连恩青又多次来到该院投诉，提出相同的要求，多位医生和行政人员都曾为他详尽解释并细心开导，但连恩青依然不满意。10 月 26 日，他再一次来到温岭市第一人民医院，将一把长约 30 厘米的尖刀捅向包括耳鼻喉科主任王云杰在内的三名医生，造成一死两伤的悲剧。杀人事件发生后，数百名医护人员聚集到第一人民医院的广场上，悼念王云杰并发起抗议活动。此后由于以微博、微信朋友圈为代表的社交媒体的动员，引发了浙江乃至全国医疗界群体表达“拒绝暴力，保障医护人员身心安全”利益诉求行动。

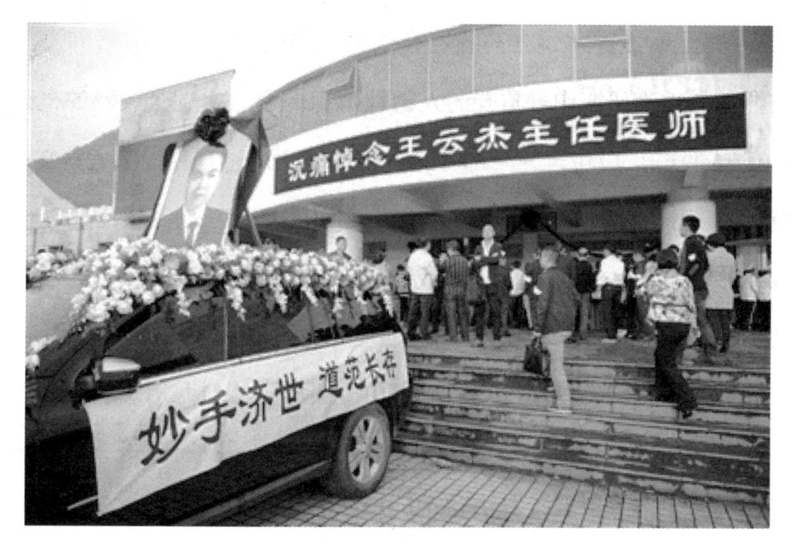

图 2-41 《新京报》《公安部：对暴力伤医零容忍》报道配图

我们在“百度”搜索的高级设置中设定了如下条件：以“温岭”“医生”为全文检索的关键词，时间条件为 2013 年 10 月 25 日至 2013 年 12 月 15 日，共检索出 39100 条新闻，排除重复的内容，共获得 300 条新闻文本的样本，除事发前后几日的动态消息外，本文的重点分析样本主要为《中国新闻周刊》《新民周刊》《民生周刊》《21世纪经济报道》《时代周报》等媒体的深度报道。分析媒介在建构医患关系框架上的特点，试图对其他媒体如何做好医患关系报道提出合理的建议，为此，本节内容将考察如下问题：

1. 从整体上看，媒体“温岭杀医事件”的报道体现了什么样的主题框架？

2. 媒体对“温岭杀医事件”的报道选择了哪些人作为消息来源，通过对不同消息来源的分析，试图考察在报道的过程中，媒体是否存在消息来源选择的偏向？

3. 媒体的报道基调是否与消息来源一致？

4. 媒体“温岭杀医事件”的报道如何通过诠释框架向受众进行宣传，进而影响受众认知？

（二）“温岭杀医”事件的媒介镜像建构分析

按照框架理论研究中最重要的人物甘姆森的看法，一个成熟的框架分析（Framing analysis）应包含三个部分：一是关注生产过程；二是考察文本；三是在意义协商中带有主动性的受众和文本之间的复杂互动。媒体的“温岭杀医事件”报道框架，某种程度上决定着公众对此类事件的认知，也影响着他们照此采取的行动和反应。深度新闻报道，通常具有很强的公共和社会意义，因此被看作新闻的最高形式，最有助于实现媒体对政府、组织和个人的监督职能，从而在为公众提供真相并影响公共舆论和政府决策方面起着至关重要的作用。本节的分析选择了《中国新闻周刊》的《温岭杀医事件调查》、《新民周刊》的《这回医生真怒了：温岭杀医案后续》（封面故事①）、《21

① 这里指的是《新民周刊》每一期的专题报道标题，即当期的“封面故事”，通常每一期的封面故事都包含多篇报道文章。《这回医生真怒了：温岭杀医案后续》为《新民周刊》2013年第44期（也有1039期的说法）“封面故事”，其包含《医生：发出最后的吼声》《触到了医生的底线》《用脚抗议》《就算有空鼻症又怎样?》等四篇报道。

世纪经济报道》的《专家谈温岭杀医案：冷漠医者会造成恶性后果》、《时代周报》的《温岭医院命案背后》、《南都周刊》的《温岭杀医事件：别再让医生为体制背黑锅》、《南方周末》的《鼻子“小病”惹出多起杀医案 空鼻症的社会之痛》、《瞭望东方周刊》的《温岭医生被杀调查：事发后医生拿手术刀都颤抖》深度报道作为分析样本（附录8）。

1. 新闻的消息来源

在新闻生产过程中，消息来源是影响新闻框架的一个重要因素，新闻记者必须借助消息提供者来获取信息。消息来源是社会事件的“第一手建构者”，而新闻记者只不过是次级的界定者，其主要工作就在于将社会中现有的阶层与权力关系重新编码。

媒体	新闻	消息来源
《中国新闻周刊》	《温岭杀医事件调查》	1. 医生王伟杰，医生江晓勇，医生陈增杰，医生蔡朝阳，急救中心一名护士、一名医生，一位CT室医生，院长助理郑志坚，医院医务管理处，北京一家三甲医院的主任医师，人民医院一位不愿透露姓名的泌尿科医生，医疗杂志《柳叶刀》，医疗网站丁香网的总监李天天 2. 凶手亲属连德林、连俏、连家人，浦岙村村民
《新民周刊》	《这回医生真怒了：温岭杀医案后续》（封面故事）	1. 多名医护人员，参与对王云杰医师抢救的一名护士，温岭市卫生局副局长俞妙祥，院长助理郑志坚，被害医生王云杰的女同事，网友“金色葡萄”，医学学术交流网站“丁香园”，改行的医生陆林，医生于莺，钟南山院士，华中科技大学同济医学院附属协和医院等医院的耳鼻咽喉科医生 2. 连恩青的母亲，连恩青的父亲，妹妹连巧巧，三叔连德林 3. 参与围观的一名群众，温岭市委宣传部的一名宣传干部，多位温岭市民
《21世纪经济报道》	《专家谈温岭杀医案：冷漠医者会造成恶性后果》	1. 上海中山医院“巴林特小组”成员，深圳市一名“70后”牙科医生孙梅，上海中山医院医务处副处长杨震，北京同仁医院耳鼻咽喉科主任医师王琪，前协和医院急诊科大夫于莺（微博），著名心血管病专家周乐今，中国社会科学院经济所公共政策研究中心主任朱恒鹏

续表

媒体	新闻	消息来源
《时代周报》	《温岭医院命案背后》	1. 一位与被害医生熟稔的护士，一位与他共事多年的医务人员，温岭医院院长陈军政，一位曾参与急救的护士，很多同院护士，医生王伟杰，一位匿名的医生，温岭医院院长助理郑志坚，温岭医院一位窗口工作人员，中国医院协会 2. 连恩青的父亲、一位亲戚、妹妹连巧巧 3. 一位赶来吊唁的个体经营户，温岭市公安局政委杨德明，国务院研究室司长、《大国医改》的作者朱幼棣
《南方周末》	《鼻子“小病”惹出多起杀医案　空鼻症的社会之痛》	1. 北京同仁医院原耳鼻喉科医生王先忠，温岭医院院长助理郑必坚 2. 多名患者，广州“空鼻症”患者范秋，江苏吴江患者于佳，连恩青的妹妹
《南都周刊》	《温岭杀医事件：别再让医生为体制背黑锅》	1. 耳鼻咽喉科主治医师王文斌 2. 一位围观的老奶奶

我们对以上深度报道的信源进行了简单的归类：

（1）代表与被杀医生王云杰直接相关的群体

（2）代表与凶手连恩青直接相关的群体

（3）代表相对中立的群体

从以上报道所采用的消息来源来看，与被杀医生王云杰直接相关的群体是主要的信息来源，这也是媒体通常所习惯使用的医方话语或“精英信源”。反映出在“温岭杀医事件”的报道中，医患双方表达机会的分配仍然是不平衡的，此外相对中立的信息来源太少，会无形中产生对受众的立场导向。

通过消息来源和报道基调的对比，可以发现无论是代表医方、患方还是官方的消息来源，都是各大媒体得以进行深度报道必不可少的信息架构。只有通过深入的采访获取第一手的资料，才能还原真相、剖析细节并且引发深入思考。无论是《温岭杀医事件调查》通过多名医生的回忆还原事件完整过程，还是《鼻子“小病”惹出多起杀医案　空鼻症的社会之痛》听取广大空鼻症患者发声并结合专家话语表达空鼻症的困境，抑或是《温岭杀医事件：别再让医生为体制背黑锅》通过对医疗环境和医疗制度的信息搜集来拷问现行医疗体制下医生艰难的执业环境，其选取的消息来源都是为了支撑其拟定的报道内容，因而是与其报道基调保持一致的。

2. 报道的议题与诉求

媒体	新闻	报道的议题
《中国新闻周刊》	《温岭杀医事件调查》	还原杀医事件的过程；交代凶手连恩青家庭环境和性格特征
《新民周刊》	《这回医生真怒了：温岭杀医案后续》（封面故事）	还原杀医事件的过程；凶手成长过程；医疗纠纷的调解；临床医生的职业前景；空鼻症
《21 世纪经济报道》	《专家谈温岭杀医案：冷漠医者会造成恶性后果》	医生的生存状态；医疗纠纷的处理
《时代周报》	《温岭医院命案背后》	还原命案过程；凶手的成长历程；医疗改革前景
《南方周末》	《鼻子“小病”惹出多起杀医案　空鼻症的社会之痛》	解释“空鼻症”；“空鼻症”患者的生存状态
《南都周刊》	《温岭杀医事件：别再让医生为体制背黑锅》	还原命案过程；医患关系

从议题上来看，笔者所关注的几篇深度报道，以还原“杀医命案”过程为基础，深入报道了凶手连恩青的成长过程及病后的求医过程，讨论医疗纠纷如何解决以及该事件折射出的相关医疗改革问题。对这个命案过程的还原，可以看到，此次事件和体制没有直接关联，但很多报道的最终指向还是如何解决医患纠纷，进而深入医疗体制的改革方面。新闻报道本身诉求还是站在对“医疗体制”改革进行追问的立场上。新闻报道的诉求和主要的信息来源“医护人员群体”的诉求相一致。

此外，在报道的主题选择上，要尽可能地还原事实真相，在对类似

"温岭杀医事件"进行这样相当专业性的报道时，强化科学性的解释性报道，是非常必要的。

因此，对凶手"空鼻症"这一疑似病症的详细报道也是值得提倡的一种解释性报道。这对全面地了解凶手为何杀人，接近此次事件的真相颇为重要。

学者舒梅克（Shoemak）和里斯（Reese）关于影响新闻内容的层级模型指出，新闻框架的形成受到诸如记者个人偏好、媒介组织属性、利益团体、政治体制和意识形态等因素的影响，从这个意义上来说，新闻框架的选择是大众传媒受到政治、经济和社会影响的必然结果。由此我们得出结论：媒体的框架在某种程度上为民众和政府决策者框定了主题，不仅影响着政府和公众对于事件本身的认知，也影响着照此采取的行动和反应，比如公众的评价和情感等。受限于对信息的占有程度和媒体的新闻常规，通过媒体的报道平台开展沟通和对话本身就是很困难的，但是我们还是要在报道中尤其在新闻源的采用上，尽可能地接近"平衡"。

3. 态度倾向

新闻是事实的报道也是态度的呈现，在新闻生产中不可避免地会带有新闻记者的情感，这种情感可以视作其所代表的媒体对新闻事件的态度所在。在对"温岭事件"消息来源的分析中，我们发现对信源的选取能折射出媒体的态度，听取谁的声音、听什么内容或许能从某种程度上代表媒体的态度倾向。因此我们结合记者针对此事件的采访，选取各媒体呈现的文稿内容作为其态度倾向的"镜像"表达。

媒体	新闻	媒体的态度
《中国新闻周刊》	《温岭杀医事件调查》	"王主任走了，也许什么都不是，只是如小池塘里扔了一块石头，等涟漪散去，留下的继续是一池麻木和无奈。"（某医生博客）

续表

媒体	新闻	媒体的态度
《新民周刊》	《这回医生真怒了：温岭杀医案后续》（封面故事）	“这起事件发生后，一些医生拿手术刀的手都是颤抖的。”（郑志坚，《医生，发出最后的吼声》） “连恩青再大的痛苦也不能成为剥夺他人无价生命行为的免死牌。”（《就算有空鼻症又怎样？》） “最重要的还是国家没有把应该担起的责任担起来，把风险转嫁到医院、转嫁到老百姓身上。”（《用脚抗议》）
《21 世纪经济报道》	《专家谈温岭杀医案：冷漠医者会造成恶性后果》	“医生所受到的遭遇是在为患者遇到的每一个不如意买单。”（于莺微博） “当今医疗体制下，政府才是医者的衣食父母，患者不是！当医师成为自由执业者，完全靠着自身医技服务挣钱之时，医患关系就必然和谐了。”（周乐今）
《时代周报》	《温岭医院命案背后》	“医患关系的改善，应该除旧立新，通过推进制度改革来实现，而非加剧患者与医生之间的对立。”（朱幼棣）
《南方周末》	《鼻子“小病”惹出多起杀医案 空鼻症的社会之痛》	“中国缺乏公正的医疗纠纷解决渠道——至少病人不相信有。” “几乎所有空鼻症患者都认为自己受到了不公正对待，他们有一种被遗弃感——被社会和家人遗弃——从而进一步加剧了他们的绝望感和愤怒感。”（王先忠）
《南都周刊》	《温岭杀医事件：别再让医生为体制背黑锅》	“王文斌对记者说，他永远忘不了，当大家心急如焚地守候在急诊室门外时，一位围观的老奶奶却说，医生态度不好，就应该被捅。” “几十年的建设，医院的医疗条件和医疗水平，确实提高了不少，但这是以政府减少了自己的责任，而靠着广大病人贡献出来的。”

由于“温岭杀医事件”的特殊性以及凶手故意杀人造成的恶性后果，媒体在采访报道之初对于被害者怀有同情心，而为医生群体提供一个情绪宣泄口也是义务所在。此次事件中可以发现，医生在媒体的采访过程中有更强烈的表达欲望，因此医方话语成为记者调查报道的主要信源。患者连恩青作为

过错方，其自身或代表患者一方的话语权被自然剥夺。《南方周末》的《鼻子“小病”惹出多起杀医案　空鼻症的社会之痛》将目光聚焦在了“空鼻症”上，听取了更多患方的声音，指出了空鼻症的社会之痛。不过，新民周刊在此之前也曾刊文《就算有空鼻症又怎样?》表达对凶手杀人动机的斥责。可见，各媒体之间对于该事件持有的态度也是复杂的甚至是对立的。

4. 责任归因

通常，媒体对于杀医事件进行描述和表达时，其立场和态度是复杂的。他们一方面需要表达对受害者的同情和惋惜，另一方面也表现出对现有医患关系不满的双重情感。[①] 新闻媒体的传播自然承担着一份社会责任，因此在医患冲突事件报道中，媒体在谴责凶手的同时也致力于为凶手的行为寻找原因和解释。

媒体	新闻	责任追问
《中国新闻周刊》	《温岭杀医事件调查》	政府对医疗投入过少，媒体缺乏医疗常识的错误报道，以及医生过度医疗和收受红包等行为，导致病人对医生和医院的极度不信任
《新民周刊》	《这回医生真怒了：温岭杀医案后续》（封面故事）	据目击者回忆，发现杀错人之后连恩青愣住了，说了一句：“哦，那没事了。”这一切的表现让人匪夷所思，他像一个精神病人吗？（《医生，发出最后的吼声》） 连恩青再大的痛苦也不能成为剥夺他人无价生命行为的免死牌。（《就算有空鼻症又怎样?》） 最重要的还是国家没有把应该担起的责任担起来，把风险转嫁到医院、转嫁到老百姓身上……想要解决医患纠纷问题，不破除以药养医的机制是不可能的。而要打破以药养医的机制，意味着要对庞大的医疗产业链动大手术，触动相关的利益格局，难度相当大，也绝非短时间内能够完成。（《用脚抗议》）

① 陈虹、高云微：《医患关系中的话语权重构》，《新闻与传播研究》2013 年第 20 卷第 11 期。

续表

媒体	新闻	责任追问
《21 世纪经济报道》	《专家谈温岭杀医案：冷漠医者会造成恶性后果》	密不透风的日程表，造成了医疗质量和医患关系的诸多隐患，这背后是医疗资源配置和使用的极度不合理，也是新医改致力改变，却收效甚微的地方
《时代周报》	《温岭医院命案背后》	目前，中国公立医院的改革非常缓慢，医疗体系依然存在很多问题。比如，大量的医疗设备和资源集中在大医院，基层的医疗服务却非常薄弱，于是，大医院人满为患，排队难、看病难，时常引发纠纷，而基层医院门可罗雀
《南方周末》	《鼻子“小病”惹出多起杀医案　空鼻症的社会之痛》	中国缺乏公正的医疗纠纷解决渠道——至少病人不相信有 医院是治病的地方，不是说理的地方。法院是说理的地方，但患者不相信法院
《南都周刊》	《温岭杀医事件：别再让医生为体制背黑锅》	这些年医改的主要成果之一，就是政府对医院的财政支持日益缩减，政府缩减后如此少的财政拨款，连正常人员的工资都无法保证，使得医院和企业一样，自谋生路、自负盈亏 中国的新医改行至今天，“看病难、看病贵”的情况并没有如愿缓解，公立医院的医改迟迟没有真正拉开帷幕。医改缓行，受害的不只是患者，也是医生。畸形的“以药养医”制度让医生患者走向对立，使得医生为体制背黑锅，为体制缺陷承担了其不应该也无法承担的责任

通过对几篇深度报道的细读，除了新民周刊《医生，发出最后的吼声》《就算有空鼻症又怎样?》致力于对凶手的声讨，我们发现其余几家媒体都不约而同地将目光聚焦于“温岭事件”医患对立背后的社会致因。“政府”“医改”“医疗体制”“医疗资源”是几家媒体提及最多的词汇，也表达了媒体认为医患冲突事件背后深层次的原因在于现行医疗体制的不合理、医疗资源的不均等以及医疗改革的不彻底。进而，这一系列的致因都与政府工作息息相关，要想解决上述问题必须依赖于政府决策的制定和实施。因此，对于医患纠纷的责任划分，除了声讨承担直接刑事责任的凶手，政府由于医疗环

境的保障不到位也成为媒体主要追责的对象。

（三）媒介框架与受众认知

根据框架理论，受众对重大社会事件的理解和判断都在很大程度上依赖于新闻媒体的报道，而框架理论也是研究媒体如何建构社会现实从而影响受众对社会认知的理论。媒体通过媒介现实向受众传达客观现实，受众通过媒介现实了解和判断客观现实，形成受众认知。[①] 人们生活在大众媒介建构的拟态环境中，大众传媒通过议程设置不仅在客观上告诉人们去想什么，更为重要的是影响受众怎么去想。相比其他报道，得益于现实生活中人们参与建立和产生医患关系的可能性，受众在解读医患关系报道时个人参与程度较高，所以在接触与此相关的报道时，会产生信息加工的心理过程。[②] 因此，理解媒体的报道框架有助于了解媒体如何影响公众的认知。

笔者通过对以上几篇深度报道的对比梳理，排除了着眼于“空鼻症”的《鼻子“小病”惹出多起杀医案　空鼻症的社会之痛》和《就算有空鼻症又怎样?》以及质疑连恩青精神病史与杀人动机因果关系的《医生：发出最后的吼声》，总结出了其余几篇文章报道“温岭杀医事件”所采用的大致新闻框架：还原事件经过（注重细节）—连恩青的求医之路（强调心理治疗阶段）—描绘医患困境（医生执业环境恶劣/病人易被忽视）—拷问政府与体制。媒体报道框架是其参与社会塑造的关键路径，作为医患之间极为重要的第三方，重塑医患一体的理念和修复医患关系是媒体重要的责任和担当所在。

基于我们在检索文献资料过程中的发现，医护人员对媒体过往的有关

---

① 汪新建、王骥：《医患纠纷媒体报道框架及其对医患信任的影响——以〈人民日报〉和〈健康报〉为例》，《南京师范大学学报》（社会科学版）2018 年第 1 期。

② 马丽敏：《我国新闻媒体医患关系报道的受众研究》，硕士学位论文，陕西师范大学，2013 年。

“医疗行业”的报道有诸多不满，大体认为：“媒体对医疗行业的负面报道过多，而对医疗机构和医务人员的成绩缺少肯定；媒体在报道医疗纠纷等问题上过于偏向患者一方，为‘弱势’的患者代言去讨伐‘强势’的医院；媒体在涉及医疗专业问题的报道中缺少科学性和准确性，一些夸大和不实报道误导了公众的认知。媒体的一些情绪性和标签式的语言导致报道的煽情化，追求轰动效应和商业利益而抛弃了社会责任，是媒体商业炒作的表现。”[①] 比较来看，此次“温岭杀医案”的报道在相当程度上改变了这种报道框架。他们沿袭上文所述的报道框架，从消息来源、主题设置、话语主体、报道基调等方面都在一定程度上有向身为受害者的医方倾斜，其目的在于呼吁公众（尤其是患者）正视“医闹”可以解决医疗纠纷问题的错误认知，并且希望政府能重视医护工作群体和医疗改革建设。

二 “温岭事件”的媒介话语与权力

当下是一个建构“话语体系”的时代，且话语与权力密不可分。如福柯语言哲学所示，作为工具和方法的话语被视为能够对复杂的社会关系网络进行功能透视。在媒体进行医患关系的报道当中，其使用的媒介话语就是上述的“工具和方法”，他们试图通过话语与权力的互动来理解和平衡医患冲突事件中的现实秩序建构。

（一）福柯的“话语与权力”

谈到话语，就必须提到福柯（Michel Foucault）。对于话语的界定，

① 谢申照：《新闻框架视角下的医疗改革报道分析（2005—2007）》，硕士学位论文，复旦大学，2007年。

在福柯看来，“话语是一套陈述，其生产被一定数量的程序控制、组织和再分配”①。除此之外，福柯还表示，话语既是事件又是事实，他着力在事实的背后重构一个话语、权力、策略和实践网络。② 福柯提出“话语即权力”的概念，认为没有话语的产生、积累、传播，权力就不会建立、统一或者实施。③ 按照福柯的分析，“话语”与“权力”是不可分的，真正的权力是通过话语来发挥作用和实现的。在福柯眼里，“权力”更多表现为一种关系，权力关系是一种力量关系，也是一种对他者的行为影响，又是一种安排或装置。而作为关系的权力，不是强加和命令，而是表现为行为影响上的策略关系。④ 福柯的权力关系不同于暴力关系，界定权力关系的东西“是一种并不直接向其他人而是向其行为施加影响的行为方式，是一种影响行为的行为……总之是一种对其他行为产生影响的行为”。⑤

在福柯那里，社会现实是被建构出来的，其“话语与权力”的思想使我们看到，在考虑人类社会乃至自身的建构时，不能把话语与权力分开。要理解这种“建构”就要从了解社会实践入手，具体地了解实践领域中知识和话语形成的规则，同时思考权力技术（更多体现为话语的设置、安排）的配置，不能依赖超验的主体想象，脱离现实社会实践。

福柯的“话语与权力”告诉我们话语的生产不是随意的，是有条件的，在话语背后存在着一套权力关系，这有利于丰富和深化我们对“传播即是建构”的认识。我们在此也借助福柯话语与权力的视角去探讨媒体医

---

① 朱振明：《福柯的“话语与权力”及其传播学意义》，《现代传播》（中国传媒大学学报）2018 年第 40 卷第 9 期。

② Judith Revel, *LeVocabulaire de Foucault*, Paris: Ellipses Edition Marketing S. A., 2002, p. 30.

③ Foucault, M., *Power/Knowledge: Selected Interviews and OtherWritings 1972 – 1977*, New York: Pantheon Books, 1980.

④ 谢申照：《新闻框架视角下的医疗改革报道分析（2005—2007）》，硕士学位论文，复旦大学，2007 年。

⑤ Michel Foucault, *Dits et Ecrits, IV*, 1980 – 1988, Paris: Gallimard, 1994, p. 237.

患关系报道中的话语设置与权力建构之间的关系。

（二）“温岭事件”中媒体的话语呈现与权力建构

我们在上文梳理了福柯的话语界定，是一套陈述也是事件和事实。同样的，在媒体针对“温岭杀医事件”的深度报道中，其媒介话语也是通过陈述事件和事实来呈现的。福柯认为社会现实是被建构出来的，这与我们认为新闻事件是由新闻报道框架构建而成的观点不谋而合，在“温岭事件”的媒体话语中，各媒体主要沿袭“冲突事件型”主题框架进行叙事，进行相关框架内容的结构性呈现。由于笔者收集的报道样本中文本内容数量过多，因此仅节选部分具有代表性的报道及其话语文本来进行下表“框架内容”的呈现。

框架内容	新闻/媒体	话语呈现
事件导向： 受难的故事	《温岭杀医事件调查》 （《中国新闻周刊》）	致命的坐诊： “王伟杰形容是：像捣蒜一样，一下一下扎。”
	《温岭医院命案背后》 （《时代周报》）	最悲惨的一天： “刀刀凶残，就像捅稻草人似的，王伟杰回忆说。”
背景： 个人/制度归因	《温岭杀医事件调查》 （《中国新闻周刊》）	全世界只剩下鼻子： “一定是手术时，我没给红包，所以把我的鼻子弄坏了。”“十句话里面有八句是鼻子，连俏说，几乎全世界只剩下鼻子。”
	《温岭杀医事件：别再让医生为体制背黑锅》 （《南都周刊》）	医患关系不是紧张，而是早已崩塌： “几十年的建设，医院的医疗条件和医疗水平，确实提高了不少，但这是以政府减少了自己的责任，而靠着广大病人贡献出来的。”
	《用脚抗议》 （《新民周刊》）	暴力零容忍： “最重要的还是国家没有把应该担起的责任担起来，把风险转嫁到医院、转嫁到老百姓身上。”

续表

框架内容	新闻/媒体	话语呈现
立场： 同情医生 声讨凶手 拷问体制	《专家谈温岭杀医案：冷漠医者会造成恶性后果》（《21 世纪经济报道》）	密不透风的日程表： “密不透风的日程表，造成了医疗质量和医患关系的诸多隐患，这背后是医疗资源配置和使用的极度不合理，也是新医改致力改变，却收效甚微的地方。”
	《就算有空鼻症又怎样?》（《新民周刊》）	五官科成重灾区： “但几起恶性事件中的一个共同点是，凶手杀医似乎都是早有预谋，行凶过程中目标明确且毫不犹豫，并且在众目睽睽之下，都带了些鱼死网破的味道。”“连恩青再大的痛苦也不能成为剥夺他人无价生命行为的免死牌。”
	《医生：发出最后的吼声》（《新民周刊》）	凶手穷凶极恶之谜： 案发后，亲属们才在他的卧室发现了墙壁上非常醒目而又让人不寒而栗的几个字：“7·31，王云杰、林海勇，死。”连恩青写这几个字时下笔很重，字迹就像刻进了墙壁
	《温岭杀医事件：别再让医生为体制背黑锅》（《南都周刊》）	允许自由执业，别再让医生为体制背黑锅： 如果不能认真解决医疗制度根本结构性问题，那么浙江温岭杀医案不会是最后一个，也许只是暴戾行为的新开始
事实建构： “医患对立”缘由 医疗环境恶劣 “医患本为一体”	《温岭医院命案背后》（《时代周报》）	拷问医改： “医患关系的改善，应该除旧立新，通过推进制度改革来实现，而非加剧患者与医生之间的对立。”朱幼棣说
	《温岭杀医事件：别再让医生为体制背黑锅》（《南都周刊》）	医患纠纷的解决和医患沟通，不能只是医生和患者之间的事，更不能在医患矛盾激化时让医生暴露在第一线……实质是医院管理方和卫生主管部门的失职
	《温岭杀医事件调查》（《中国新闻周刊》）	2010 年 8 月，《柳叶刀》刊发了报道《中国医生：威胁下的生存》：“医院已经成为战场，因此在中国当医生便是从事一种危险的职业。”
	《专家谈温岭杀医案：冷漠医者会造成恶性后果》（《21 世纪经济报道》）	“这么多年来，我并不恨任何一个‘医闹’。”杨震说他慢慢学会了包容和宽恕，何况疾病才是医生和患者的共同敌人

福柯在《话语之序》中谈道：“话语的生产是通过一定数量的程序来控制、选择、组织和再分配，这些程序的作用在于谋取权力和防止危险，控制偶然事件，避免沉重而可怕的犯罪。”[1] 通过以上媒体的话语呈现可以发现，其媒介话语的生产进行了福柯所言的控制、选择、组织和分配等程序，从而构建了受众眼中所见的“温岭杀医事件”，并且通过话语引导来影响公众的行为。从媒体的话语呈现里，我们可以明显看出其消息来源少见地偏向了医生群体，这是由于医生在此事件中成为受害方，并且让媒体关注到了其弱势的一面——现行医疗体制下的医生的执业困境与工作窘态。而在新闻标题中，我们也能明显感觉到媒体对于“温岭事件”的态度倾向和责任归因，“背黑锅”“发出吼声”“用脚抗议”“又怎样”等字眼，都透露出媒体同情医方、维护医者权益的倾向以及谴责凶手暴力杀医、医疗体制陈旧的强烈态度。可见，媒体在承担社会责任的层面上也印证了福柯所言的通过谋取权力来防止危险，避免沉重而可怕的犯罪。

不过，由于“温岭事件”作为影响巨大的突发事件，因其自身的特殊性才得以呈现出我们如上所见的媒介内容。事实上，这与多数医患纠纷报道的媒介呈现是不尽相同的。通常，我们所观察的媒体话语依旧存在强调“医患对立”、消息来源不均、立场摇摆不定等现象，给医患双方乃至整个社会公众都产生一定的负面影响。除此之外，在医患关系的话语生产中，官方话语的政治性和媒体话语的时效性使得二者往往占有主导的地位，加之官方话语通常还需借助媒体渠道进行传播，因此媒体话语在医患关系的话语权关系网中坐拥相当地位的话语权力。这在某种程度上打乱了医患关系公共话语空间的秩序，而媒体也因各种原因在医疗纠纷报道中出现了不同程度的舆论偏向。随着网络空间赋予公众更多

---

① Michel Foucault, *L'ordre du discours*, Paris: Gallimard, 1971, p. 11.

的话语权，医患关系公共话语空间开始了秩序重构，各方话语在新的空间领域如何进行话语权力的博弈与平衡，如何共建协商理性的医患公共话语空间，是我们接下来要讨论的话题，并且也是一个值得研究者们长期关注的问题。

第三章　医患关系报道中媒体的角色扮演与社会责任

媒体在医患关系中的影响越来越凸显，80%以上的公众依赖电视、杂志、报纸等媒体获知健康方面的信息，远高于公众从医生那里获取健康信息的比例。媒体作为公众了解卫生行业的最重要途径，在医患关系报道中扮演着重要角色。学者Brwon则表示，媒体在医患沟通过程中扮演着调节医学、大众健康知识与社会成员认知之间关系的角色。①

在媒介社会图景下，当前的医患关系矛盾表现得较为突出，学者们普遍将医患冲突与社会风险关联起来，并运用风险社会学进行媒体如何影响医患关系的研究。乌里尔希·贝克认为风险是在定义社会的过程中建立起来并在公共讨论的传播中产生的，众多的讨论者中就包括科学家、政治家、律师及大众媒体等，其中媒体在支持和放大爆发式叙事及引发公众恐惧方面扮演着重要角色。就医患关系而言，媒体对医患关系的报道往往会影响了公众对医患关系的认知和解读。卡斯帕森等提出“风险的社会放

---

① 王鑫森、李威等：《医患关系中的媒体角色探析》，《中国卫生质量管理》2018年第25卷第1期。

大”（SARF）理论，认为风险信号通过一些社会放大站的作用变得更强或更弱，从而影响相关群体、产业乃至整个社会。身为风险放大站之一的媒体，其实践行为可能会产生刻意放大医患矛盾，进而导致医患关系紧张的社会结果。Duckett 和 Busby 在风险的社会放大框架基础上提出了 SARA 模式（Social Attribution of Risk Amplification），将该模式放置于媒体的医患报道来考察，会发现媒体作为利益相关者之一，通过报道不断强化了医患关系剑拔弩张的局面，医患关系纠纷问题也因媒体的放大而显得格外醒目。因此，医患关系变得更为复杂和有风险，我们也不得不将大众媒体视作医患关系隐含风险的一个社会归因。①

媒体在医患关系报道中扮演着重要角色，应当承担相应的责任。然而媒体在医患关系报道中往往存在社会责任与角色的缺失、媒介伦理失范等现象，因而通过相关医疗纠纷事件中媒体报道的具体分析，对研究媒体在构建医患关系中的作用更有价值。

第一节 “乌合之媒”:医患关系紧张的重要致因

一 医患关系现状的多重致因

相关专家分析指出，医患关系紧张有很多方面的原因。

印度学者 Kumar Barun、Paul Uttam Kumar、Pal Dilip Kumar 等在其最新发表的有关医疗和医患研究的论文中表示：“健康的医患关系对整体医疗

① 王宇、孙鹿童:《责任与过失：医患关系中的媒体角色》，《现代传播》2017 年第 39 卷第 2 期。

保健至关重要。医生、患者、行政管理人员和媒体对这个问题有着共同的因果关系，并对这个问题负有同等责任。”[①] 可以发现，研究者们认为医患关系的健康与否，同参与到医患关系建构过程中的群体息息相关，其中“媒体”是被看作拥有主观能动性的“人”的性质为存在的。

同样地，国内学者认为医患关系是一种涉及多维主体的复杂社会关系，他们将其主体分为政府部门、医务人员、医院管理者、患者、媒体。[②]医患关系同时受这五方主体所影响，且彼此间具有一定的联系。媒体很难和制度分离来看，而在更多情况下，其充当了政府的“传话筒”功能，将官方所期望的声音传播到公众耳朵中去。由此可见，媒体对公众施加的影响是一个多方合力的结果，但也有其独立的一面。[③]

在一篇关于“国内外人文关怀与医患关系相关问题”的研究综述中，作者对我国医患关系现状的成因进行了分类统计，其主要分为“医护方面”和“其他方面”。[④] 在医护方面，主要包含“医患缺乏沟通或沟通技巧不足”“医患之间缺乏信任、理解”“医务人员职业道德低下”“医务人员忽视患者的感受”“医务人员缺乏责任心、同情心”“医务人员法律意识不足”等原因；其他方面的成因则包含“医患之间信息不对称”“医疗法律法规不规范”“医务人员劳动价值不能体现、以药养医、利益最大化”“医院医疗管理制度不完善”“政府投入不足，公立医院市场化”“医疗资源分布不均、患者对中小医疗机构不信任”“医疗费用过高”“部分新闻媒

---

① Kumar Barun, Paul Uttam Kumar, Pal Dilip Kumar, *Perception of Doctor-Patient Relationship in the Present Time from the Viewpoint of Doctors*: *A Qualitative Study at a Tertiary Health-Care Center in Eastern India*, Indian journal of community medicine: official publication of Indian Association of Preventive & Social Medicine, 2020, 45 (1).

② 轩萱：《构建和谐医患关系研究》，硕士学位论文，复旦大学，2013 年。

③ 王鑫森、李威、张雪、王倩文、杨佳莹：《医患关系中的媒体角色探析》，《中国卫生质量管理》2018 年第 25 卷第 1 期。

④ 韩鹏、陈校云、张铁山、余中光、许树强：《国内外人文关怀与医患关系相关问题综述》，《中国医学伦理学》2013 年第 26 卷第 6 期。

体不实报道”“医疗技术、质量安全存在缺陷”“患者维权意识增强”“患者缺乏医疗常识”“患者对医疗效果期望值过高”等多种因素。

殷东风、王立波主编的《社会转型期医患关系的社会学研究》一书提及，中国将不同行业渐进地在不同时期推向市场，并且不同行业有不同的市场化程度，形成国家掌控的非市场化、半市场化和完全市场化三大板块。非市场化领域如石油、电力行业，完全市场化领域如餐饮业、服务业，而医疗领域属于两种体制、双重拉力同时作用的“半市场化地带”：“一方面延续着计划经济时代的组织结构，国家权力仍然发挥着决定性的作用；另一方面自负盈亏的运营机制实现着市场化，而由于处在两种体制的结合带，使其在发展过程中形成了非此非彼或者亦此亦彼的混合状态。”①由于医疗领域处于两大板块交融之处，因而摩擦更剧烈、冲突更频繁，这是中国当下医患关系紧张的深层体制原因。诚然，剖析医患关系离不开医疗制度层面，但是制度扎根于具体的社会环境，因而环境原因的重要性也不可小觑。综合观察学者们的研究成果，笔者认为，造成当下中国如此紧张的医患关系，除医疗制度本身外，可以概括为法律环境、教育环境、媒体环境这几大类因素。

首先，中国关于医疗方面的相关法律法规不够健全，医生和患者双方的权利诉求想要通过法律途径表达都存在诸多缺陷。尤其是“举证倒置”这一规定，即根据最高人民法院《关于民事诉讼证据的若干规定》第一条至第四条的规定，“原告向人民法院起诉或者被告提出反诉，应当附有符合起诉条件的相应的证据材料，当事人对自己提出的诉讼请求所依据的事实或者反驳对方诉讼请求所依据的事实有责任提供证据加以证明。没有证据或者证据不足以证明当事人的事实主张的由负有举证责任的当事人承担

① 殷东风、王立波：《社会转型期医患关系的社会学研究》，辽宁大学出版社2014年版，第10—24页。

不利后果”。[①] 该项法律规定会使得医方一旦卷入医患纠纷就要拿出足够的证据证明自己无错，而为了拥有足够证据医方需要给患者做全面详尽的身体检查，如此一来患者会认为医方过度医疗“黑”自己的血汗钱，医患关系从这里就开始出现问题，进而紧张加剧，由此陷入一个恶性死循环。

其次，我国公民的医疗科学知识普及程度不深，群众对于基本的健康知识缺乏了解，而专业医学知识更是知之甚少。同时，在当今互联网时代的自媒体科普领域，存在大量伪科学信息且传播迅速，一般没有很深科学素养的公民难辨真假，没有足够的科学知识也容易产生对医生的不信任和怀疑。此外，部分医生的专业素养与道德素养并不成正比，有关医风医德的建设还需进一步增强，才能促进医患间的相互理解和换位思考。

最后，媒体环境因素是当今中国紧张的医患关系的重要原因之一，作为观察并报道医患关系的第三方，新闻媒体因片面采访、缺乏专业常识、媒体角色越位等媒体失范行为也会加剧医患关系的紧张。中国的媒体行业和医疗行业一样也处于完全市场化和非市场化两大板块交界地带，加之多年来许多媒体对于医患纠纷事件的不实报道，在公民心中形成了关于医生的负面刻板印象，影响深远，公民对于医院和医生的信任下降。此外，由于法律素养和知识素养不高，许多公民缺乏理性的利益表达方式，当出现医患纠纷时，便借助于“医闹”和媒体，把事情闹大之后寻求赔偿。某种程度上来看，媒体甚而成为医患冲突的“助推器”。

二　医患关系紧张的媒介因素

近年来暴力伤医事件频发，暴露了医患矛盾加剧，社会转型期医疗纠纷复杂程度增加，医患冲突事件因为其矛盾冲突的剧烈性而成为媒体关注

① 法释［2011-33号］最高人民法院关于民事诉讼证据的若干规定，第一条至第四条规定。

的焦点。新闻媒体介入医疗纠纷事件，应作为第三方为医患沟通搭起一座桥梁，缓和越发紧张的医患关系。然而医患新闻因媒体有失公正的报道加深了患者及受众对医方的不信任感，在某种程度上导致医患矛盾的加剧。丹尼斯·麦奎尔（Denis McQuail）认为，如果从市场的角度考虑问题，受众既是信息的接收者也是信息消费者。媒体为了获得点击率和收视率，必须要满足受众的需要。而对于媒介素养有待提高的受众，一些冲突性、新奇性、反常性的新闻比严肃沉重的事实陈述更能吸引眼球，利益驱使下，越来越多无组织纪律的媒体在医患报道中不顾事实、制造舆论噱头。如此一来，医生和医疗机构的形象就是在一些“乌合之媒”的介入下，因其不客观的医患报道中被污名化，医患关系也因此而越发紧张。

我们通过对一些案例的梳理和分析来了解媒体介入医患纠纷并导致医患关系越发紧张具体情况。

1. “消失的右肾”

2015年2月4日，《南方都市报》发布《男子术后两年发现右肾消失　医院称属自然萎缩》的报道，由其首席记者占才强执笔。

报道称，湖北安陆的54岁木匠万润平，两年前去医院做检查突然发现，自己的右肾不见了。万润平怀疑，他的右肾是在五年前的一场车祸后进行肝破裂修补手术时被“摘走”的，而院方和当时的手术医生对此否认，他们给出的解释是：右肾萎缩。于是一场官司由此开始，被告方是湖北省人民医院。

该篇报道的内容主要分为六个版块。

“车祸入院，手术‘修补肝破裂’”讲述了主人公万润平从出车祸到普爱医院检查，再转院到湖北省人民医院的经过，并提到了手术者主刀医生为肝胆科主任医师邬善敏、沈世强。

“术后两年发现‘右肾缺如’”讲述万润平偶然发现右肾消失，2012年12月7日他因炎症疼痛难耐到武汉大学城医院进行B超检查，检查报告为“右肾未见显示”。在医生建议下，万润平又前往武汉大学中南医院，B超结果仍是“右肾未显示”。之后，安陆市第二人民医院、华中科技大学附属协和医院、湖北省人民医院一系列检查结果均为“右肾缺如”或“右肾未见显影”。最后一次彩超检查的“超声描述”中，直接表述为“右肾已切除”。

“医院：‘右肾是萎缩掉的’”讲述2013年5月，万润平一纸诉状，将湖北省人民医院告到武昌区法院。关于万润平一系列“摘肾”的猜测，均被院方和当时的手术医生否认，也对泌尿科医生参与会诊做出了解释，他们在分析后给出的解释是：右肾萎缩。邬善敏回应：“肯定没切”，湖北省人民医院医疗部部长成于珈表示：“我们认为万润平的右肾是萎缩掉的。”除对医方的采访外，还陈列了医方提供的证明右肾萎缩的证据。而针对报告里“右肾已切除”的描述，成于珈说，经他们调查，当时是患者要求医生这样写的。

“病人：医院佐证的CT片有问题”这一部分主要讲述万家兄弟的质疑，对院方的上述解释，万润平兄弟则回应称：院方是在“自圆其说”。

“并非孤例的‘失肾’悬疑”提到肾萎缩并不鲜见，列举了江苏农妇张书苹、湖北浠水县41岁的任永霞、山东农民刘勇等肾萎缩患者，同时提到陕西延安女孩高静经当地某司法鉴定机构鉴定后的结果：不排除与医院的医疗行为存在因果关系。

“司法鉴定，等待与质疑”作为最后一部分列举了与万润平经历高度相似的河北案例高兵，提到二人均有“剖腹验肾”的想法。万润平一案经法院调解进行鉴定，公布了司法鉴定结果：“1. 万润平的右肾没有在2010年9月20日手术中切除；2. 此次手术之后万润平没有做过新的外科手术。”万润平要求重新鉴定，再次起诉未获立案。

文末，该报道以“右肾消失之谜能否解开？目前双方仍在等待结果，希望到时能‘给自己一个说法’或‘还自身一个清白’”结尾。

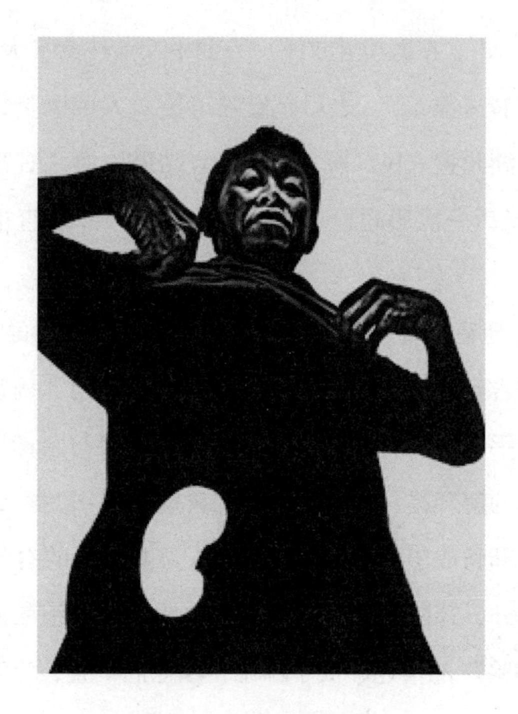

图3-1 “消失的右肾”

经笔者检索发现，报道发出后，就有中国新闻网、搜狐网、新浪安徽、新浪四川、环球时报、凤凰江苏、大楚网、株洲新闻网、西海都市报数字刊等平台进行刊登或转载，在网络平台引发热议。可以发现，这则新闻引起了部分网友的强烈反应，他们开始抨击医生和医院，发泄自己对医疗机构的不满情绪。我们节选了部分网络留言：

“可能是萎缩的吗？骗人的！”

“萎缩的没有了啊！太无法无天的解释”

“右肾萎缩？该医院当事人如何得知受害者的已消失右肾为萎缩使然？当时如果发现存在肾萎缩，为何不立即告知患者？知情不告违背医学基本原则！即使是真的萎缩，也会有肾器官残基留存，而摘肾应该有手术痕迹，该医院是否对受害者全面复查？为何如此肯定是肾萎缩？受害者为何肾萎缩？该院涉嫌残害受害者！”

“还敢不敢让人去医院看病”

“医院太黑暗”

毫无疑问，一则报道就足以让医患纠纷发展为医患矛盾甚至升级为医患冲突事件。有学者进行“医患纠纷报道的在线评论对受众态度影响”的测试实验研究结果表明，医患报道的在线网民评论立场可以左右受众对医生的态度。笔者以为，这就是医患报道的连锁反应，并且公众的立场和态度在很大程度上受媒体的报道立场所驱使。

然而，产生不满情绪的不只有代表患方的网友，@白衣山猫、@尿尿医生、@一个什么都不懂的内科医生等微博用户代表医方对《南方都市报》和记者占才强进行了强烈谴责，认为在此事件的报道中，消失的不是患者的右肾，消失的是媒体的新闻素养：

“没有想到南都又来了个以‘消失的右肾’为标题的报道，报道中故意最小化了最专业的医学部分。我觉得南都记者又在故意挑动广大网民的情绪。”

“外科医生在切除无功能萎缩肾的时候，经常可以看到肾脏皮质萎缩到比A4纸还薄。这种肾脏，B超很难发现，造影也不显影。万润平的右肾没有消失，还在他的身体里。消失的，只是南都记者的医学知识和新闻素养。”

“记者占才强采写的《消失的右肾》一文，在医学专业解释方面一笔带过，不是记者不知道事实真相，而是他知道这样写会引爆舆论。他为吸引眼球，不惜抹黑医患关系，干预司法公正，破坏社会和谐。难道南都谣记每次都能逍遥法外？”

“贵报记者把病人切开探查了吗？你确定里面的肾脏没了吗？你

觉得你这段文字装的很‘中立’吗？没听说过‘肾萎缩’这三个字不觉得自己很low吗？”

“病理上这叫营养不良性萎缩，是肾脏的一种受损伤后的适应过程，当时患者肾肯定是挫伤了，就算不手术，不去医院，他的一侧肾脏也会因为缺血等原因慢慢萎缩……这里的萎缩是指肾脏体积的减小，是一个病理学名词。请各位记者朋友不要捕风捉影，用你们那无知的脑袋去报道专业性如此强的专业，谢谢。”

虽然医生的愤懑指向媒体的不公正报道，但是这无疑会加剧医患关系的紧张。该事件前期相关报道引起的风波，终以2015年3月15日中央电视台《新闻调查》栏目播出的《消失的右肾　消失的信任》调查报道而告终，其从多方面还原了事情真相，也解释了《男子术后两年发现右肾消失　医院称属自然萎缩》中存在的诸多疑点。

《新闻调查》同样以万润平的车祸经历说起，从转院到手术再到发现右肾“不见”后的状告之路，叙事逻辑仍然以时间线为主，不过与之前报道不同的是，除了医患双方的各执一词，节目中加入了大量第三方公正人员的作证，同时《新闻调查》记者王志安针对各方的执词都有细节上的追问和立场上的确认。如此一来，节目不仅给公众捋清了整个事件的脉络，也交代了事实的真相，并且通过记者的采访医患双方进行了一次“隔空对话”。

首先，从采访对象上，包括万润平、万东平两兄弟，武汉大学人民医院肝胆科邬善敏、泌尿外科陈晖、放射科曹省，武汉市武昌区人民法院张素华，湖北明鉴法医司法鉴定所徐进国，武汉市协和医院放射科徐海波，北京大学第三医院泌尿外科马潞林、放射科刘剑雨，万润平同乡邻里。通过患方、医方和第三方的采访，进行事件还原、细节确认以及科学解释和立场表达。节目中每一个人的采访里，都能透过他们的回答清晰地刻画其鲜明的立场：万氏兄弟始终坚持医生“偷走”的万润平的肾；主刀医生否认做出此行为；医方普遍认为“肾萎缩”的可能性最大；法院依据法律原则予以“万润平起诉武汉大学人民医院”为医疗纠纷的立案，不支持右肾被偷摘的起诉；鉴定所秉持公立态度，既认定证据足以证明医生没有摘除肾脏，又指出医方存在过错；协和医院、北大三院等从医学专业角度指出肾组织仍旧存在的可能，并排除非专科医生进行活体肾脏移植的可能性。

其次，在细节呈现上，主要通过记者的追问来体现：

（1）针对多次检查的“右肾缺如”结果：记者提问万润平：“你问过医生‘缺如’是什么意思吗？医生有没有解释什么原因导致‘缺如’？”

（2）万润平表示手术过程医生有反常行为，说“报告要做到天衣无缝，人要守口如瓶”。记者发问：“哪个医生说的？你手术不是全麻么，怎么还能听见？你有当场提问医生是什么意思吗？你觉得不敢问是他们会害你？”

（3）对话邬善敏，记者提问：“打开腹腔能看见肾脏吗？患者说听见你们的对话，有这个事？那手术中还说了其他什么吗？”

（4）记者询问陈晖：“你会诊的意见是？你认为不需要进行肾脏血肿处理？你在手术室待了多久？”

（5）针对“右肾已切除”报告结果，提问曹省：“为什么报告单写的是切除？患者怎么描述的，他明确说右肾是手术切除了？”

（6）对于坚信“肾被摘走”，提问万润平：“你的肾有损坏应该不至于摘你的吧？是否把他们想的太坏？”

（7）针对鉴定结果，提问徐进国：“你们鉴定过程有找专家会诊吗？意见是否一致？有没有参考其他医院、其他时期的片子综合鉴定？”

（8）对于万润平否认9.30片子，提问：“你那么清楚的记得哪一天做了什么检查？会不会没记清或记岔？”

（9）协和医院片子复核，提问徐海波：“目前发现疑似肾组织的情况，从医学上讲有可能吗？”

一系列的追问，让事件得到了充分的还原以及事实的确认，并且通过一些细节陈述或呈现，让观众看到更多维度的内容。例如，在描述万润平手术治疗的过程时提到，万润平在没有完全康复的情况下自行要求出院；在描述万润平和曹省对“为何呈现右肾已切除检查结果”说法不一致时，提到万润平检查过程中专门带了当地媒体，而该媒体的报道也无法证明谁的说法是真的；当万氏兄弟起诉至法院时，法院工作人员认为其诉求描述属于刑事犯罪，建议报案，万氏兄弟报案后，公安未对其报案进行立案；在记者提问万润平“即便有医生‘偷肾’的可能，也应该单独行动，怎么会在多人共同做手术过程中‘行窃’”的问题时，其回答道：“这个问题提得好！他是教授，其他人是下属，自然不敢声张。”如此一来，一系列细节化的报道，让一件看似复杂且充满疑点的医疗纠纷事件俨然有了清晰的呈现，而为何此前会让公众产生诸多疑问，我们需要再次复盘《南方都市报》的《男子术后两年发现右肾消失　医院称属自然萎缩》，对其中诸多的文字描述进行微观分析。

首先，从标题来看，就有以“新奇”“悬疑”“冲突”等元素来吸引眼球的嫌疑。“发现右肾消失”看似像一个既定事实，然而文中的报道内容交代的只是患者的怀疑和自我认定为“消失”，“消失”是右肾完全消失不见还是部分肾组织消失，也存有歧义和模糊性。“术后两年”框定了一个事件发生的期限，意在表明这与医生手术有极大的关系，后半部分提及“医院”更是明确了“术后两年”的此番用意所在。“医院称”这样的词组，同“医生表示”“医方回应”“医方解释为”等词组一样，通常会出现在媒体的医患报道的标题中，看似陈述医方对某一事件的回应，实则通常与前部分患者表述形成对比冲突，增强矛盾性，以刺激受众反应。

其次，在内容陈述上，或存在前后矛盾之处，或有模糊性描述，还有避重就轻、刻意引导之嫌。就医疗纠纷报道中的媒体角色和立场而言，整篇报道的“事实”构成和事态呈现确有失偏颇。如前文所述，关于题目中的“右肾消失”，报道中多次出现主人公万润平的“怀疑”“猜测”等表述，加上文末“右肾消失之谜能否解开”，前后表述存在极大的矛盾。“他自称听到了一些对话，让他怀疑自己的肾‘被动过’。但‘对话’一说，只是无法印证的单方说辞”，引发万润平怀疑的“对话”具体内容并未在文中呈现，“对话”为何是无法印证的单方说辞、医方对此如何回应均未作交代。文中对于当事医方话语的呈现少之又少，称主刀医生表示不方便接受采访，这极易引起公众对医生的误会，认为其是在“躲避”。报道转而大量呈现湖北省人民医院医疗部部长成于珈的采访话语，仅以其一人的回应来代表整个事件中主要相关医生的话语，似乎不太具有说服力。文中对于“肾萎缩”的科学解释以简单几句一笔带过，而在报道结尾部分列出大量与万润平同类型的案例，都是患者发现“肾消失不见”，而医方也均作出“肾萎缩”的回应，如此一来，使得患者以为“肾萎缩”是医生面对此现象的标准解释甚至是搪塞的理由，且他们更加坚定地认为自己的肾是被“偷走”的。

再者，在采访对象的构成和报道立场倾向上，医患双方的采访话语以患者万润平和医疗部成于珈为主，其间附有弟弟万东平、主刀医生邬善敏的少量话语。报道中有提到官司、法院和司法鉴定，但公众能见的相关内容均是记者所见，未对这些第三方机构的工作人员或见证人进行采访。除此以外，也没有更权威的医学专家对“肾萎缩”“肾活体移植”等医学专业知识进行科普解释。虽然在文中看似有医患双方质疑与回应的对话过程，但实际上患方的话语占比更多。文末以“右肾消失之谜能否解开？目前双方仍在等待结果，希望到时能‘给自己一个说法’或‘还自身一个清白’”收笔，但对整篇报道的阅读之后让人觉得记者似乎已经将“右肾消失之谜”解开了，看似中立的结尾背后其言下之意更像是“右肾消失之谜能否解开？目前双方仍在等待结果，希望到时能‘给自己一个说法’或‘还患者一个肾’”。

在《新闻调查》栏目播出《消失的右肾　消失的信任》之后，丁香园网站刊登了该期节目记者王志安的一篇文章《和右肾一起消失的是信任》，他作为参与此事件全面调查的观察者、倾听者，发表了自己的看法。文中提到：“万润平兄弟不相信医院，不相信法院，不相信法医。一个看似简单的医学问题，由此变成了难解的社会问题。和谐医患关系的确立，需要有最起码的信任，失去了这种信任，再简单的医学问题，在现实中也是无解。”这是王志安以自己最直观的感受，窥见了以万润平为代表的个例背后千千万万个医患纠纷案例汇聚而成的社会性难题，而归根结底很大程度上则源于医患间的信任缺失，这些缺失的致因往往离不开媒体的推波助澜。万润平等不仅仅是不信任医生，他们也不信任法院、鉴定机构，只相信自己所谓的“眼见为真”，他们对所有这些单位，都流露出深深的不信任感。万润平丢失的右肾之所以难以找到，更深的原因在于，医患之间甚至人与人之间的信任，早就消失了。

无论是《消失的右肾　消失的信任》节目里，还是《和右肾一起消失的是信任》的评论中，都在结尾之处呈现了一个令人动容的细节。为了得到一个符合自己期待的说法，万润平说，他现在只想开腹验肾。如果打开腹腔发现自己的肾脏真的是萎缩了，还在，他愿意承担诬告的责任进监狱。届时他只有一个要求，就是让他在监狱里能够继续劳动，他最喜欢的就是种树、种花。

王志安说：“那一刻，我内心是无尽的怅然和酸楚。”

通过央视《新闻调查》和记者王志安的评论，公众得以看见“右肾消失事件”的更多面，也触发了大家对医患报道、医患关系、医患信任的思考。不过，因部分媒体不负责任的报道而撕裂开来的医患关系却难以修复，那道“疤痕”早在某一刻就已经实实在在地烙下了印记。

关于类似《南方都市报》《男子术后两年发现右肾消失　医院称属自然萎缩》等医患报道的影响之处，《消失的右肾　消失的信任》节目在结尾之前附上了万氏兄弟同街坊邻里的对话以及记者对弟弟万东平、医生邬善敏的采访：

街坊邻居甲："看个病把钱花了，还把别人的肾给摘走了，他阴着把你的肾偷走了。"

万东平："他不认呐……"

街坊邻居乙："他把你的肾给别人安上了，有没有人帮你告?"

万润平："没有，自己告。"

街坊邻居丙："他就是没有人，一目了然的事，比杀人放火还严重。"

记者王志安："平时看新闻，在网上看消息，医患之间矛盾纷争的新闻，对你的判断有影响吗?"

万东平："前段时间报道的周口的妇女，包括延安的女孩高静，以及江夏区偷肾事件的主刀医生恰恰是陕西省人民医院，我们才更加坚信（我们认为的）这个事应该就是事实。"

记者王志安："所以这些新闻对你的影响还是蛮大的?"

万东平："还是有。"

记者王志安："这个事情发生以后对你的压力大吗?"

医生邬善敏："压力大。歪曲事实的炒作、报道，我们也感到不理解，给我们的工作、生活、家庭带来很大的困惑。"

记者王志安："有这么严重?"

医生邬善敏："对，包括家里这些都会问我具体情况，我儿子也会问我。"

记者王志安："你儿子也专门就这个事情问过你?"

医生邬善敏："对，我儿子说我相信你。"

2. “我的右肾去哪了?”

如果说占强才等在《男子术后两年发现右肾消失　医院称属自然萎缩》中提到河北高兵案例与万润平最为相似，那么笔者以为，安徽男子刘永伟的经历同万润平更是如出一辙。

万润平事件短短一年之后，“右肾失踪案”再次进入公众视野。

2016年5月5日，安徽一家媒体新安晚报以《我的右肾去哪了》为题，报道了安徽男子刘永伟右肾离奇失踪的消息。随后，“术后右肾丢失”事件迅速在网络上发酵。主刀医师胡波以及徐州医学院附属医院迎来了一场铺天盖地的舆论谴责。5月10号，徐州市卫计委在其官方网站公布事件调查报告，称刘永伟术后右肾存在，目前呈现为外伤性移位、变形、萎缩。“丢肾”新闻出现反转，胡波也得以恢复日常的工作。

此次刘永伟的事情经部分媒体放大引起舆论喧哗后，是由央视《面对面》栏目进行的再次调查，如同万润平事件中的《新闻调查》一般，《面对面》于2016年5月29日以《丢失的右肾》一期深度调查节目将事件真相复盘还原。

同样的车祸手术，同样的术后“右肾缺如”，同样的媒体参与，同样的舆论反转，医患关系再次因媒体的介入而陷入困境，医患信任缺失的漏洞也始终无法弥补。我们在《丢失的右肾》节目中发现一个细节，那就是《我的右肾去哪了》的来源:

> 心有不满的刘永伟想到借助媒体的力量，通过一位老同学的介绍，刘永伟结识了一名安徽当地媒体的记者。2016年5月5日，安徽一家媒体以《我的右肾去哪了》为题，报道了刘永伟右肾离奇失踪的消息。“术后右肾丢失”事件迅速在网络上发酵。主刀医师胡波以及徐州医学院附属医院迎来了一场铺天盖地的舆论谴责。

就该报道见报传播后引发的网络舆论和后续影响，央视记者采访了当事医生胡波：

记者："当时网上说的最重的话都是什么？"

胡波："杀医生全家，炸医院。当然很难听的话都有。"

记者："你恐惧吗？"

胡波："气愤，悲痛，悲凉的那种。"

由此，我们不得不感慨，媒体在医患报道中竟充当了患者发泄不满的工具。加上一众不同类型媒体的集群式传播，无疑是无限扩大了医患矛盾，拉开了医患沟通间的鸿沟，同时医生群体对媒体也越来越失望。对于《新安晚报》报道的《我的右肾去哪了》，国家新闻出版广电总局于当年11月10日公开通报《新安晚报》等6家媒体发布虚假失实报道的查办情况中点名指出：经查，该报道表述不准确，解释医学术语"右肾缺如"为右肾"失踪"，对"右肾缺如"原因追究不彻底，展现医患关系各方观点不对等，引发社会误读为"切肾""盗肾"，造成严重的负面影响。同时，国家新闻出版广电总局新闻报刊司负责人还指出，类似虚假失实报道发布后，不仅造成不良社会影响，也严重损害了新闻媒体的公信力和新闻记者的职业形象。

第二节　医患报道中媒体的社会责任

美国新闻自由委员会发表的《一个自由而负责的新闻界》中首次提出新闻媒体社会责任论，此后新闻界关于媒体社会责任的研究和探索不断加深。媒体的社会责任被定义为：新闻媒体及其从业人员在进行新闻活动过程中其必须担当的对社会环境稳定、国家局势安全和公共精神健康所承担的法律、道德方面的公共责任和社会义务。[①] 众所周知，责任和权力相辅相成，媒体组织通过其享有的参与权、话语权、知情权和监督权，凭借传播工具，成为社会中极其重要的团体。只有对自身的社会责任切实履行，才会拥有更强的公信力，从而得到更多的话语权。[②]

在媒介社会图景下，当前的医患关系矛盾表现得较为突出。如贝克所说，我们现在正进入一个风险社会。而实际上，医患关系问题就是一种风险，由于这种风险一定程度上是由媒介导致的，我们也称之为所谓的“媒介化风险”。媒体作为风险信号的一个放大器，对医患关系纠纷起着推波助澜的作用。通过现有医患报道的材料可以看见，媒体在医患关系报道中往往存在着片面追求轰动效应、刻板化倾向、站队心理、医疗专业知识的匮乏、社会责任缺失等问题，[③] 因此媒体在医患关系问题中扮演何种角色、如何规范自己的角色定位、怎样平衡好自身的权力与社会责任，是一个值得思考的问题。

---

① 梁良：《从众》，东方出版中心 2007 年版，第 74 页。

② 钱维玲：《医患关系事件报道中的媒体社会责任研究》，硕士学位论文，西安工程大学，2016 年。

③ 田莉：《医患关系报道与媒体的社会责任》，《新闻世界》2015 年第 8 期。

第四章　医患冲突事件中的网络话语博弈

在过往的研究中我们发现，在媒体的建构过程中，医患之间出现了话语失衡。媒介话语的不平等，让医方在医患新闻报道中逐渐丧失话语权。医患纠纷报道中大多是患方对医方的控诉，来自医方的辩驳却很少。一方面由于记者在采访中会存在不客观、不平衡对等的报道，医方的话语权被同情病患的媒体握在手里，自己欲求不得；另一方面，医患纠纷出现后，由于医生没有应对媒体的经验，医方作为医患矛盾的一方当事人，出于不愿扩大影响和希望息事宁人等方面的考虑，往往会采取不回应态度。而医方的这种不回应，被外界理解为“默认”。一方的“沉默”造成另一方意见的增势，使“优势”意见显得更加强大，这种强大反过来又迫使更多的持不同意见者转向“沉默”。本章依据此现象选取典型的医患冲突事件为案例，通过分析医患冲突事件的网络传播路径和特点，对比分析传统媒体和网络媒体在医患冲突事件报道中的差异，总结出医患冲突事件中医患话语权失衡的成因。

第一节 医患冲突事件的网络传播路径分析

一 典型案例选取

“新一轮的博弈，从王云杰医师倒下的那一刻开始推演。”①

2013 年的温岭杀医事件将“医患矛盾”这个时常引起争议的敏感词再一次推上了风口浪尖，这场医患矛盾演变的悲剧，引爆了医疗卫生界长期压抑的情绪。此事件不仅在医学界引起了广泛关注，也在各大网站、媒体引起广泛讨论，影响范围特别广，讨论强度特别大。此案例选取依据是：首先，“温岭杀医事件”纳入本章的案例范围最为关键的一点在于该事件在网上引发广泛又激烈讨论，引起人们关注“医患矛盾”，事情发展的过程中，舆情向两极化演变；因为知名度高，成为 2013 年十大卫生计生新闻之一。其次，此次暴力伤医事件引起了人们对医患关系、医疗体制的重新反思。

此外，之所以选择“湘潭产妇之死事件”与“温岭杀医事件”进行类比是因为该事件同样造成了极大的社会影响，并作为 2014 年十大卫生计生新闻之一登上了 2014 年卫生部公布的卫生新闻年度排行榜。与“温岭杀医案”不同的是，这起事件全程均有媒体的参与，媒体的报道更加让“医患关系”变得复杂，也是受媒体报道的影响，事情发生的过程中舆情发生反转，而媒体的不客观报道加剧了医患双方的话语失衡以及医患关系的恶化。该事件发生过程中，医患双方的态度和沟通过程反映出医患矛盾中的

---

① 《这回医生真怒了：温岭杀医事件后续》，《新民周刊》2013 年第 109 期。

一些问题。事件在网络空间引发广泛讨论，公众对医患矛盾的关注度空前高涨；舆论在传播过程中发生反转；媒体在事件过程中为“抓眼球”“抢时效”的不客观报道对网络群体激化现象起着推波助澜的作用。最后是由传统主流媒体的深度调查还原了客观事实，扭转了舆论。此案例的这些特征都适合本章内容的研究，非常具有代表性。

二　两起事件的传播路径及特征分析

（一）“医生王云杰死了”

1. 事件概况

2013 年 10 月 25 日，温岭市第一人民医院发生了一起患者捅伤医生案件，一名患者因为怀疑医生确诊有误，拿刀捅了 3 名医生，其中 2 名医生被捅伤，另外 1 名医生因抢救无效死亡。

2. 首发消息

2013 年 10 月 25 日中午 12 点，微博名为@ 细碎的浅浅念的网友在新浪微博上发布了这样一条消息：“朋友圈转来的。急诊室抢救王云杰中。”微博配有图片并在文字最后@ 我的病人家属是极品。因为@ 细碎的浅浅念并不是微博认证用户，当时粉丝量也仅仅 217 人，微博发出后，仅被转发了 559 次。

3. 扩散转发

@ 我的病人家属是极品于 2013 年 10 月 25 日 12：12 分转发微博并配发原创微博：“已经顾不得去无菌手术室了！现场手术，可怜！想起 2011 年 9 月北京同仁医院耳鼻喉科徐文主任被伤害事件。”@ 我的病人家属是极品新浪微博上也没有认证用户信息，微博标签有一个栏写着医务人员。但是@ 我的病人家属是极品转发微博后并把微博放入话题#温岭杀医事件#中，让该条微博立刻引起了圈内以及圈外人们的关注。

引爆点：随后，浙江温岭公安在其官方微博@温岭公安通报了事件的经过及犯罪嫌疑人的犯罪过程和犯罪动机，这起患者杀死医生的案件引起全国人民广泛关注。

4. 院方首度回应

温岭杀医事件在网上被曝出后，官方和院方开始纷纷回应。微博认证为温岭市卫生和计划生育局官方微博的@健康温岭在29日16时35分首次转发了微博名为@老辣陈香有关温岭事件的微博，并为被害医生祈福。这条微博也达到了1278次转发。浙江省卫生厅针对此事回应：“医疗场所将建安检。”

接着，浙江温岭一院也在当天官方微博上发布了温岭杀医事件。其中，浙江温岭一院在微博中公布事情后称：“我们的医务人员仍然忍住内心的痛楚，一边在抢救自己受伤的同事，一边为广大患者看病，全院诊疗工作仍有序开展。”得到了325个赞和2570次转发。消息确定以后立刻在网上引发了热论，不少网友第一时间在微博、贴吧、论坛等痛斥凶手的残忍。

5. 媒体跟进

微博、朋友圈、论坛、网络大V的转发迅速引起了传统媒体的关注，@新华社、@青年时报、@温岭日报、@南方周末、@京华时报、@凤凰网、@法制日报、@天津日报、@浙江在线、@新浪浙江、@钱江晚报等迅速跟进，纷纷转发新闻。

6. 舆论反转

10月27日，刺杀医生的微博话题量虽然有所回落，而《北京青年报》《半岛都市报》以及新华网、浙江在线等网络媒体纷纷对事件的相关讨论仍然在如火如荼地展开，例如《北京青年报》的《三问温岭杀医事件，纠纷一年半未解决?》、《半岛都市报》的《被一场手术改变的人生》等媒体评论，让本来同情被害医生的网民纷纷倒向患者一方。患者家属犯罪嫌疑人的妹妹在接受采访时也表示："惨案的发生，跟当时医生没有好好跟哥哥耐心解答也有关。"[1] 这下网上舆论开始倒向处于弱势群体的患方，"医生服务态度差""医院乱收费""黑心医生拿回扣"的刻板印象重新被提出来，医强患弱的言论在网络逐渐占据主导地位。甚至有些激进网民为连恩青的行为喝彩，说杀得好。

7. 主流媒体发声，舆论潮消退

10 月 29 日，针对网上沸沸扬扬的舆论浪潮，《人民日报》发表评论《医患关系从哪里攒起信任》表明态度，其他媒体迅速跟进，网友开始重新思考医患关系，至此，微博上的极端言论逐渐平息，舆论逐渐回归理性。

网络传播路径：微博爆料—网民热议—网络媒体—官方回应—院方回应—地方政府回应—主流媒体评论。

（二）"*产妇之死*"

1. 事件概况

2014 年 8 月 10 日，湖南湘潭县妇幼保健院一名产妇，在做剖腹产手术时，因术后大出血死亡。随后华声在线网站发表《湘潭产妇死在手术台　医生护士不知去向　医院称已尽力》的报道，引起轰动。湘潭县卫生局于 8 月 14 日 14 时左右发布官方微博正式回应称该产妇的死因初步定为"羊水栓塞"。2014 年 9 月 11 日，经专家鉴定组依法依程序鉴定，产妇的死亡原因符合肺羊水栓塞所致的全身多器官功能衰竭，事件不构成医疗事故。[2]

2. 首发消息

2014 年 8 月 11 日 10 时 26 分，网友"@ 小懒虫太阳晒屁股啦"首先

---

① 辛文娟、赖涵：《群体极化视域下网络舆情的演化机制研究——以微博网民讨论"浙江温岭杀医案"为例》，《情报杂志》2015 年第 34 卷第 2 期。

② 百度百科，http://baike.baidu.com/link。

发微博曝光湘潭产妇死亡事件，称“湘潭县妇幼保健医院惨无人道，将产妇活生生的弄死在手术台上！并隐瞒真相，一直说在抢救10小时，抢救10小时这是什么惨无人道的无良医院”？该微博图文并茂地展示事件的经过，该博主在微博中称湘潭县妇幼保健医院不负责任，致使产妇惨死在手术台，并隐瞒真相。与此同时，该微博@新浪湖南和湖南身边事。20分钟内，该网友多次转发该条微博，并@新浪新闻、天涯聚焦、湖南身边事、湖南卫视、新浪湖南、湘潭公安、头条新闻等微博大号。到第二天，该微博由于粉丝量较少，也不是网络大V，微博曝光新闻并没有引起网络热议。[①]

3. 发酵

2014年8月12日16时15分，“华声在线—湘潭频道”的一篇题为《产妇惨死手术台医生护士跑路　医院称已尽全力》的新闻报道引起了媒体对该事件的关注。“赤身裸体”“满口鲜血”“医生护士全体失踪”这种字眼，把医生描绘成了草菅人命的刽子手。[②] 当天，新浪新闻、网易新闻、财经新闻等多家媒体纷纷以《产妇手术台上死亡医生失踪》为题转载该事件。同时，在新浪微博上，@辽宁晚报、@楚天金报、@财经网、@凤凰东方传媒、@新安晚报、@重庆时报、@楚天都市报、@法制日报、@新京报等多家媒体微博也纷纷报道湘潭产妇死亡事件。由此，该事件的关注量开始出现爆炸性上涨，在13日达到了4683条，并登上多家媒体新闻头条，有关该事件的议论声音开始席卷网络。

4. 舆论高潮

2014年8月13日开始，《产妇惨死手术台医生护士跑路　医院称已尽全力》的新闻标题在网上激起了民愤，网友纷纷讨伐医方的不负责任、罔

① 中国环球网，http://china.huanqiu.com/article/2014-08/5108623.html。

② 黄静：《医患话语博弈研究——以湘潭“产妇之死”为例》，硕士学位论文，南京师范大学，2015年，第18—26页。

顾人命，随着“湘潭产妇死亡事件”舆情在网上愈演愈烈，有关产妇死亡原因、医护人员是否失踪、医院是否担责、亲属是否耽误抢救时间等话题成为媒体和网友议论的焦点。面对网友的质疑、患方家属的指控，官方和院方迟迟未给出回应，在真相尚未确定之前，家属的控诉、医院的沉默、媒体的分析，加之网友对湘潭产妇死亡事件的各种猜疑、指责、剖析声音在网上交织，不断推动着“湘潭产妇死亡事件”舆情声量的增长和发酵，事件舆情达到高潮。

5. 官方首次回应

2014 年 8 月 13 日 15 时 14 分，湘潭县卫生局官方微博发布了题为《湘潭县妇幼保健院产妇死亡事件相关情况介绍》的长微博，微博主要对产妇的死亡原因做出了解释：孕妇在胎儿分娩后，出现呕吐、呛咳的症状，医院初步诊断为有“羊水栓塞”可能。院方立即启动院内绿色抢救通道，组织有关专家进行抢救，孕妇因羊水栓塞引起多器官功能衰竭，经全力抢救无效于 21 时 30 分死亡。而院方针对媒体“产妇惨死在手术台”“医生护士全体失踪”的报道并没有给出明确回应。8 月 13 日 17 时 41 分，中国湘潭县网发布“湘潭县妇幼保健院发生产妇死亡事件”的新闻，针对网友和媒体所质疑的“医护人员是否失踪”，院方在回应中表示：为了避免与当时情绪失控并有过激行为的家属发生正面冲突，导致矛盾升级，手术结束后，医疗调处中心安排医务人员在手术室旁值班室等待。

医院方面，湘潭妇幼保健医院医生对此事件发出九点说明[①]：

（1）患者 8 月 10 日上午 11 时许进入手术室，行剖宫产，12 时 05 分，顺利产下婴儿。随即出现产后大出血，13 时，检验科电话报告，凝血功能明显异常，纤维蛋白原检测不出，初步诊断羊水栓塞。

① 苏玥：《湖南湘潭产妇死亡事件舆情发展脉络》，人民网，2014 年 8 月 20 日。

（2）14 时 20 分，患者在手术台上出现心跳呼吸骤停，经积极抢救，5 分钟后心跳呼吸恢复。

（3）湘潭县妇幼保健院请上级医院会诊，15 时左右，湘潭市中心医院会诊专家到达该院，认同羊水栓塞的诊断。建议切除子宫。

（4）副院长与患方交代病情并签字以后，17 时 15 分切下子宫。

（5）21 时左右，切除子宫以后，仍未能挽救成功，院方宣布死亡。

（6）患者死亡后，该院副院长与患方在手术室门口沟通，被围攻。

（7）23 时左右，患方强行破门，冲入手术室。此时院方已经完成尸体护理，人员撤出手术室。

（8）媒体所述的吃槟榔者是因为冲突原因，脱下工作服在值班室内的医务人员。

（9）整个事件过程中，院方积极抢救，进行了多次病情告知与沟通。

6. 传统主流媒体介入

舆论不断发酵，传统主流媒体介入调查，人民网“求真”栏目围绕“湘潭产妇事件进展”展开调查，求真栏目在 8 月 13 日 15 时 40 分率先发布对湘潭产妇死亡事件相关部门的求证采访，确认“医生护士全体失踪非实情”，当日访问量即超 10 万，引发网络冷静反思，成为事件重要拐点。14 日《人民日报》发表了《关注医患纠纷，别轻易下结论》的评论，评论指出：人命关天，在基本事实尚未搞清楚之前，不能轻易下结论，定责任，并指责了某些媒体不客观报道。至此舆论开始发生转变。

7. 舆论反转

随着传统主流媒体介入调查，真相逐渐浮出水面。2013 年 9 月 11 日，专家鉴定组依法依程序进行鉴定的结果显示：该事件“并不构成医疗事故”。鉴定结果公布之后，网民开始由原来的谴责医生转变为同情医生，有网友认为医生替医疗体制背了黑锅，不断有人在微博上为医生辛勤工作、救死扶伤的职业精神点赞。另一方面，网友开始吐槽家属趁机勒索，冷血无情，谴责媒体的不客观报道搅乱舆论场。至此，人们对此事的关注度逐渐下降，舆论逐渐消退。

三　两起事件的网络传播总体特征

针对以上事件发展脉络，我们对其梳理的网络传播路径为：微博爆料—网民热议—网络媒体转载—院方回应—地方政府回应—传统媒体评论。巡着此路径进行分析，可以将该事件在网络传播过程中的总体特征总结为以下三点。

1. 微博“舆论场”

两起医患冲突事件都是首先从微博平台曝出，在网络空间进行“设置议程”然后通过“@”[①] 这种方式引起媒体的关注和转发。[②]“温岭杀医事件”的首发消息是微博名为@细碎的浅浅念在微博曝出的，“湘潭产妇事件”也是由微博用户@小懒虫太阳晒屁股啦首先在微博发出的。由于其微博粉丝较少，关注度不高，只有通过@媒体引起关注和转发。媒体转发以后，事件引起了较高的关注度，人们开始对其众说纷纭，在微博形成舆论场。[③] 然后传统媒体开始介入和报道。

2. 权威消息源发声

“温岭杀医事件”在网上曝出并引发热议后，浙江温岭市第一人民医院以及温岭市卫生和计划生育局便在其官方微博转发此事件并首度作出回应。

“湘潭产妇死亡事件”于2014年8月11日在微博首度曝出，经过媒体

---

① “@”在新浪微博中有两个用途：一是用作微博用户名前缀；二是承担“提醒某人观看”的功能。

② 雷跃捷、辛欣：《网络传播学》，中国传媒大学出版社2010年版，第23—25页。

③ ［美］罗兰·德·沃尔克：《网络新闻导论》，彭兰等译，中国人民大学出版社2003年版，第25—26页。

的转发，在网络上的关注度持续上升，几度上了微博热搜榜，成为微博热门话题。网友对微博描述的内容感到震惊，对于产妇死亡的原因也是众说纷纭。湘潭县网官方微博通报此事称，已要求县卫生局、县司法局调查了解产妇死亡原因，做好家属慰问安抚工作。8月13日，湘潭县卫生局官方微博发布了《湘潭县妇幼保健院产妇死亡事件相关情况介绍》的长微博，主要对孕妇的死亡原因作出了解释。11日17时，中国湘潭县网发布“湘潭县妇幼保健院发生产妇死亡事件”的新闻，针对网友质疑的“医护人员是否失踪”作出回应。

主流媒体人民网“求真”栏目围绕“湘潭产妇死亡事件”展开调查，该栏目经过调查之后于8月13日15时40分发布对有关部门的采访，在调查后确认“医生护士全体失踪非实情”。14日《人民日报》发表了《关注医患纠纷，别轻易下结论》的评论，评论指出：“人命关天，在基本事实尚未搞清楚之前，不能轻易下结论，定责任。”

3. 舆情反转

温岭事件发生后，《北京青年报》的《三问温岭杀医事件，纠纷一年半未解决?》中，网友的留言大都是表达对医生的同情和哀悼，对凶手的谴责，随着杀医事件的微博话题量逐渐回落，《半岛都市报》的《被一场手术改变的人生》等媒体评论，让本来同情被害医生的网民纷纷倒向患者一方。而来自患者家属的声音“惨案的发生，跟当时医生没有好好跟哥哥耐心解答也有关”[①] 更加剧了舆论的转变。“医生服务态度差”“医院乱收费”的言论在网络逐渐占据主导地位。舆论由原来的同情医方转变为同情患方。

在“湘潭产妇死亡事件”中，湘潭市医学会医疗事故技术鉴定显示：“产妇的死因是肺羊水栓塞，该事件并不构成医疗事故。”随着鉴定结果的公布和传播，网民开始由原来的谴责医生转变为质疑媒体的不客观报道，

① 陈力丹:《舆论学——舆论导向研究》，中国广播电视出版社1999年版。

而《人民日报》随后也刊发了调查真相，回答了网民与死者家属关注的医护人员全体失踪的问题，使得真相浮出水面。网友开始思考媒体在医患报道中的角色。

第二节　多元主体的网络话语博弈

有关医患间的网络话语博弈，学界研究成果虽然略显单薄，仍幸得有学者在持续关注。施琳玲等表示，近年来医疗问题一直是新媒介环境下舆论的热点和焦点，作为医疗问题的主客体——医方和患方之间正蔓延着一种对抗的情绪，其典型表现之一就是网络话语权的博弈。而这种博弈正驱使着医患这对“利益共同体”向“利益矛盾体”背离。并且，当患者话语权进入网络平台后，就迅速扩大为除医疗机构及主管部门以外所有人群的话语权。因为每一个生命体都有患者角色的担当，所以这是一场涉及人数最广泛的博弈，它直接影响在线事件舆论的走向和博弈双方的生存方式。而其中医患双方作为对弈的阵营、网络平台作为对弈的舞台、新闻话语作为对弈的载体，它们所固有的、特定的属性和运行规律，都在悄然影响着甚至主导着这场博弈，发生在网络空间的这场医患话语权博弈也就具有了其深刻的社会意义。[①]

一　医患话语博弈

进行话语分析需要借助一定的话语平台，因此在网络话语博弈的探究

---

①　施琳玲、陈霖：《网络空间医患话语权失衡现象的成因分析》，《医学与哲学（A）》2013年第34卷第6期。

中，我们须通过互联网田野的方式深入网络社区实现对研究对象的观察。互联网的出现，为人类研究提供了新的方法可能，可以让研究者把实地田野放到网络，通过网络田野实现对研究对象的观察，来搜集第一手的话语资料进行解读。

我们驻足的网络社区是丁香园网站的“丁香论坛”。丁香园原名“丁香园医学文献检索网”或“丁香园医学主页”，建于2000年7月23日，作为目前国内最大的医疗专业网站，网站里的丁香论坛成立于2003年，是一个致力于传播文献检索知识和生物医药学的论坛。纯学术交流、完全免费的知识和资源共享是丁香园网站的初衷。随着网站的不断发展，论坛也从每天只有几个人查看的留言板，发展成为一个超过550万名专业会员（其中包含200万名医生用户）的生命科学综合论坛。现在论坛里的会员大部分是注册医生，起初医生也都是在论坛里交流专业学术，随着医患冲突、暴力伤医事件频发，医患新闻频频曝出，近年来丁香论坛里发表态度、情绪的帖子也越来越多。另外，在医患新闻报道中，一些媒体的失衡报道也让医方频频失语，逐渐失去话语权。

笔者以观察者的身份深入丁香论坛，通过非参与式观察医生们面对一些医患冲突事件，他们是如何表达自己的情感和态度，而非参与式观察不会影响被研究者原有的话语表达方式。通过对比分析这些搜集到的网络数据信息，为还原客观事实，缓解医患纠纷提供参考。

（一）“温岭杀医事件”中的医患话语呈现

1. 医方话语呈现

以“温岭杀医案”为关键词在丁香网论坛进行搜索，共得到117条结果，除去无效帖子（无效帖子包括对杀医新闻的报道消息、态度不明确的帖子）共得到100条结果。这些帖子的内容主要有：①陈述事实，痛斥媒体的不实报道；②呼吁加快医疗体制改革；③对职业安全的担忧；④其他

（包括对网友的误解感到委屈、对医患关系的反思），其中第四部分所占比例比较小。（如图 4－1 所示）

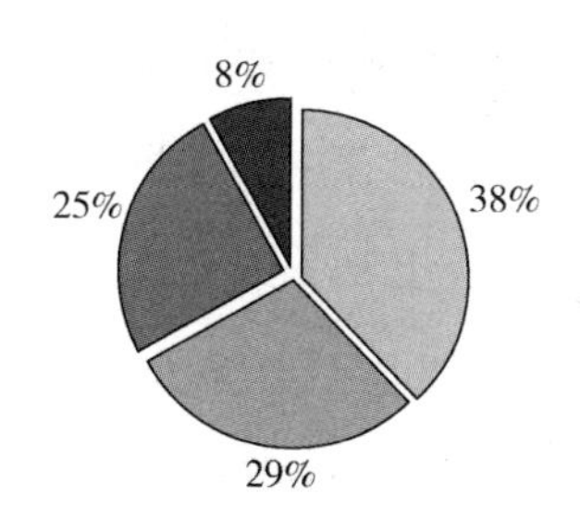

图 4－1　“温岭杀医事件”发帖内容所占百分比

（1）追问事实真相

对于媒体呈现出来的新闻，医生们持怀疑态度，鉴于媒体在医患关系报道中的立场，医方更想自己弄清楚事实的真相。如图 4－1 所示，“追问事实真相”在发帖内容中占较大比例，由此可见在医方心中，事实真相比什么都重要。一方面连恩青抱怨鼻子不通气、难受，另一方面医院的鉴定结果是手术很成功。到底是什么原因造成这两者的矛盾？来自耳鼻咽喉颈外科的原创帖《“空鼻症”和温岭杀医案》在论坛引发了讨论，共得到 200 多条回复和跟帖。这篇帖子主要从一个医生的角度，科普空鼻症，也指出了连恩青与医院方面的矛盾致因所在。

（2）呼吁加快医疗体制改革

医患冲突事件频发，医患矛盾不断升级也引起了社会各界的不断反思，“看病难，看病贵”一直是困扰中国社会最大的问题。医疗服务的公益性与医疗体制市场化的矛盾一直是制约医疗体制改革的阻力。我国医疗体制改革经过 20 多年，仍然没有取得显著性的成效。

如图 4－1 所示，论坛有来自 29% 的医者的呼声要加快医疗体制改革。

上文我们所见的凤凰网的评论《温岭杀医事件：别再让医生为体制背黑锅》一文，在论坛中得到了1114条顶帖。文中谈到，一位来自麻醉科的医生认为畸形的“以药补医”制度让医生背了黑锅——人们往往认为医生多开药、重复检查是为了拿回扣，而背后的原因并不是表面上那么简单。现在医院名义上是公益性的，实际上都是自负盈亏。医疗器材需要更新、医疗条件需要改善、医疗人员需要生存，而来自政府的财政拨款却逐年减少。长此以往，医院日常工作想要正常地维持运转，这笔费用就转嫁到了病人的身上。出自某医院神经科的一篇帖子《揭示就医难、看病贵的真相，温岭杀医的根本原因》，把温岭杀医的根本原因归结为医疗体制的问题，得到了1336条顶帖。《人民日报》发布的一篇《暴力伤医折射体制积弊》也在论坛引起了广泛讨论。

(3) 对职业安全的担忧

多次杀医事件的发生，给医生群体敲响了警钟，引起医生们对自身安危的担忧。论坛中有一部分帖子是表达了对职业安全的担忧，医生和患者之间本是有着共同的敌人——疾病，而暴力伤医则凸显出的是医患间的信任危机。医生尽心尽责地为患者治病，而患者却向医生挥去了屠刀。当杀医事件发生后，受害人家属和医院的同事们都沉浸在悲伤中时，在网络上却引来了一片叫好声，医者对患者感到寒心，对社会感到寒心，更是为自己感到不值。有一位学医的研究生在论坛上发表了《杀医案频发，拿什么来支撑医学生前行》的帖子，在帖子中表达了对未来从业环境的担忧，虽然论坛中有很多从医的前辈在回帖中表达了对专业的热爱和坚守，以期消除医学生的顾虑。但直面血淋淋的现实，我们不得不去考虑医者们所遭受的心理创伤，并且重视他们执业环境中的安全问题。

2. 患方话语呈现

温岭事件中的患方包括患者连恩青及其家属，由于其发声渠道比较少几乎可以忽略不计，主要还是通过媒体平台发声，所以本文主要通过媒体的报道来呈现患方话语。在百度搜索，2013 年 10 月 25 日到 2015 年 5 月 25 日期间（事情发生后的舆论起止时间），有关温岭杀医案件的新闻报道一共有 757 篇，其中消息类一共有 434 篇，带有患方消息来源的一共有 268 篇，除去重复报道或者转发的文章，共得到 109 篇。我们以选取的 109 篇报道作为样本，来分析患方的话语内容。

通过分析发现，在选取的 109 篇报道中，有 45 篇患者提到了鼻子不通气，没有治好；有 39 篇患者向媒体表示不后悔自己的行为，认为医生自作孽不可活；患方家属在接受采访时提到手术是惨案原因的有 25 篇。（图 4－2）

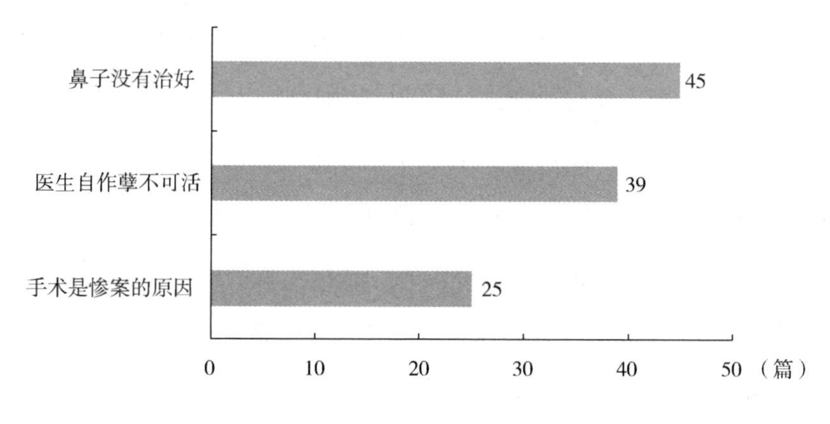

图 4－2　温岭杀医案报道中患方话语内容分析

（1）质疑话语：“我的鼻子没有治好”

在选取的样本中，有 47 篇报道，患者提到了鼻子不通气，没有被治好。在多次的媒体采访中，患者不断表达自己的主观感受：“我的鼻子没有治好。”

作为潜在患者的受众，或者有过病患经历的受众，很理解连恩青的感受，这在无形中增强了患方话语的可信度。针对连恩青的质疑，院方认为，“患者主要是对手术结果期待过高，在手术知情书里，医生也说明了，对于鼻炎这种病，手术的改善效果不会太大”。[①] 撇开医生话语的客观性，

① 杨迪：《温岭杀医事件调查：全世界只剩下鼻子》，《中国新闻周刊》2014 年 8 月 22 日。

对于患方的质疑，医方却用“患方对手术结果期待过高”来进行辩驳，很容易造成手术失败后医生对手术结果推诿的误解，加上对“医强患弱”的刻板印象，受众更倾向于站在患方这边。如此一来，患者的话语更容易得到传播。

（2）偏激话语：“用生命换取真相，值了！”

多家医院的一致鉴定结果逐渐挽回受众对医方的信任，而对于连恩青的依然怀疑和连恩青被诊断为“妄想症”的事实，让受众开始把连恩青的行为看作偏执。然而在连恩情被判死刑之后，他认为“自己用生命换取真相很值得”的看法，再次动摇了受众对医方的信任，这样的偏激话语在网络上极易形成话题，激起讨论，引起网民的围观。

带着质疑，连恩青曾40多次寻找主治医生要求治好病，并对医院进行多次的投诉。为了证明自己的是对的，他后来去了好几个其他地方的医院，诊断结果还是一样，连恩青却坚持认为“医院是联网的他们肯定都串通好了”。2013年10月25日上午他带着一把榔头和一把近三十厘米长的匕首来到温岭市第一人民医院，企图杀害他的主治医生，却杀害了医生王云杰。在法庭上，连恩青依旧坚持认为医院有造假行为，用自己生命去换取真相，值了。

（3）家属话语：手术是惨案的原因

连恩青的妹妹在接受采访中说，哥哥连恩情一直抱怨鼻子难受，还是对手术结果持有怀疑态度，哥哥曾经跪地请求医生再次为他治疗——“医生我不骗你，我的鼻子真的难受”，然而医生给出的答案是“我们已经尽力了”。在执行死刑的当天，连恩情的家人来见他最后一面，事后连恩青的妹妹在接受采访时表示：家人已经无法改变这样的结局，只能认命。①但是，她也认为，悲剧的酿成也涉及医患之间的沟通问题，哥哥是因为手

① 曾庆香、黄春平、肖赞军：《谁在新闻中说话——论新闻的话语主体》，《新闻与传播研究》2005年第12卷第3期。

术后情绪才慢慢不稳定，最后造成悲剧的发生。

（二）“湘潭产妇之死”的医患话语呈现

1. 医方话语呈现

以“湘潭产妇死亡事件”为关键词进行搜索，共得到1938条相关帖子，去除无效帖子，（无效帖子包括湘潭产妇死亡事件的新闻报道消息、态度不明确的帖子）共得到1800条主题帖，鉴于样本比较大，笔者采取抽样的方法来分析帖子的内容，笔者抽取评论量和回帖量排名在前100位的帖子，评论量和回帖量能代表帖子的关注度和讨论度，评论量和回帖量比较多代表帖子比较热，很多顶帖和回帖代表有相同的态度和看法。所以笔者以回帖量和评论量为标准进行选取。在这评论量和回帖量排名前100位的帖子中，如图4-3所示，发帖内容主要包括：①对真相的追问；②痛斥媒体的不实报道；③用专业知识解读事件；④反思当下医患关系；⑤其他（主要包括对现行医疗环境的抱怨、对家属无知的无奈、呼吁法制等）。

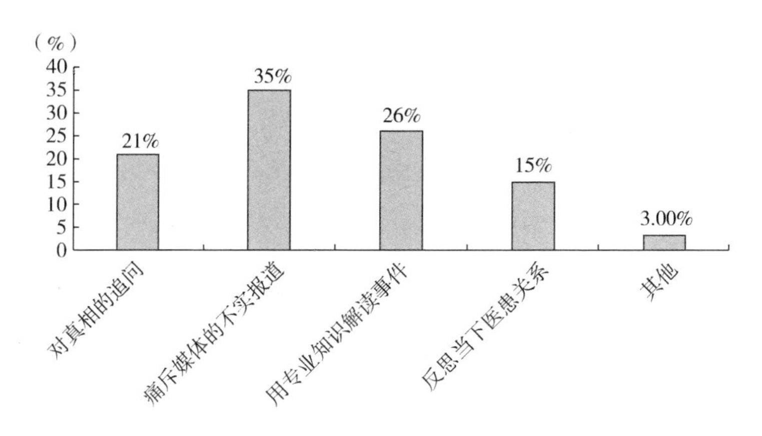

图4-3 “湘潭产妇死亡事件”发帖内容所占百分比

（1）追问事实真相，痛斥媒体的不实报道

新闻发生的当天，很多丁香网用户在论坛里寻求真相，当天的发帖量达到2000多个，针对媒体所报道的“孕妇惨死手术台，医生护士全跑路”的新闻细节，论坛里很多医务专业人士提出了质疑：产妇的死因是什么？死者亲属反映的情况是否属实？产妇之死是谁之错？医院是否抛下垂死产妇离开现场？此外，医生们也纷纷跟帖希望院方早点对这些疑问作出回应。

针对外界舆论的质疑，院方给出回应：“医护人员经过连续几个小时的抢救，并没有消失，只是在隔壁房间休息。”①

（2）科普话语：“羊水栓塞发生率低、死亡率高”

对于受众来说，由于知识水平、受教育程度等的限制，对于医生从专业角度作出的解释“羊水栓塞”，似乎并不是太理解。而相对于医方理性的专业解说，患者的感性表达更能引起受众的共鸣，取得较好的传播效果。事件发生后，论坛中有不少专业医务人员站在医学角度对患者的死因——“羊水栓塞”做进一步的分析，解释医学名词“羊水栓塞”的帖子就有60多篇。在论坛中，依托专业背景的解读话语在话语内容中占了25%。其中一篇来自妇产专业讨论的热门帖子《产妇大出血死亡讨论——病历帖》，文中对医学名词“羊水栓塞”作出了专业解释。在科普帖中，论坛医生也表示虽然羊水栓塞发生率低，而死亡率却异常高，抢救成功率较低，给社会及家庭带来灾难性的后果。

（3）反思话语：“加快医疗体制改革，改善医疗环境”

死者已矣，痛定思痛，惨案的发生也折射出不容乐观的医患关系现状，看病难、看病贵一直是困扰中国社会的问题。一方面，患者抱怨医院收费贵、看不起病、医生服务态度差；另一方面中国医生却表示工资低、压力大、工作环境恶劣，而近年来一些暴力伤医事件更加激化了医患矛

① 俞欢：《新媒体形势下的舆论场中医患话语权博弈——“湘潭产妇死亡”事件舆情分析》，《新闻及传播研究》2016年第3期。

盾。国外著名医学期刊 *The Lancet* 发表了一篇“Chinese doctors are under threat”，在论坛里也得到很多用户的支持，文中说在中国当医生是从事一种危险的职业[①]。从救死扶伤的“白衣天使”到现在收拿回扣的“黑心医生”，医生形象何以下滑至此？医者媒介形象的转变，也反映了医疗体制改革背后的种种问题。很多论坛里的铁杆战友认为，中国医疗行业的公益性与医疗体制市场化的冲突将不利于构建和谐的医患关系，如果不进行医疗体制改革，这种医患冲突事件将不再是个例。所以，他们希望政府加快医疗体制改革，尊重医生们的劳动成果，改善医疗环境。同时，媒体也要扮演好自己的角色，在新闻报道中要尽可能地做到客观中立。

2. 患方话语呈现

湘潭产妇死亡事件中的患方这里主要是指患者家属，患方家属主要通过媒体平台和社交网络平台发声，新浪认证为@张宇父亲的微博后来被家属否认，由于微博内容真实性无法考究，所以本文主要通过媒体的报道来呈现患方的话语内容。通过百度搜索，在2014年8月10日到2014年9月11日期间（事情发生的起止时间），有关湘潭产妇事件的新闻报道一共有757篇，其中有效报道一共有412篇，去除重复报道、视频报道、与内容无关的报道以及评论，其中带有患方消息来源的一共有242篇。我们以选取的这242篇报道作为样本，来分析患方的话语内容。

通过分析发现，在选取的242篇报道中，有162篇涉及患者家属向媒体爆料称产妇死亡后，医生护士集体失踪；有88篇报道涉及患方抱怨医方没有及时通知家属。

（1）问责话语：为什么不及时通知家属？

质疑院方不及时通知家属，因此而造成的一系列后果应该由院方负责。从新闻的角度来看，出现紧急情况，院方应该及时和家属沟通，而不

---

① Docofsoul，“Chinese Doctors Are Under Threat”，*The Lancet*，2010（10），pp. 657 - 658.

是在家属不知情的情况下就自作主张。院方的这一反常行为极具新闻价值，容易引起人们的关注。在选取的242篇报道样本中，有88篇报道了患方的质疑：产妇死亡后，为什么不及时通知家属？针对院方给出产妇死亡原因的解释，死者丈夫又提出了诸多质疑：“为什么妻子在产前检查一切正常，而妻子死亡后才说是羊水栓塞？为什么在妻子生命垂危的情况下，不及时通知家属?”随后死者的父亲也发微博称：“手术家属签完字后就一直没有人向我们通报任何情况了。晚上8点多的时候，村支书给我打电话告知我女儿生命垂危，可是我明明就在手术室外，医院为什么不直接通知家属，而是打电话到村里。这一点我们表示想不通，不理解，对于最终没有见到女儿最后一面很痛心和遗憾。”

（2）痛斥医护人员“集体失踪”

患方认为在这件事情上医方有责任，希望医方能够给出一个合理的解释，还自己一个公道。患方的这些描述到了媒体那里，医生护士不在现场的行为被勾勒为“逃跑”，于是就有了“孕妇惨死手术台，医生护士逃跑”的新闻。样本中，有162篇报道中呈现了患方对医方的控诉：“妻子赤身裸体躺在手术台上，满口鲜血，眼睛里还含着泪水，可却再也没有了呼吸。而本应该在抢救的医生和护士，却全体失踪了，房间里只有一些不明身份的男子在吃着槟榔，抽着烟。”家属对于这样的场面感到无法接受，在他们的主观认识上，医护人员是在手术失败后因为害怕承担责任而逃离现场。对于患方“医生护士集体失踪”的控诉，院方进行了辩驳：当时院方为了避免与情绪激动而且有过激行为的患者家属发生正面冲突，手术完成后，工作人员已经撤出手术室，在隔壁休息。双方对于“医护人员是否失踪”的争辩各执一词，而随着官方进一步的调查，真相才逐渐浮出水面。

（3）官方发布死亡报告后的沉默

针对患方的指控、医方的辩驳以及网民的声讨，2014年9月11日，官方公布了产妇死亡事件的医学鉴定结果：经医学技术鉴定，产妇死亡原因是羊水栓塞所致的全身多器官功能衰竭，因此该事件不构成医疗事故。随着官方鉴定结果的发布，真相被揭开，患方的质疑声、指责声逐渐消散。

3. 对医患冲突事件中话语博弈的分析

首先从受者层面上看，由于受众大部分属于非专业人士，因知识水平、受教育程度的限制，对他们而言，无论是医生对“空鼻症”“羊水栓塞”等作出的专业解释，还是医疗体制改革相关内容，理解起来都有一定的困难。而相对于医方理性的专业解说，患者的感性表达更能引起受众的共鸣，取得较好的传播效果。

其次从传播的渠道来看，新媒体技术的发展为患方在多平台发声提供可能，现在患方发声不仅限于各种传统媒体，微博、微信、论坛、贴吧都频频出现患方的声音。

相比之下，作为医方主要发声渠道的丁香论坛略显单一，而且丁香论坛里的大部分受众是医学从业者，对于相关话题的讨论难以突破这个传播圈，影响范围有限，在医患话语博弈过程中，患方的多渠道发声更能赢得话语主动权。

作为传播主体的医生，也是医学领域的专家，对相关医学问题的阐释话语具有权威性，可信度比较高，可一些过度检查、乱收费、拿回扣等不良现象让仁心仁术的医者形象大打折扣，信源的可信度也会随之受到影响。所以对于医生来说，挽回形象是提升话语权的重要条件。

二　网络媒体和传统主流媒体的话语博弈

从上文分析的网络传播路径可知，网络媒体和传统主流媒体的介入报道都使得舆论发生变化。笔者将从发布时间、信息来源、报道立场、报道体裁几个方面来对比分析网络媒体和传统主流媒体在报道中的差异。以"温岭杀医事件"为关键词进行搜索相关新闻报道，将时间锁定在2013年10月25日到11月1日。同时，以湘潭产妇死亡事件为关键词进行搜索相关新闻报道，将时间锁定在2014年8月10日到9月11日（事情发生的起止时间）。由于样本量比较大，所以笔者分别选取知名度比较高、影响力比较大的100家媒体作为样本进行分析。

（一）网络空间的议程设置

从发布新闻的时间来看，如图4-4"温岭杀医事件网络媒体和传统媒体发布时间对比"图所示：网络媒体对温岭事件的新闻发布时间集中在10月25日到29日，而传统媒体对温岭事件的新闻报道分布在10月26日到11月1日之间，时间上稍微落后于网络媒体。图4-5"湘潭产妇死亡事件网络媒体和传统媒体发布时间对比"图显示：网络媒体对湘潭产妇死亡事件的报道时间分布在8月14日前后，传统媒体对湘潭产妇死亡事件的报道时间分布在8月14日到8月19日之间，还有小部分是在9月8日以后。

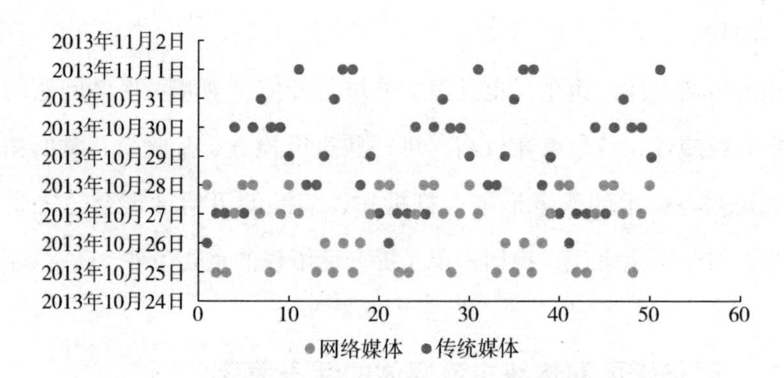

图4-4 温岭杀医事件网络媒体和传统媒体发布时间对比

两起医患冲突事件都是先由网络媒体报道出来的，温岭杀医事件由微博名为@细碎的浅浅念的博主曝出，然后微博、微信朋友圈、论坛的转发

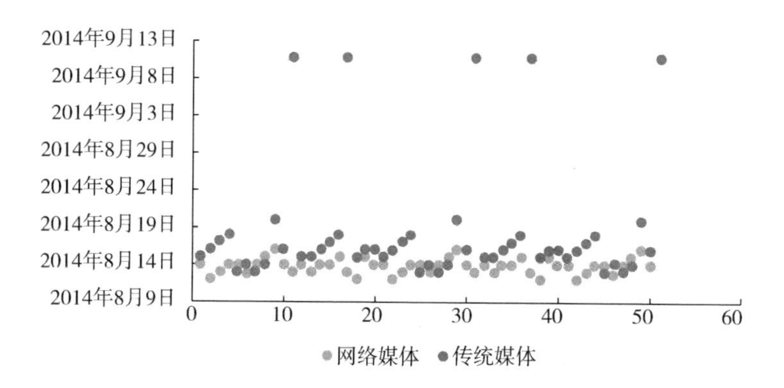

图 4－5　湘潭产妇死亡事件网络媒体和传统媒体发布时间对比

引起了媒体的关注。@新浪浙江、@浙江在线、@凤凰网、@今日头条迅速跟进，纷纷转发新闻。湘潭产妇死亡事件首先从微博曝出，由于该微博曝光率不高，并没有引起关注。8 月 12 日来自“华声在线—湘潭频道”的一篇题为《产妇惨死手术台医生护士跑路　医院称已尽全力》的新闻报道引起了媒体对该事件的关注。文中以“产妇之死：大出血后未及时采取有效措施”“家属质疑：‘医院负有不可推卸的责任’”“记者采访遭遇踢皮球　院方称不能介绍情况”等几个医方责任框架的版块进行产妇死亡事件的报道，标题中“惨死”“跑路”等字眼也会立即吸引公众的眼球。并且华声在线利用其网络媒体时效性的优势，率先发布报道，抢占了优先权。网络媒体优先报道，在网络空间引起关注并引发话题讨论，然后传统媒体开始进行跟踪报道。

笔者将温岭杀医事件和湘潭产妇死亡事件中的网络媒体和传统媒体的消息来源进行编码统计，发现一共四种消息来源——医方、患方、官方、其他，报道每涉及一种则记 1 分，涉及最多为四种，即得分为 0—4 分之间，得分越高则该篇报道的消息来源越多样。笔者用雷达图的形式直观呈现，圆环从里到外越到外面数值越大，表明得分率越高。

（二）消息源选择不均衡

图4－6“温岭杀医事件中传统媒体和网络媒体信息来源分布情况”分别显示，温岭杀医事件中，网络媒体的消息来源分布不均，平均得分率不高，一般消息来源1个至2个，传统媒体的得分分布比较均匀，平均得分率较高，一般3个到4个；说明网络媒体的消息来源选择存在不均衡现象，传统媒体的消息来源一般选取3个到4个，说明传统媒体多方取证，报道的可信度相对较高。图4－7“湘潭产妇事件网络媒体和传统媒体消息来源分布情况”分别显示，湘潭产妇死亡事件中，网络媒体的消息来源分布不均，有向极端发展趋势，平均得分率不高，传统媒体的得分分布比较均

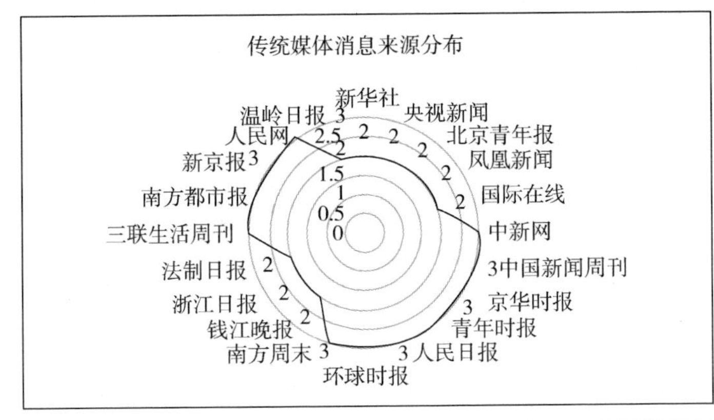

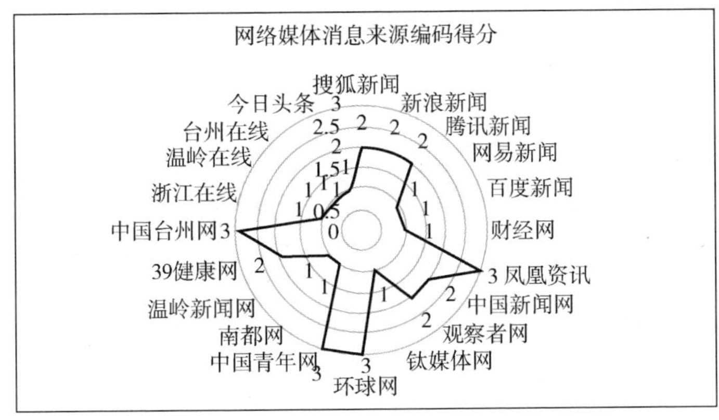

图4－6　温岭杀医事件中传统媒体和网络媒体信息来源分布情况

匀，说明网络媒体的消息来源选择相对较少，且不均衡。

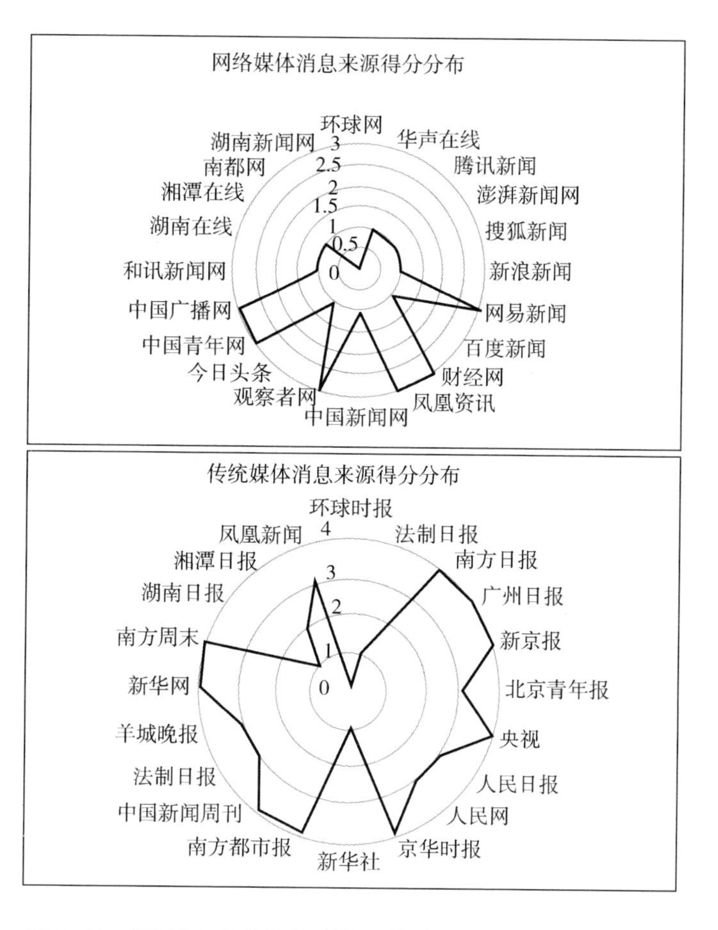

图 4－7　湘潭产妇事件网络媒体和传统媒体消息来源分布情况

消息源选择不均会让新闻报道失去客观公正，不均衡报道会赋予患方更多的话语权而剥夺医方的话语权，这样失衡的报道不利于公众了解真相。消息来源决定了医患报道的话语主体。而在医患报道中，患方接受媒体采访的动力是想通过媒体曝光引起社会舆论的关注，为了最大限度地争取自身利益，患方往往以情绪化的表达来强调自身“弱势”的身份。患方话语以个人利益诉求为主，而医患矛盾所涉及的深层次问题、医疗体制问题往往不会被强调。

（三）传统主流媒体权威发声

表4－1“网络媒体和传统媒体的报道体裁比例”显示：在网络媒体的报道体裁中，消息类占据较大比例，而传统媒体的报道主要以评论类为主。表4－2“网络媒体和传统媒体的报道立场比例”显示，从报道立场来看，在温岭杀医事件的报道中，网络媒体以正面报道为主，其次为中立立场、负面立场；传统媒体在报道中，中立立场占较大比例，其次是负面立场、正面立场。在对湘潭产妇死亡事件的报道中网络媒体的负面报道立场占较大比例，其次是中立立场和正面立场；传统媒体则以中立立场为主，负面立场、正面立场为辅。两起医患冲突事件中，网络媒体的报道立场偏向于一方，而不是以客观中立的立场，这样有失偏颇的报道不利于缓解医患纠纷，媒体应该摆正自己的立场，扮演好自己的角色。

表4－1　网络媒体和传统媒体的报道体裁比例　单位：%

温岭杀医事件			湘潭产妇事件		
	网络媒体	传统媒体		网络媒体	传统媒体
消息	75	45	消息	85	40
评论	25	55	评论	15	60

表4－2　网络媒体和传统媒体的报道立场比例　单位：%

温岭杀医事件			湘潭产妇事件		
	网络媒体	传统媒体		网络媒体	传统媒体
正面	55	10	正面	5	5
负面	15	15	负面	48	15
中立	30	75	中立	47	80

注：正面立场是相对于医生而言的。

媒体很重要的一个功能是引导舆论，在泥沙俱下、信息泛滥的网络空间中，媒体如何及时报道事实真相、正确引导舆论至关重要。在上述分析的两起事件中，传统主流媒体在扭转舆论的关键时刻以中立的报道立场，以评论的形式及时权威发声，正确引导舆论。传统主流媒体针对网上沸沸扬扬、众说纷纭的舆论浪潮权威发声，《人民日报》在采集多方信息源，梳理各方观点之后发表评论《医患关系从哪里攒起信任》指出医患两个群体的利益冲突，解决方案首先应当着眼于平息怨愤、不满，促进谅解、合作，构建信任、互利，而不是为更深的结怨或纠纷添柴加火。评论还表示要准确把脉医患关系现状，希望创造更多的沟通机制，改善医患关系，重塑医患信任。2013 年 10 月 30 日，凤凰新闻也发表《别再让医生为体制背黑锅》的评论，各大主流媒体纷纷转发评论。在湘潭产妇死亡事件中，对于“医生护士是否失踪”的争论，传统媒体开始介入调查。人民网《求真》栏目首先对“湘潭产妇死亡事件”展开调查，调查结果最终确认：“医生护士全体失踪并非实情。”官方主流媒体《人民日报》在评论《关注医患纠纷，别轻易下结论》中权威发声：“人命关天，在基本事实尚未搞清楚之前，不能轻易下结论，定责任”，并指责了某些媒体的不客观报道。

第三节　网络空间医患话语权失衡的成因

医患话语权在网络空间的博弈是严重失衡的、非理性的，且语言暴力倾向严重。而博弈本质是医患在线下利益冲突的线上延续，博弈背后是医患之间强烈的不信任感和强烈的利益冲突，网络空间医患话语权的非理性博弈加剧医患不信任。[①] 在医患冲突事件的传播中，无论是线上、线下传

① 施琳玲、陈霖：《网络空间医患话语权失衡现象的成因分析》，《医学与哲学（A）》2013 年第 34 卷第 6 期。

播场域中多重主体的复杂建构，还是媒体报道对事件的复杂影响，抑或是复杂的网络传播路径，都体现了其复杂性。这些复杂性特征决定了医患冲突事件的网络传播态势不止存在一种解释，而是由多种成因要素共同牵制形成的结果。

一 “把关人”缺位下的众声喧哗

（一）媒体“把关”功能弱化

媒体制作新闻并不可能是有闻必录，而是依据自己的一套标准来取舍选择，受众接收到的新闻是经过媒体选择加工以后的新闻。“把关人”可能是记者、编辑，也可能是媒介组织、政府的宣传部门。媒体选取新闻的依据是否具有新闻价值，是否能吸引受众，受报道立场和报道方针的影响，媒体的报道不可能做到完全客观。信息时代，信息每天都以指数函数的形式成倍增长，面对海量的信息和纷繁复杂的社会万象，受众需要媒体在调查采访后呈现真相，需要媒体对鱼龙混杂、真假难辨的信息进行把关。

网络的出现，分流了一部分传统媒体的话语权，受众不再被动单一地等待传统媒体发布信息，网络成为受众快速获取信息最便捷的方式。网站、论坛、贴吧、微博等成为受众获取新闻的新途径。新兴的网络媒体备受青睐的同时，也暴露了一些问题：虚假新闻、标题党、炒作、烂尾新闻、制造噱头和话题，这些问题折射出网络媒体把关功能的弱化和把关过程的失范。

传统媒体在消息确认之前，根据已经掌握的新闻线索追根溯源，经过采访、调查、核实等内部层层把关以后再向外界发布信息。为了争夺新闻时效，网络媒体省略了信息发布前的把关过程，而是通过信息发布之后的修改和删除来试图补救。自媒体时代，人人都是记者，都可以发声，在众声喧哗的舆论场，把关变得更加困难。[①] 而把关功能的缺失则造就了虚假新闻、谣言滋生的温床。

在“湘潭产妇死亡事件”的报道中，本来应该治病救人、救死扶伤的医生却在患者最需要帮助的时候选择逃跑，这种极其具有新闻价值的反常性事件再加上媒体戏剧化的报道，让《产妇惨死手术台 医生护士跑路 医院称已尽全力》这篇稿子在网上迅速吸引了读者的眼球。当涉事媒体得益于“病毒式传播”的网络传播效果之余，等待他们的将是新闻删帖与问责。

（二）新闻专业主义的缺失

当今中国正处在社会转型期，社会矛盾呈复杂化态势，由于普通民众很难通过传统媒介表达自己的意见，所以他们集中地以网络的方式表达出来。以微博、微信为代表的自媒体出现赋予了公众更多自由表达的权利，公众参与新闻传播的热情空前高涨。然而，在当今信息传播变得更加便捷时，媒体人却更加焦虑。传者和受者的界限逐渐变得模糊，虚假新闻、炒作、煽情、新闻娱乐化等乱象层出不穷，新闻伦理不断缺失，由此而引发的医疗媒介事件引起媒体人的反思。作为新闻工作者准则的新闻专业主义再一次被提起。新闻专业主义最初是由西方提出的概念，20 世纪末，这一概念被引入中国，并逐渐被新闻界和业界接受。

新媒体技术对传统的新闻专业主义的解构，商业资本的注入使新闻专业主义一度受到挑战。新闻专业主义的核心——专业的媒体组织，逐渐被“人人都是记者”的自媒体以及了解新媒体特点、能够及时为用户提供内容的非专业性新闻信息生产者和会写代码的工程师们取代。[②] 据媒体报道，机器人写新闻已经在很多领域屡见不鲜。自媒体时代，是不是就不需要专

① 刘伶俐、文亚名：《网络舆论对医患关系的负面影响及应对》，《医学与哲学》2013 年第 9 期。

② 吴飞、田野：《新闻专业主义 2.0：理念重构》，《国际新闻界》2015 年第 7 卷第 1 期。

业的媒体组织了？答案是否定的。一些内容生产者没有经过专业的培训，对新闻客观性、新闻专业主义没有太明确的概念，仍需要专业的媒体组织进行把关。[①] 互联网时代，在众声喧哗的舆论场，仍需要专业的媒体机构为公众提供客观、真实、有用的信息。

有学者提出，需要注意的一点是，有的记者在“新闻专业主义”躯壳的包裹下，以选择性注意和选择性强调，以标题、导语的叙述结构和语法、语气的叙述手段，以集约式或置顶式的议程设置来引导公众情绪和公众观点。将此种情形放置于医患关系报道当中来考察，毫无疑问，其结果是将网络空间的医患话语失衡情况进行无限放大。

二　新媒体赋予患方更多的话语权

（一）患方主动发声，占领舆论高地

舆论是在社会生活中，社会公众对公共事件所表达的所有观点和态度的集合。舆论是一种以公众利益为基础、以公共事务为指向的公共意见。在西方社会，新闻舆论还被当作除了立法、行政、司法三大权利的“第四种权利”。近年来，网络作为一种新的媒介，成为形成舆论的新阵地。网络舆论又称网络舆情，主要是网民以互联网尤其是自媒体，包括SNS社交网络、博客、微博、播客、BBS论坛为主围绕某一公共事件传播人们对该事件的所有认知、态度、情感和行为倾向的集合。传播方式主要有：顶帖、跟帖、回帖、转载、分享、关注、围观、评论等。网络时代，掌握话语权就是掌握舆论方向。互联网的普及，让普通网民发声变得越来越容易，他们只需要填一些基本的个人信息，注册一个账号就可以在网络上发

---

① 杨保军：《当代中国主导新闻观念的可能选择：发展新闻专业主义》，《国际新闻界》2013年第3卷第11期。

声。而近年来，人们更多地强调网络的私用性，将现实中按照正常程序无法解决的事情诉诸网络，网络逐渐成为一条底层民众“申冤告状”的渠道。医患冲突事件中，矛盾冲突一旦发生，患方就以弱者身份在网络上发声，或者借助网络媒体发声，博取网友的同情，引起共鸣，激起民愤，形成网络舆论，从而倒逼相关部门解决问题。

（二）患方话语表达多样与医学术语弱传播的冲突

新媒体的发展为患方多样性的话语表达方式提供了可能。依托新媒体技术，患方话语呈现方式由文字到图片、音频、视频等多种延伸。技术的革新解除了表达的束缚，承载话语表达的符号也从无到有，从有到多，不断发展。新浪微博也打破了原来的140字符限制，随后推出了不限字数的长微博表达方式。

话语权从表面上看，是指一个人、一个群体能不能说自己想说的话的权利，从某种程度上讲，也是某个人或某个群体能否有效地拥有维护自己正当权益的重要标志。① 在大众传播过程中，大众传播媒介成为话语表达的重要渠道，拥有媒介话语权利的多少也影响着个人或者群体利益的表达。作为社会的精英阶层，虽然医生群体拥有高学历，在信息获取能力和信息辨别能力方面占据优势，但他们缺乏参与传播活动的积极性和机会，缺乏媒介接近能力和媒介使用能力，所以在医患冲突事件与患者的“博弈”中只能被动地成为传播过程的“弱势群体”。

当医患冲突事件发生后，医方用晦涩难懂的专业术语来解释，受众没有兴趣阅读或一知半解，只会加深患者和受众的误解，无法达到医方的传播效果。在“温岭杀医事件”中，对于医方给出的诊断——“空鼻症”“鼻中隔偏曲及慢性肥厚性鼻炎”等之类的医学术语，患者和不学医的普

① 徐军义：《福柯的话语权力理论分析》，《哲学史学研究》2010年12月。

通人一般很少能理解。相比之下，网友倒是可以理解患者的描述：“鼻子难受，不通气，比手术前更严重。”而“湘潭产妇死亡事件”中患方“赤身裸体”“满口鲜血”“医生护士全体失踪”这种描述性的词语也要比医学术语“羊水栓塞”更容易传播。[①]

（三）新媒体技术为患方提供多元的表达空间

以搜索引擎技术、即时通信技术等为代表的新媒体技术为患方提供多元的表达空间。新媒体的出现打破了传统精英话语的垄断。正统的大众传播的权威地位逐渐被去中心化的、碎片式的传播消解。脱离了媒体的把关，患方在社交网络寻找到了相对自由的表达土壤。[②]

即时通信技术方便患方发表、交流意见。随着互联网的发展，即时通信开发技术逐步成熟，人们之间的交流逐渐从电话移向网络。以前发布一条信息，需要一台电脑，需要路由器，现在只需要一部手机，就可以随时随地分享、发布自己的动态。有了这些便利，患方可以通过搜索引擎技术搜索自己想要了解的相关信息，通过通信技术可以在微博、微信等社交网络发声，或者在论坛、贴吧发帖，而不用依赖于媒体的报道来维护自身权益。微博作为一种“自媒体”，主要是满足个人表达的诉求，微博传播不像专业媒体那样制度化，要定期更新内容。人们可以在微博上自由地表达思想、情感。

湘潭产妇死亡事件中，一个自称是产妇父亲的家属开通了微博，微博名为@张宇父亲，认证为#湘潭产妇事件#死者家属微博，在微博上以患方的角度叙述了事情的经过，死者家属开通微博维权，通过微博平台发声，

---

① 苏春艳：《当“患者”成为“行动者”：新媒体时代的医患互动研究》，《国际新闻界》2015年第11卷第4期。

② 李红、董天策：《符号学视域下的网络公共事件及其主体分析》，《现代传播》2012年第9期。

叙述他们作为当事人对事件的整体看法和态度，而越过了媒体的转述，让公众直接看到家属的表述与看法。打破了精英阶层对话语权的垄断[①]，形成了网络空间医患话语“二元对立”的格局。微博后来被家属本人否认，微博内容到底是否为家属本人发布，我们无法再考证，但这也说明了，新媒体提供了一个话语平台：在这个平台上我们可以听到不同的声音，兼听则明，偏听则暗。多元的主体发声有益于辨明真相。另外，如果患方滥用话语权，把新媒体平台当成诉诸个人利益的武器，故意夸大事实，混淆视听，最终将会失去公众的信任。

三 社会心理效应加剧了网络群体极化现象

（一）“从众”效应与群体极化

“从众效应”又称“羊群效应”，是心理学中的一种社会现象。指的是个体在大众群体中活动，自己的行为会趋同于这个群体的大多数人，有时候是因为害怕被群体孤立而不得不服从大多数人的行为现象。[②] 也就是所谓的“人云亦云、随大流”。社会心理学家认为从众的原因有两个，一是信息的不确定性，二是希望被群体接受，融入群体。这种社会心理学现象也同样出现在网络传播中。

而在网络中，“从众效应”推动了网络群体极化现象。网络群体极化现象是在网络环境下，持有某种偏向的个体在与自己观点一致的群体里，继续坚持他们的偏向，最终形成更加极端的观点。当网民在网络中看到自己的观点和大多数人的观点不一致时，会选择改变自己原有的观点和态度，跟随大多数人的观点。社会心理学研究发现，生活在社会中的人，当

---

① 涂光晋、刘双庆：《社交媒体环境下医患暴力冲突事件的媒介呈现研究》，《国际新闻界》2015 年第 11 卷第 3 期。

② 刘京林等编著：《传播中的心理效应解析》，中国传媒大学出版社 2009 年版，第 21 页。

其发现自己的行为和态度与周围的人不一致时，会产生一种心理压力。网络空间是社会空间的延伸，生活在网络空间的网民也会产生从众现象，在群体压力的影响下改变自己的初衷与群体保持一致意见，这样就会出现一种群体极化的现象。[①] 这样做的弊端是，因为从众而丢失了自己的个性，而有时候真相往往掌握在少数人手中。正如古斯塔夫·勒庞（Gustave Le Bon）在《乌合之众》一书中指出，个体一旦进入群体之中，其个性便被湮没了，变得情绪化并且失去自己的判断。[②]

温岭杀医新闻刚被曝出时，网友纷纷指责患方，同情被害医生，谴责凶手的言论占据主导地位。而随着舆情的不断演化，网络中同情患者的声音才开始出现，《北京青年报》的“三问温岭杀医事件，纠纷一年半未解决？”让网民开始重新反思医患关系。“医院乱收费”“医生拿回扣”等旧问题重新被提起。舆论从同情医方转向同情作为弱者的患方，同情患方的言论开始占据主导地位，网络还出现医生该杀等极端言论。舆论之所以从开始的集体谴责凶手到之后的集体同情患者的两极化转变，是没有权威的消息源及时发布事实真相，在信息不确定的情况下，网民只有选择从众。

（二）“沉默的螺旋”效应与群体极化

“沉默的螺旋”理论是由诺依曼1974年在《传播学刊》中提出的，她认为：人们在发表意见或者态度时会受到周围环境的影响，如果自己的意见与周围的意见不一致时，他们更倾向于保持沉默。[③]

“沉默的螺旋”效应是如何加剧网络群体极化现象的呢？

首先，在某个重大公众性事件发生后，人们纷纷展开讨论、发表意

---

① 盘敏：《群体极化现象及对策研究》，硕士学位论文，湖南师范大学，2015年，第8—9页。

② ［法］古斯塔夫·勒庞：《乌合之众》，冯克利译，中央编译出版社2005年版。

③ ［美］沃纳·赛佛林、小詹姆斯·坦卡德：《传播理论——起源、方法与应用》，郭镇之等译，华夏出版社2000年版，第298页。

见。而在互联网时代，网络为公众提供了新的“公共话语空间”。[①] 在舆论形成初期，网民开始针对公众性事件展开讨论、发表观点。此时，网络空间暂时没有形成一致的意见，大家可以各自发表自己的见解。但人作为社会性动物，总是会受到周围环境的影响。为了防止成为群体中的异类，而被群体孤立，在发表意见之前，网民会观察一下网络环境中的意见。当发现网络上自己的意见属于大多数意见或者优势意见的时候，网友便选择积极大胆地发表自己的意见，因为他们觉得他们的意见属于优势意见，即使他们的意见有什么不妥要受到惩罚，这种惩罚也由群体承担而不是个体承担，在这种法不责众的群体环境下表达自己的意见安全感更强。而当发现自己的意见属于少数或劣势的时候，迫于环境压力，他们会选择沉默或者附和。[②]

其次，除了受到周围群体的影响，人们往往容易受到媒体或者意见领袖的影响。在舆论形成的过程中，媒体的传播也影响着意见环境。媒体由于自身的性质和组织原则会对信息有选择地进行传播，以此形成“拟态环境”来影响人们的“意见环境”。网络环境中的意见领袖，一般是名人或者某个领域的专家，由于个人的影响力或者专业的权威性，他们的意见也会影响网民的意见。

由于多种因素的影响，舆论进一步发酵，原来持“多数意见”的一方因为持“少数意见”一方的沉默而更加强大，这种强大又迫使其他“异己”放弃自己的意见而转向“沉默”,[③] 最终导致了网络群体极化现象。群体的心理传染性极强，在缺乏责任约束的社会大环境下，群体狂暴的情感不断激化，而且群体情绪的夸张性都总是效力于一些恶劣的情感，它的夸

① 刘世敏：《网络受众的特点及传播功效》，《新闻世界》2009 年第 4 期。

② 盘敏：《群体极化现象及对策研究》，硕士学位论文，湖南师范大学，2015 年，第 8—9 页。

③ Noelle E.，“The Spiral of Silence a Theory of Public Opinion”，*Journal of Communication*，1974，24（4）：43 - 51.

张性与媒体的“眼球效应”是不谋而合的，共同刺激情绪再发酵。[①]

湘潭产妇死亡事件中，患方家属首先借媒体平台发声——“产妇惨死在手术台，医生护士全体失踪”在网络引发争议。而另一方面医方对“医护人员是否失踪”的争论迟迟未作出回应，这就更加助长了患方的声音，医方的“沉默”造成了患方意见的增势，使患方的声音更加强大，这种强大使更多不同的声音放弃发声而转向“沉默”。再加上受媒体营造的“医强患弱”的拟态环境的影响，网络舆论开始集体谴责医方。最终，患方的声音在网络空间占据主导地位。

① ［法］古斯塔夫·勒庞：《乌合之众——大众心理研究》，严雪莉译，凤凰出版社 2011 年版，第 31 页。

第五章　社交媒体中医患关系的表达、讨论与沟通

2013年10月25日连恩青于浙江温岭市第一人民医院携带匕首对门诊医生行凶后，大量医护人员自发组织起来进行维权行动，呼吁不要再让医生成为医疗制度的牺牲品。10月27日晚，大量医护人员和死者家属一起保护被杀害的医生王云杰的遗体，只有少数值班医护人员在岗问诊。此后的一段日子里，全国各地陆续出现医护人员自发组织进行维权行动。以温岭杀医案件为代表的医护人员自发维权行动，是有史以来最具有组织性的一次，其范围之广，关注度之高，影响之深远，都远非过去所能及。并且以该案件为节点，媒体对于医患纠纷事件的报道，其聚焦点和话语权逐步开始转向医生。由于温岭杀医事件在医疗行业和媒体行业的深刻影响，本书相当大一部分的内容都选取该事件作为切入点进行剖析。前面章节我们对“温岭杀医事件”舆论发酵过程中的媒体报道框架、网络话语博弈进行了分解研究，在本章的前两节同样以该事件为例，通过对中国医学论坛“丁香园”进行个案研究，运用观察法、内容分析法，分析在温岭事件发生之后，医生群体运用“丁香园”论坛这一新媒体进行个人表达和公共讨论的行为。

此外，随着越来越多的医生创建个人微博账号，医生群体有了自主发声的平台，医患间的沟通也出现了新的形态。在传统媒体的报道中，医生的话语权缺失，而在新媒体环境下，医生有自由表达的可能，医患双方也有了同时发声的机会。大批医生开始使用微博等社交软件进行健康知识的科普，为患者解答医学方面的疑问，最重要的是从医生的角度阐述以往受到广泛关注的医患之间的矛盾事件，使患者有机会了解到媒体报道之外事件的更多方面。在新媒体平台上，医患可以进行直接、平等的对话，为加强医患沟通及构建新的医患沟通机制提供了新的契机。因此，笔者在本章后两节还将通过对微博用户@白衣山猫中涉及医患关系的内容进行研究，采用话语分析的方法，对热点话题中医患双方的沟通情况进行分析。同时，探究微博视域内医生有怎样全新的表达，作为新媒体平台代表的微博是否为医患沟通带来了新可能。

第一节　医生群体在丁香园论坛的个人表达

2002 年 5 月，丁香园转型为论坛。丁香园通过专业权威的内容分享平台、丰富全面的数据积累、标准化高质量的医疗服务，连接医院、医生、科研人士、患者、生物医药企业和保险，覆盖千万大众用户。目前，丁香园论坛会聚众多医学、药学和生命科学的专业工作者，每天新增 700—800 名会员，每天平均在线 1 万多名会员，超过 70% 的会员拥有硕士学位或博士学位。传媒梦工场评价“丁香园是一个极其活跃又亲切的社区，全国 45 岁以下、在三甲医院工作的医务工作者中，90% 以上均知晓丁香园”。[1] 丁

① 丁香园：《顶级社区如何炼成》，《传媒梦工厂》2012 年 3 月 9 日。

香园论坛现有 17 个分区，其中包括：丁香园信息发布区、临床医学讨论一区至五区、基础医学和生命科学讨论区、药学讨论区、实验技术讨论区、公共卫生与预防医学讨论区、科研与学习交流区、考试交流区、丁香会员作品区、检索知识与求助区、战友交流区、休闲区以及论坛管理区等。每个分区下辖"丁香热点""丁香调查""社区与全科医学版""心情驿站"等 100 多个版块，每个版块设置有"版主"和"分管管理员"，并设有"丁香园管委会"和"丁香园规章制度"等。

在研究初期，笔者曾以"温岭杀医"作为关键词在丁香园论坛进行搜索，截至 2014 年 12 月 10 日，与之相关的共有 1078 篇帖子（不包括回复帖子数量），如果包含回复帖子，共有 21168 篇。由于样本量巨大，笔者经过长期观察将所有这些帖子（包含回复帖）导入 SQL 数据库中，制作两个数据库，一个是关于 1087 篇发起帖的发起时间、题目、摘要、发起人、链接等信息的数据库，另一个是关于 1087 篇发起帖以及跟帖共计 21168 篇帖子的内容、发言人姓名和积分等级情况、发布时间等信息的数据库，并运用 NAVICAT 软件对存储在 MY SQL 数据库中的所有数据进行分析。最终选取了词汇使用与文本样式两个方面去描述医生群体在社交论坛中的个人表达特点。

一　表达主观情感颇多，频繁使用情感强烈词汇

Web2. 0 兴起以来，以万维网为基础的服务发生了巨大变革，从过去受众被动地阅读信息，发展到现在的参与制造信息，"网络用户不再悠闲地冲浪和被动地阅读、倾听或观看，而是动手做，从事共享、社交、协作以及最重要的事情——创作"①。微博、论坛、微信等都体现了 Web2. 0 的

① 胡泳：《众声喧哗：网络时代的个人表达与公共讨论》，广西师范大学出版社 2008 年版，第 87 页。

参与式的典型特征，运用了集体智能进行信息共享与交流，使被动的受众变成了有充分表达权的公民。

在 Web2.0 的背景下，丁香园医学论坛会集着中国医疗领域的医护人员、在校医学生等医学相关人士，是一个可以进行医学信息发布与共享的平台。在该平台，用户倾向于表达个人情感与个人观点，如图 5－1“丁香论坛各版块发帖数量统计”所示，在这 1087 篇帖子中，“心情驿站”版块共计 347 篇，位居首位。新媒体时代，由于用户身份的匿名化，公民更倾向于对陌生人吐露心迹。许多帖子针对温岭杀医事件直接在标题和摘要就表达了发帖人的情感，如“愤怒中!”“悲哀，悲情，悲愤。”“看完流泪了，是悲愤的眼泪”“声援温岭，我们在行动!”“顶起来，为了医者的尊严与人身安全!”“到底要伤害到什么程度，社会才可以正视现在的医疗环境，难道这还不够么!!!”“告慰逝者，警醒生者，不要问我为什么眼里饱含泪水，因为我们已深深的被伤害!”等。此外，在“心情驿站”版块和温岭杀医事件相关的 347 篇帖子中，发帖人在标题和摘要中使用语气词和叹号居多，其中“!”273 篇、“啊”有 61 篇、“哎（唉）”5 篇。

在丁香园论坛中所有与温岭事件有关的 1087 篇帖子中，在事件发生后理性分析事件原因、患者病症和案件结果或者进行思考和反思的帖子，例如《10·25 温岭杀医事件引发的思考》《温岭杀医案的反思》《温岭事件的 5 个深层原因》《屠刀下执业的中国医生——浅析患者的观念误区——温岭伤医事件深层思考》等，只有 77 篇，仅占据发起帖总数的 7%，集中于“卫生法律人文”版块。由此可见，在目前中国新媒体环境下，冲突事件中相关群体的理性表达声音极为匮乏，与事件相关的群体如何进行理性权利诉求应该受到社会关注和重视。

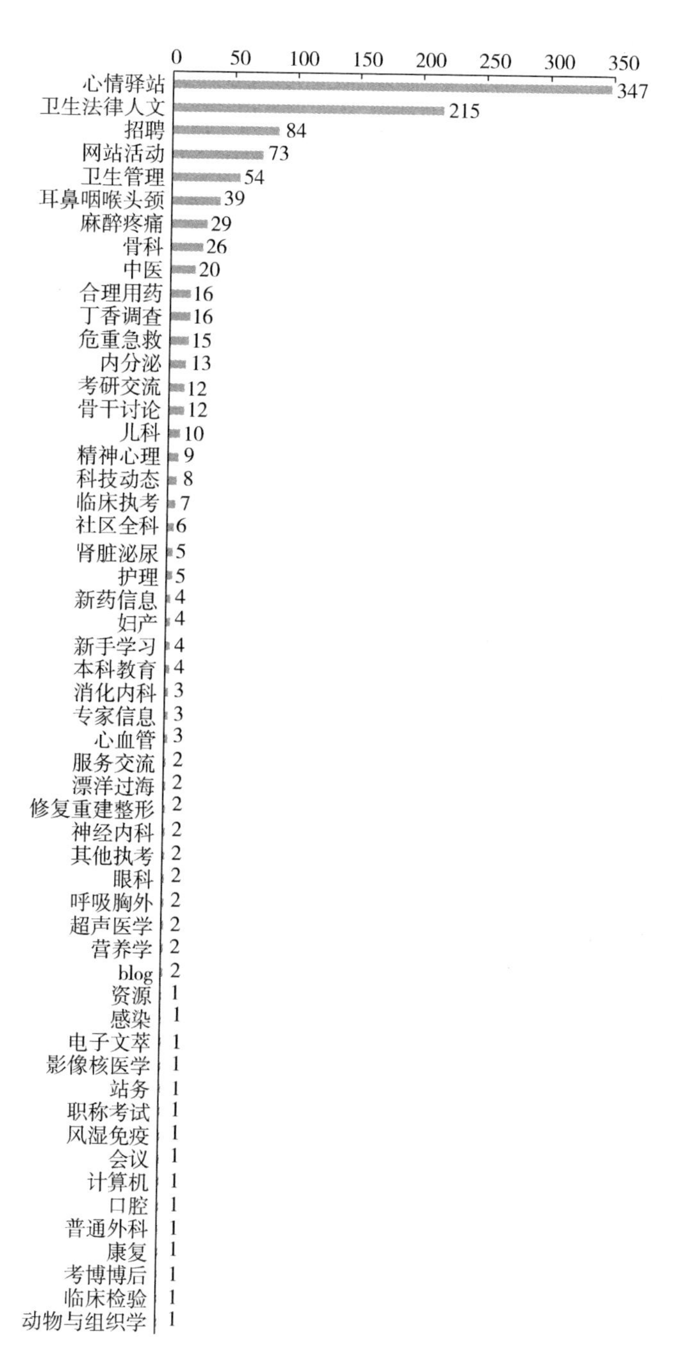

图 5－1　丁香论坛各版块发帖数量统计

二 运用超文本和多媒体，通过移动终端，实时发布消息

超文本是论坛发帖的一大特点，它包含着其他数据的链接，打破了信息传输时空的限制，使受众跳出了线性阅读方式。“此种链接表明文本中暗含着其他文本，并能够将它们即刻调出来。它意味着跳跃的概念。有了跳跃的概念之后，文本的主次、原文与参照等整个旧有的观念垮掉了。”[①] 笔者追踪观察丁香园医学论坛关于温岭杀医事件的讨论帖，在1087个发起帖中有557个帖子包含超文本链接或者图片视频，超过了帖子总数的一半。许多用户融合了文字、图片、视频的发帖内容，广泛运用移动终端，实时发布消息。以回复超过50条的发起帖为例，笔者统计到平均每5条回复帖就有1条是通过移动终端如安卓手机、苹果手机等发布。

正是由于移动终端的运用，群体事件的参与者才能够通过新媒体平台实时播报事件进展情况，引来更多用户的参与，形成群体围观，甚至发起现实生活中的群体行动。笔者对于所有发帖人和回帖人的发言次数进行统计，发现ID为“tnt336699”的这位用户发言次数高达1863次，远远超过发言254次排名第二的用户。在MY SQL数据库中把发言次数最高的该用户的发言帖子全部调出来，则发现该用户在温岭事件发生后2013年10月27日晚上开始一直参与着温岭医院医护人员的维权行动，并且在丁香园论坛的各大版块及时发布现场医生群体的维权行动，包括悼念逝去医生、围成人墙守护受害医生尸体，现场的照片、文字持续发布，从晚上8点钟开始一直到凌晨1点，第二天上午10点到晚上11点，相对于媒体报道更为及时迅速，并且来自现场的图片给其他用户造成冲击力，导致其他用户也

---

① ［美］迈克尔·海姆：《从界面到网络空间：虚拟实在的形而上学》第三章，金吾伦、刘钢译，上海科学普及出版社2007年版。

不断声援医护人员的维权行动。整个过程，一开始是个人的利益表达，通过在新媒体论坛这个平台第一时间发布来自第一现场的图片等信息，引起群众围观和更多的用户参与，形成医护人员群体的利益表达行为，产生广泛的社会影响。

第二节　“丁香园”论坛关于医患冲突的公共讨论

温岭杀医事件发生于2013年10月25日早上8点27分，而媒体报道是在温岭市官方于10点30分发布消息之后。当天上午，在比媒体发布时间早50分钟的9点40分，丁香园论坛内已经开始有医生用户发帖公布了该事件，并且在此之后还一直发帖跟进该事件。如图5－2“丁香园论坛关于温岭事件的发帖数量”所示，笔者选取2013年10月25日事件发生至11月6日共13天的论坛相关帖子进行数量统计，发现事件发生当天有12篇，次日19篇，而后一直呈上升趋势，10月28日达到顶峰87篇。这其中包括《浙江台州温岭一医伤医事件（一)》《浙江台州温岭一医伤医事件（二)》《温岭杀医凶手真相》《温岭杀医后，牡丹的独白》《血溅温岭：医生1死2伤　到底是谁病了?》《换个角度看温岭杀医事件》《对于温岭杀医事件你想说什么?》等从不同角度进行讨论的帖文。该时间段内，“温岭事件”越来越受关注，参与讨论的用户也越来越多。其中，10月27日到11月2日的一周内是事件发生后全国各地医护人员维权行动的高潮时期，同样也是论坛内医疗行业用户活跃度最高的时期，之后一直持续到2014年4月案件一审判决结果公布，仍一直有用户不温不火地发帖关注该事件。自2013年10月25日案件发生开始，至2014年4月案件一审判决公布，在这段时间内，医生群体在丁香园论坛对于该事件的公共讨论，经过了发布、关注、讨论与反思四个阶段，在12月事件稳定之后，发布的帖子倾向于讨论调查和思考。总体上，我们认为丁香园论坛关于“温岭事件”的公共讨论具有以下几个特点。

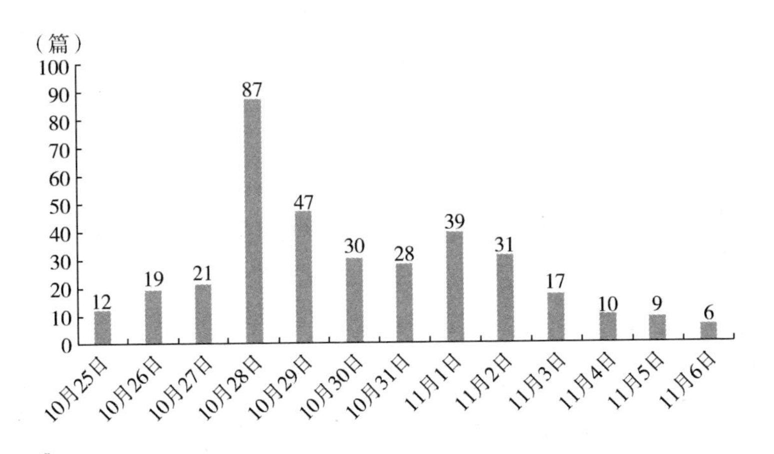

图5-2 丁香园论坛关于温岭事件的发帖数量

一 公共领域扩大

尤尔根·哈贝马斯（Jürgen Habermas）于20世纪60年代在其所著《公共领域的结构转型》中提出公共领域（public sphere）概念，认为公共领域是一个向所有公民开放，由对话组成的，旨在形成公共舆论、体现公共理性精神的，以大众传媒为主要运作工具的批判空间，是形成公众意见的社会生活领域，也是“私人走到一起形成公众，准备驱使公共权威在公共舆论面前使自身合法化的论坛”①。公共领域的概念建立在公民社会的基础之上，而Web2.0时代使受众由被动观看者向有充分表达权的公民转变，因而有学者认为，新媒体时代促进了哈贝马斯所谓的“公共领域”的形

① ［德］哈贝马斯：《公共领域的结构转型》，曹卫东等译，学林出版社1999年版，第25页。

成。公私界限在新媒体的冲击下越来越模糊的同时，公民通过新媒体进行个人表达和公共讨论形成广泛而强大的公众舆论，从而通过公众舆论去表达利益诉求、规范社会管理，公共领域的存在就是为公民的利益诉求和公众舆论搭建一个平台。

随着互联网的发展、国家和政府事务不断在新媒体平台开展，公民可以越来越深入地参与政治活动，表达自己的利益途径也越来越广泛。新闻传媒扮演了公共领域的建构者的角色，尤其是网络媒体的出现，为公共领域的建构提供了新的契机。[①] 网络论坛是继大众传媒作用弱化后的最具公共性的新媒介之一，因其自身的技术特征被众多的学者认为是构建理想公共领域的良好平台。[②] 因而网络论坛由起初只是一个提供信息交流的公共平台，发展到公民可以针对国家社会事务进行讨论的公共领域。Web1.0 时代的互联网平台更像是一个私人信息公开共享的平台，而 Web2.0 时代的新媒体平台则是一个公共信息可以共同讨论的领域。温岭杀医事件不仅仅是产生了重大影响的医患纠纷事件，更是涉及医疗制度、法律规章、媒体报道等多方面的公共事件，丁香园医学论坛中的医生群体以及医疗领域相关人员在此事件发生之后，通过新媒体平台进行追踪关注、调查讨论以及反思剖析，体现了利益群体通过新媒体进行利益表达的过程，在现实社会中产生深远影响。

二　意见领袖作用突出

网络论坛是个公共性很强的平台，用户可以通过这个平台和自己有相同兴趣的人交往，谈论与自己生活相关的事情，免费注册和参与，可以说是“零门槛”。一些活跃的用户通过不断发帖回帖，参与讨论，从而获得更多其

---

① 余玉：《网络论坛对我国公共领域的建构与完善——以人民网“强国论坛”为例》，《声屏世界》2014 年第 5 期。

② 孙煦：《基于公共领域目标的网络论坛建设研究》，硕士学位论文，江西财经大学，2012 年。

他用户的关注和支持，在论坛中享有了一定声望和地位，某种程度上而言就成为网络论坛中的“意见领袖”（Opinion Leader）。“意见领袖”的概念由著名传播学者拉扎斯菲尔德（Paul Lazarsfeld）提出，他认为意见领袖是指对媒体熟悉、解释媒介讯息或是作为一个二次传播的讯息者，其特色之一是他的意见在接受他的意见团里受到尊敬及重视。而新媒体领域的意见领袖，诸如网络“大V”、某领域专家等，突破了二级传播，而是通过新媒体网络平台，由于在某一个专业领域享有知识和威望，因而发布相关消息会得到广泛的群众关注。

虽然在网络论坛中，识别意见领袖没有明确的判断标准，但是论坛所设置的用户级别、粉丝、积分等条件，可以判断出一个用户的公开活跃度以及该用户在论坛的被认可度。例如，丁香园论坛中有严格的等级积分限制，用户在发帖时可以限制自己的发帖内容被何种等级以上的其他用户可见，这种制度刺激了更多的用户去参与公共讨论从而获得积分，成为级别更高的用户之后，发布的消息会得到更多人的关注和支持。“论坛遵循霍布斯法则：谁的声音最大、谁活动得最频繁，谁就成为论坛的主导者。”[①] 此外，丁香园论坛中还设置有“综合热帖”“本周排行榜”等模块，无形中会增加部分既有活跃用户（高级别用户）的关注度和影响力，进而强化其意见领袖的地位和作用。

三　虚拟世界的反噬

强大的公众舆论形成了公共领域，一方面利益群体会通过公共领域进行讨论和组织开展利益表达活动，另一方面意见领袖的力量强大到可以推动群体从围观到开展向现实发难的群体活动。虚拟社会的主体可以匿名，

---

① 胡泳：《众声喧哗：网络时代的个人表达与公共讨论》，广西师范大学出版社2008年版，第94页。

其信息共享开放、社会影响广泛，为个体在公共领域的表达创造了条件，同时也存在着去个体化和群体极化的弊端。而“去个体化则容易使得个体弱化甚至丧失个人意识和判断理解能力，从而导致其行为脱离社会规范的制约；群体极化则使得群体的判断和决策更趋向于极端，这极易引发网络群体的分裂和对抗，造成混乱的局面”①。

2014年1月温岭杀医事件一审判决结果公布，杀害王云杰医生的患者连恩青因故意杀人罪被判处死刑，有名媒体从业人员在微博上发布“杀人偿命，没得说！但杀医生，必须喝彩”这样的言论，引发诸多热议。丁香园论坛一名认证医师用户把该媒体人的微博头像和言论内容截图以及工作单位电话和地址都公布到论坛，在不同版块发布帖子，呼吁向该媒体人发出声讨。该帖子在论坛共得到30个回复，虽然没有在论坛引起轩然大波，但是有用户在论坛公布该媒体人已经通过微博公开道歉，并且被单位开除。

当下中国医患关系紧张，医患信任危机，公民缺乏理性的利益表达方式，是诸多原因常年积聚而成。温岭杀医事件中医护人员通过社交媒体组织的一系列维权行动以及展开的个人表达和公共讨论，其特点和影响有利于研究新媒体环境下公民的理性利益表达，对于政府工作和社会管理来说有不可忽视的重要性。

第三节　微博中的医患关系沟通
——@白衣山猫微博个案分析

有关学者的研究表示，近年来暴力伤医事件频频见诸报端，愈演愈烈

① 黄河、王芳菲：《新媒体如何影响社会管理——兼论新媒体在社会管理中的角色与功能》，《国际新闻界》2013年第35卷第1期。

的医闹事件已经将紧张的医患关系推至了舆论的顶点。而有研究发现，绝大多数的医疗纠纷事件和医患关系紧张，都源于医患之间的沟通障碍。在影响医患关系的制度性因素短时间内难以得到根本性解决的前提下，医患沟通作为影响医患关系的重要因素之一得到了社会各界前所未有的重视，而打通医患之间的信息渠道，加深医患彼此之间的交流互信，则是缓解医患关系的有力举措。① 微博为代表的新媒体的快速发展，为医患沟通提供了一个对话的新平台。大批医生开始使用微博等社交软件，科普健康知识，为患者解答医学方面的疑问，最重要的是从医生的角度阐述以往受到广泛关注的医患之间的矛盾事件，使患者有机会了解到媒体报道之外的事件"另一面"。在新媒体平台上，医患可以进行直接、平等的对话，为加强医患沟通提供了新可能。

所谓的"医患沟通"，其实就是医患两方针对伤病等问题进行沟通，并且其中是以医方作为主导的，医方利用各种信息途径展开全面的交流，从而科学合理地对患者进行治疗，这样就可以促使双方意见达成一致，从而建立信任的关系，这对于人们健康有着巨大保障，不仅如此，对于医学以及社会的发展也有着很大的作用②。在医患关系日趋紧张的今天，传统的医患沟通方式受到了沟通时间短、沟通范围窄的限制，已不能满足患者对于医患沟通的需求。伴随网络技术的发展，社交媒体在医疗服务领域的应用范围扩大，借助社交媒体开展医患沟通具有一定的适用性与可行性。新媒体各平台给医患沟通提供了新场地，但医患沟通有怎样的表现，是否呈现良好状态，这一内容有待探索。

本节以@白衣山猫的微博为研究对象，试图通过热点话题中医患双方的沟通内容分析医患沟通的表现。在以微博为代表的新媒体环境下，研究

① 陈旭：《新浪微博中医患沟通研究》，硕士学位论文，江西师范大学，2017年。

② 张丽：《共享信息时代的医患沟通》，《世界最新医学信息文摘》2018年第18卷第75期。

假设，在即时、开放、自主的社交媒体上，医患沟通的渠道得到拓展，通过微博，医患搭建起平等沟通的平台，医生通过微博发布的内容对于受众了解医患关系事件，提供了新角度，使患者一定程度上了解了医护人员的考量；微博这一相对平等的沟通平台有助于缓解紧张的医患关系。对这一假设的验证将是以微博为代表的社交媒体快速发展的社会背景下，对健康传播议题的一次有益拓展，可以为运用社交媒体改善医患关系提供切实参考。验证这一假设，我们需要解答以下的问题：

1. 在开放、自主的微博平台上，医患话语表达有何特点？

2. 相对平等的社交平台上，医患沟通呈现怎样的状态？

3. 微博对于拉近医患距离产生怎样的效果？存在怎样的问题？

第一个问题，是区别于传统媒体的报道，了解站在医生角度看部分医患纠纷事件的情况，以期为医患关系研究提供新角度；第二个问题是分析热点话题中，医生的表达有没有得到患者认可，患者的反应如何，双方的沟通情况呈现怎样的状态，这有助于验证本节内容的假设，同时试图窥探以微博为代表的新媒体平台是否促进了医患沟通；第三个问题，以期通过上述内容的分析，了解新媒体为医患沟通改善带来了怎样的效果，使我们的课题研究进一步推进和深入。

一　“@白衣山猫”有关医患沟通的个案研究

（一）个案选取与数据统计

我们选用了@白衣山猫的新浪微博作为研究个案，这是由一位职业医生（现备注为：前　浙江援疆外科副主任医师）管理的微博签约自媒体，其对自我的简介为“白衣胜雪人如玉，轻烟柳絮逐飞雾。无赖聊做化蝶梦，天涯浩瀚无歇处”。我们以@白衣山猫作为分析对象的原因主要有三点：首先，@白衣山猫的微博通过微博验证，具有真实性与开放性，研究其发表内容具有可行性；其次，@白衣山猫的微博粉丝数量达到2222164（2016年统计数据，截至2020年3月粉丝数已达417万），较同类型的认证医生微博因粉丝基数大，传播更具广泛性；此外，@白衣山猫的微博与其他健康传播范围内的微博相比，除科普医学健康知识之外，其个人账号会发布个人对于热点事件的观点，以及一些与医患相关的生活类话题，更加生活化，也具有贴近性，进而与受众沟通性更强，对其微博内容及评论的研究有助于了解医患平等沟通的情况。

笔者一方面着力研究医生就医患关系热点话题的微博表达，同时通过研究医患在微博平台的沟通情况，试图了解新媒体对医患关系产生的效果和影响。因此，对微博数据进行统计后，从2011年9月26日至2016年4月30日，@白衣山猫共发布微博2718条，根据主题需要，笔者剔除了微博中健康知识科普、博主个人生活的内容，筛选出@白衣山猫关于医患关系热点话题的内容共70条，包括博主就热点话题的评论看法、对热点话题的解读等内容。

通过对这70条微博的整理与分析，笔者将其分为12个话题。根据图5-3“@白衣山猫微博话题分类情况及数量统计”可以看出，博主作为医生的立场鲜明，从医生角度出发探讨了当下热门的医患关系话题，包括医患关系现状、医疗纠纷事件、医生从业现状及执业环境、医生媒介形象以及针对患者的答疑等。从话题微博分布的数量来看，“医闹相关事件”是当下最受关注的话题，也是医生关注的焦点，杀医、医闹等事件的频发不只使患者对医生缺乏信心，也使医生对救死扶伤的使命产生疑惑，这是目前医患关系紧张的重要原因之一；“患者对医生的误解”“医疗纠纷日益增多，医生的选择”等话题也是重要话题，折射出现今医患关系紧张化、复杂化的特点。

（二）@白衣山猫个案分析

1.@白衣山猫相关话题的发布时间分析

初步统计表明（图5-4），在筛选出的70条微博中，2015年共发布

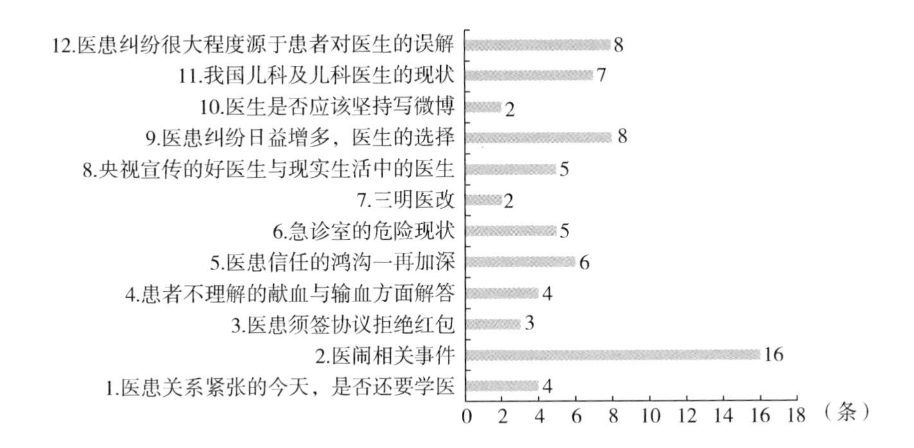

图 5-3　@白衣山猫微博话题分类情况及数量统计

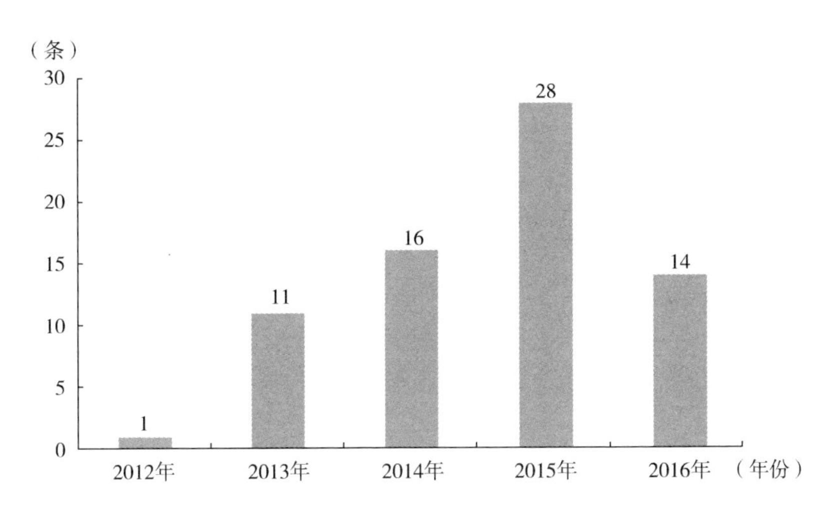

图 5-4　@白衣山猫微博发布时间

相关微博 28 条，是统计期内数据的峰值，自 2012 年来，随着社会及大众对于医患关系的关注程度日益提升，@白衣山猫等博主发布的微博数量也日益增多。

数据显示，微博发布的集中时间段均与热点事件或医生的亲身经历紧密结合。例如，“三明医改”事件于 2015 年 12 月中旬热度最强，@白衣山猫微博于 2015 年 12 月 15 日和 12 月 16 日连发两条相关微博，表达对事件的关注（见后文）。央视每年都会发布赞扬医务工作者的相关新闻等，@白衣山猫于2014年、2015年和2016年对于央视宣传好医生的行为都发布了相关微博，对与医务工作相关的事件予以关注（见后文）。这也表明，医生的微博自媒体对于行业相关事件及热点的关注十分及时，微博视域内的话题讨论与社会现实的动态直接相关。

【微博1】#三明医改#昨晚，新闻联播大幅报道了“三明医改”的经验，看起来很美好。医务人员实行年薪制，从10万到20万年薪不等，医生们岂不奔走相告？可是冷静下来，我还是有很多担忧，请看看，我给三明医改泼的冷水。

附文（长微博）：

《我给三明医改泼点冷水》

昨晚，新闻联播大幅报道了“三明医改”的经验，看起来很美好。

第一个美好，医务人员实行年薪制，从10万到20万年薪不等，参考新闻中那位副主任医师，到目前为止已经拿到了18万薪水，那么到年底，20万年薪应该不成问题。我可以说，绝大多数的医务人员，对于这个年薪是非常满意的，我们医生举起双手双脚赞同。全国马上推行三明模式，快快医改吧！

举完我的双手双脚，我开始用自己的脑袋思考：三明医改，医保支付减少了，医生收入增加的钱从哪里来的？群众看病费用下降了吗？解决群众看病难的问题了吗？

我关注三明医改，其实是2年前的事情了。从媒体公开的，断断续续的报道中，我也大致了解了一些情况。

说到底，三明医改医保支出减少，医生收入增加，钱却来自医药企业的利润压缩。

新闻上说得很好，减少了药品流通领域的利润，把药品价格控制下来了。可是，这一招，在全国范围内，能够复制推广吗？任何一个药品企业，都包含了生产和流通两个环节。

药品作为一种商品，除了生产厂家，最重要的环节，还是在流通环节。

社会再生产过程就其整体而言是生产和流通过程的统一，社会再生产时间是生产时间和流通时间的总和。商品流通的职能是实现商品价值和使用价值，药品作为商品在流通中消耗大量的物化劳动和活劳动，保管不好还会造成损失。

重生产轻流通、重工业轻商业是我国长期形成的传统观念，今天这种观念虽然有所改变，但依然存在。这种观念，现在竟然上了央视新闻这种地方堂而皇之在宣讲。

如果不考虑流通的需要，如果不要流通环节，医院直接从药品生产企业拿药，成本岂不更省？这样做，显然是很荒唐的事情。

药品离不开流通环节，一味压缩药品价格，无限制挤压流通环节的利润，只会导致药品断供。据报道，经济观察报记者从三明医管中心拿到数据显示，有54种药在2015年第一季度缺货无法配送的情况超过20次。没药叫医生怎么治病？

一味压低药品价格，一是药品质量得不到保证，相对价廉物美的药品被淘汰。若这种办法在全国推开，势必将对科技含量高的药企是一种致命的打击。同时还有诱导企业为了追求较低的售价，偷工减料降低成本生产出劣质药品的风险。

这些年来，由于药品招投标的药品限价行为，导致多少药物在临床研究断供？你们知道吗？从治疗甲亢的常用药他巴唑到治疗滋养细胞肿瘤的关键药物放线菌素D，低价救命药频“断供”，每年消失几十种。低价救命药品频频断供的背后，就是行政限价和企业的利润需要之间博弈的结果。企业没钱赚，他不生产总可以吧。我可以预言，如果三明模式在全国推广，那么中国将有一大批药品生产企业破产。不久的将来，救命药断供将成为常态，最后，国内药品供应将不得不依赖国际制药巨头，药品涨价也是分分钟的事情。最终，群众看病会更贵，看病会更难。

医改，离不开医护人员、药品生产企业和病人三方的利益。一块蛋糕就那么大，这边多切一点，那边就少一点。如果不能保证药品企业必要的利润，企业如何去生产，如何去研发新药？不要认为药品企业只是生产企业，任何药品企业，都包括了生产和流通两大块领域。

医改，要兼顾医护人员离不开医护人员、药品生产企业和病人三方的利益。医改，不能要药品生产企业排除在外。

说到底，我认为，目前医改的核心需求是：拿钱来！

（15－12－15　17：15）

【微博2】#好医生#央视宣传的好医生，以前是为了看病人不顾家人死活、从不误诊、看病不但不要钱还倒贴钱，现在是不吃中饭了，以后会是什么样子呢？［嘻嘻］会不会是羽化成仙，不食人间烟火啊？

（14－7－28　18：42）

【微博3】#好医生#想起自己父母生病，我会移交掉手头工作跑回老家看父母。想起自己春节期间值班，只不过是工作需要轮到我值班，没人愿意给我代班而已。想起自己父母年迈只能靠我照顾而不管；想起我历来想修身齐家后考虑治国平天下，想起我历来老吾老后以及人之老。对比央视人物，我思想太落后了，你们都对我取关吧！

（16－2－14　23：28）

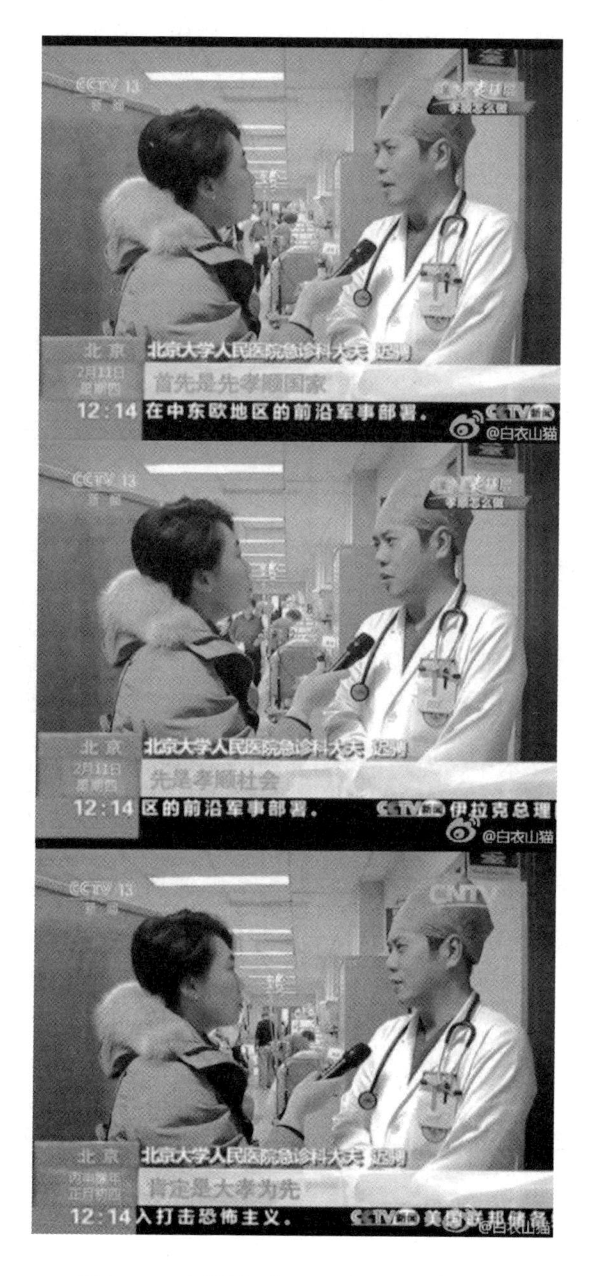

图 5－5　【微博 3】@白衣山猫原博配图

2. @白衣山猫相关话题的发布信息形态分析

新浪微博具备了图片、长微博、音乐、视频、投票等多种传播表现形式。数据统计表明，70 条相关微博中，41 条使用了配图或者长微博的形式，约占样本的 58.57%，未使用其他形式的纯文字微博占 41.43%（见图 5－6）。

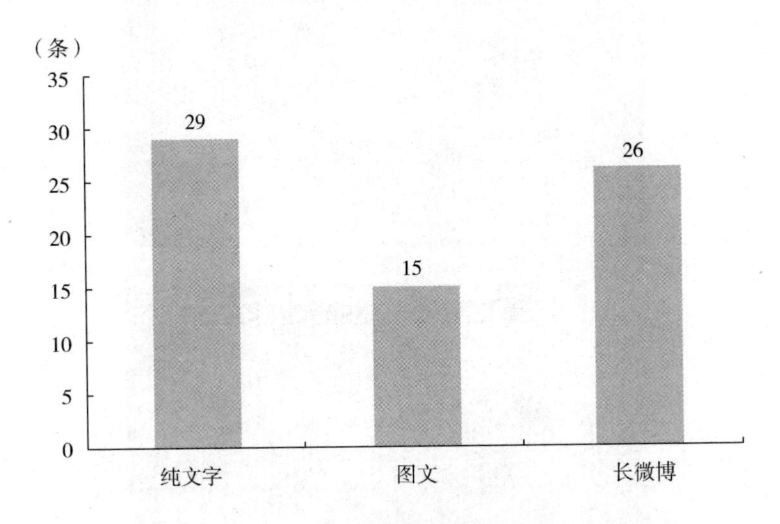

图 5－6　@白衣山猫微博发布信息形态

研究发现，样本中转发超过 100 次的共有 38 条，其中采用配图及长微博形式的微博共 26 条，占 68.42%。通常情况下，长微博的形式比文字微博具有更大的信息量，而加入图片等元素也会使受众的阅读趣味得到强化，增强了传播效果，有助于提升信息传播力。

第四节　社交媒体中医患沟通的特征

一　微博中医患表达的特点

（一）医生话语的叙述逻辑分析

通过对@白衣山猫账号所筛选的微博内容的分析，其话语中“医患关系”出现15次，“信任”出现17次，谈到“理性表达”4次，谈到“医患沟通”9次，整体态度保持理性、中立，言辞较缓和，话语的整体叙述逻辑具有如下特点。

1. 对时下热点事件进行自我解读

研究发现，@白衣山猫发布的微博关注并追踪时下热点，同时会对热点事件进行进一步的自我解读。

例如，针对“医院拒收危重病人”的话题，@白衣山猫在微博写道：

> 9月28日上午，山西省人民医院急诊室没有床位，连推送病人的平车都在用，所有监护设备都有其他病人用，此时来了报社职工，医生必须把其他危重病人从床上拉下来，必须从其他危重病人身上卸下设备来收报社职工吗？急诊室工作人员该怎么办？

该微博还附上了《报社职工病危，没床位也得收么?》的长博文。博主针对当时的热点事件“山西省人民医院以‘无床位’为由拒收危重病人”提出自己的看法，首先通过“山西新闻网”的报道文章陈述了热点事实，然后借在场某医生网络以及网友的评论质疑媒体报道的公正性，称“我们没有媒体那么强大的‘公器’，我们不会‘公器私用’”，而后借另一位医生的评论质问“为何将此事上升为一个新闻事件？让不明真相的人们不明就里地跟着狂喊、乱骂”。之后从医护工作者的角度提出自己的观点，指出每一位病人享有平等的治疗机会，报社员工也没有特权，这条微博获得3279次转发、885条评论、1054个点赞，得到受众的广泛响应。

在“全面开放二胎”的热点话题上，@白衣山猫在微博上写道：

> 五中全会决议全面开放二胎。我对中央这个政策举起双手双脚赞同。然而，如果没有切实措施，医院能够承受吗？我不希望看到，在

全面放开二胎后，由于没地方生，没地方给孩子看病而引发更多的医患矛盾。有关部门，该行动起来，切切实实做一些准备工作了。

同样地，此微博后附上了长微博链接，文章标题为《全面开放二胎，医院承受得了吗?》。文中分析了全面开放二胎政策的背景和原因，指出新生儿增多一方面能缓解人口老龄化国情，另一方面也给医院尤其是儿科带来压力和挑战。通过目前儿科普遍存在的问题分析，指出对医院现有条件能否承受得住全面二胎的担忧。文末还根据其个人见解，给出了相关建议：“首先，给予儿科医生应该得到的待遇和报酬。儿科医生也应该有足够的合法收入和体面的工作。其次，给儿科医生创造安全的工作环境。依法打击医闹是其中重中之重。接着，给儿科医生创造正确的舆论环境，促进医患和谐。”

2. 从医生角度谈论医患关系

@白衣山猫的微博中多以医生角度看待医患关系并表达自己的观点，经笔者观察研究发现，其更多地认为媒体对于紧张的医患关系有很强的助推作用，同时也谈及政府投入不足等体制因素。例如：

【微博1】“这是一个真实的故事。为尊者讳，为死讳，我隐去了真名。那段时间，媒体长篇累牍地报道医院为创收而过度检查。医生给一个糖尿病人查CT，在病人查了百度后引发投诉。医生心伤了，病人错过了最佳治疗时机，最后痛苦地死了；这件事有谁赢了呢?”

附文（长微博）：

《谁是赢家呢?》

华一零36岁，一个月来，他饭量大增，人却日见消瘦。他常常口渴，不得不经常喝水。最苦恼的是，他尿尿特别多，晚上还要起来2次小便。

终于有一天，他来到了医院。接诊的医生，叫甄右任。在问了他的一些情况后，医生给他化验了小便和血，告诉他这是糖尿病，需要进一步检查。医生给他查了肝胆胰腺的B超。华一零做了B超检查没有任何发现。

华一零单位每年都给职工体检，以前没有发现过自己有糖尿病。根据这点和华一零36岁的年纪，甄医生还是高度怀疑他的胰腺有可能长了肿瘤。因为在糖尿病的病因里面，胰腺肿瘤导致的糖尿病位居病因第三位。胰腺在腹腔的最后面，胰腺的前面有肠管，肠管里面有气体，这些气体会干扰B超的超声波，B超会有时候不能发现胰腺的小的病灶。B超没有发现胰腺肿瘤，不代表胰腺肯定没有肿瘤。高度怀疑这种情况下，需要查一个胰腺的增强CT。甄医生给华一零开了胰腺的增强CT，嘱他付钱后去检查。

华一零交钱的时候已经不爽，竟然要500多元钱。到了CT室，更加不爽，做增强CT竟然还要预约到2天后。想起各种媒体上最近各种报道在说医院为了创收乱开检查，华一林心生疑惑，就用“糖尿病需要做CT检查吗?”百度了下，结果百度上好多人都说这是医院为了创收而做的过度检查。

这下，华一零觉得自己真理在手，觉得要和这种歪门邪气做斗争，他打电话叫来了某个晚报的记者要曝光医院这种过度检查的行为。他和记者一起去了医院的行风办投诉甄医生。行风办主任是个退伍军人，对医学一窍不通。他一听投诉，就把正在看门诊的甄医生叫来，不容他分辨，劈头盖脸地批评了一通。

面对领导的批评，甄医生委屈得几乎流下泪来。他解释了一通。可是，面对一群门外汉，完全是秀才遇到兵，有理说不清。他虽然怀疑华一零仍旧可能是胰腺癌，但是毕竟概率不大。如果要坚持做增强CT，万一检查结果，他的胰腺是好好的呢，岂不更麻烦？算了，多一事不如少一事，委曲求全吧。为了早点去门诊看完病人，就认错道歉，然后去门诊了。

事情的最后结果是，医院给华一零道歉，退还了做增强CT的钱。那个晚报记者也答应不曝光这件事情，毕竟医院是订晚报的大户。大家都很高兴，唯有甄医生不高兴，他郁闷了一个多月。

两年后，大家都已经渐渐忘记了这件事情。一天上午，我在坐门诊，进来一个病人，我一眼就看出，那是曾经为做胰腺CT大闹过的华一零。那天，他因为腹痛和背痛来就诊。

我给他安排了检查，确认是胰腺胰体癌晚期，已经失去了手术时机。我们对他的病已经无能为力。

回头想，两年前，华一零是因为患上了胰腺癌而出现糖尿病的症状。只不过那时候也许胰腺癌肿块小，也许肠道气体干扰，B超不能发现而已。如果那时候，能够做个增强CT检查，做个胰体尾切除手术，他能完全康复，完全可能啊。

经历过一段非常痛苦的癌症晚期病痛的折磨后，华一零撒手人寰，我不知道，在他弥留之际，是不是曾经后悔过？我不知道，在他的心里，是不是曾经对医生有过一丝歉意？

甄医生却有过深深的后悔，如果那时候能够说服他，能够和他沟通得通，也许可能挽救他的生命。华一零虽然态度很恶劣，但是他罪不当死啊。

人生啊！

在这条微博中，@白衣山猫从一个医生的角度，首先选用一个患者的真实案例，进而揭示社会现实状况下的医患关系已经发展到医患互不信任的地步。此条微博得到1070次转发、422条评论以及424个点赞。

【微博2】"外科医生在切除无功能萎缩肾的时候，经常可以看到肾脏皮质萎缩到比A4纸还薄。这种肾脏，B超很难发现，造影也不显影。万润平的右肾没有消失，还在他的身体里。消失的，只是南都记者的医学知识和新闻素养。"（15－2－5 07：51）

【微博3】"@南方都市报 记者占才强采写的《消失的右肾》一文，在医学专业解释方面一笔带过，不是记者不知道事实真相，而是他知道这样写会引爆舆论。他为吸引眼球，不惜抹黑医患关系，干预司法公正，破坏社会和谐。难道南都谣记每次都能逍遥法外？@平安南粤"（15－2－4 22：46）

关于网上讨论的沸沸扬扬的"消失的右肾"话题，@白衣山猫连发两条微博发表对该事件的看法，皆在批评媒体不顾真相胡乱引导舆论的做法。关于两条微博讨论的主要内容，一是从医学专业角度解释肾脏为何会"消失"，并明确表示"万润平的右肾还在他的身体里"；二是指责南都记者违背新闻工作者的原则，为吸引公众眼球不惜抹黑医患关系，并且直接点名@相关的媒体单位和当地公安机关关注此事。其中一条获得高达3611次的转发量，以及1114条评论和4052个点赞。

【微博4】"要破除公立医院逐利机制，解决群众"看病难、看病贵"。做到这一条很简单，只需要公共财政增加医疗方面的投入。公立医院名义上是事业单位，能享受一定的公共财政补贴，可目前财政真的给钱了吗？给了多少？医改好多年，医患谁都不满意，医患关系越来越紧张。为什么？因为不给钱谈医改，纯粹耍流氓。"

这一条微博则是从医生的视角，将医患矛盾背后公共财政投入减少、医院自负盈亏的困境表述出来，把导致医患关系紧张的矛头指向体制问题。

3. 延续时下主流的表述，实际上进行反讽与调侃

在修辞学中，“反讽”（irony）这个概念与“悖论”密切相关，尤其是在新批评的理论系统里，“反讽”这个术语是关键词。反讽理论的主要阐述者布鲁克斯认为：“语境对一个陈述语的明显的歪曲，我们称之为反讽。”反讽本是指一种“所言非所指”的语言现象，在反讽话语中，符号意义的表述属于“正话反说”：其真实指向与它在字面上的意义有所不同，甚或截然对立。[①] 在我们的样本话语里，@白衣山猫的微博也有不少反讽的表述逻辑。例如：

> 父母生病，我会马上把工作交代给同事连夜赶回老家，孩子病了我会请假陪伴。虽然病人有生命危险时我会担保抢救，但救回后会催讨欠债，只有讨不回债才自认倒霉。虽全力以赴，仍旧常有误诊。每逢重大手术，如果病情允许，我会吃饱饭再上手术台。对照央视宣传，我确实不是合格医生啊！是活该被砍的节奏么？
>
> 在美国如能够误诊率控制在30%以下，就是很了不起的顶级医生。我相信中国医生也是人，也会有误诊。B超诊断肝胆疾病最有优势，但其临床符合率也只能达到95%，更别说确诊其他疾病。央视宣传某医生B超诊断数万例，无一漏诊误诊。看来，自佛祖涅槃之后，地藏王菩萨正化身B超医生在中国济世行医！国人幸甚！

这一类型的微博话语首先沿用主流媒体对于医务工作者或医患关系的解读，之后使用冷幽默的语句对这些话题进行调侃，反讽时下对医患关系的过度宣传。

① 杜骏飞：《丧文化：从习得性无助到“自我反讽”》，《编辑之友》2017年第9期。

（二）患者话语的叙述逻辑分析

通过对70条微博的评论的整理和分析，患者的表达有其自身特点，首先在评论中90%持理性客观的态度，谈到“理解”“沟通”“感谢”的次数居于评论类型的前列，仅有少部分评论表达反对意见。

第一，患者话语有理有据，态度中立。针对部分话题，患者对医患关系有客观看法，不偏不倚，没有明显的情绪色彩。

例如“患者不理解的献血与输血方面解答”话题：

> @柠檬与石头：“各大城市各大医院都存在不同程度的用血荒，这和献血者人数急剧减少有很大关系。人们对血站质疑的同时也使真正需要用血的人陷入尴尬境地，而政策法规又是不允许其他用血渠道的。长此以往，血站是公益组织，但真正因为血荒失去生命就太可惜了。”

该微博用户首先列出自己对于献血、输血情况的了解，之后进一步表达观点，无明显态度，仅作客观分析。

例如“医患须签协议拒绝红包”话题：

> @Ran SP姝：“不就是不信任么，不过不知道为什么有时候我对送医生礼品和红包并不反对，一般是病人或家属在手术完毕后出于对医生的一种肯定与感谢吧，大部分医生是不可能开口要红包的，只是现在的很多人就是认定不送红包医生就不治好你，术后要是出什么问题了就会想着要是送了红包可能结果会不一样，总之现在都变质了。”

同样地，作为患方话语，该用户客观分析“收红包”的现象，并表示许多患者对于“送红包”的理解进入了一种误区，那就是将病情能否有效治疗与是否送红包相挂钩。

第二，话语源于患者身份，倾向性明显。70%的受众在评论中本身是患者或者自动带入患者身份，话语表达具有明显倾向性。一方面，患者评论倾向于理性，同时表示对医生的理解。例如，针对“医患纠纷很大程度源于患者对医生的误解”这一话题的讨论：

> @小狗子呀：“不懂为什么，大部分人都认为，医生就应该不顾自己的安危去拯救病人。医生是应该救死扶伤，可为此丧命的只能说是大公无私，为了救人使自己处于险境，并不是医生的义务。医生是一个特殊的职业，尽职尽责并不意味着要置生死于度外。医生费心思防医闹，看病都看得不安稳，中国的医学事业要怎么发展?”

其通过阐述自己的观点，实现话语的理性建构，关注事件的核心原因，具备独立思考的能力，并且进行了换位思考，而不是盲目从众。

再如“医闹事件”相关话题：

> @HL夏春之雨；“医闹必须解决，维护医护人员的权利，这样才能更好地给病人提供良好的就医环境以及质量，中国人太喜欢闹，以为闹就正确，其实并不是的，过年回家，经常堵车就是因为有人堵车闹事，而医院经常闹就是人们太自我，没有看到了医护人员的辛苦，没有换位思考之心。”

该微博用户首先分析当下情况的利与弊，通过理性思考提出自己的观点，其叙述框架符合患者话语表述的正常范畴。

另一方面，评论中有持反对意见的患者，具有攻击倾向，言辞激烈，带有强烈情绪色彩。

例如，“急诊室的危险现状”话题：

@旅行－虫子：“医生就是一个职业，并不比掏大粪的高尚多少，觉得当医生太危险的人可以不干，整天叽叽歪歪这些有什么用。”

“医患纠纷日益增多，医生的选择”话题：

@绿教至大：“受了委屈别动不动发酸，我接触的绝大多数医生都是不顾病人死活的牟利工具。好医生可敬，不害人不赚黑心钱，过度医疗胡乱治疗的医生可耻！我问问你，大多数患者都和医生吵闹？我也是去过医院的，我认识的没有一个在医院无理取闹。你让我觉得你是逗逼，完毕！”

这类患者话语叙述同样代入患者身份，但对于博主发布的内容持不认可态度，以结合身边实例为基础予以反驳和批判的叙述逻辑为主。

二　微博环境中医患沟通特点

通过对医患话语特点的分析，可以了解到微博语境下医患沟通的新特点。例如，@白衣山猫针对艾滋病病人的事情发表的长微博：

【微博】“一个艾滋病感染者在告诉医生自己感染了艾滋病病毒后，他的血管瘤从建议手术变为随诊。病人全程录音，再发微博声讨。医生真的无良吗？未必！给艾滋病感染者动手术，那一刀的距离，就是生与死的距离，病人是这样，医生也是这样。要慎重。”

附文（长微博）：

《生与死的距离》

最近，一个艾滋病感染者隐瞒了自己感染艾滋病的事实，一路开了录音去看自己的血管瘤，医生要求他住院手术。当他告诉医生自己是艾滋病感染者后，医生告诉他，这是良性的肿瘤，可以再观察2到3个月后再说。病人觉得自己被拒诊了，发了微博声讨，然后，微博上大批键盘侠围攻华西医院和那人的主诊医生。

医生真的是因为害怕艾滋病感染者而拒绝给他手术吗？是在歧视艾滋病感染者吗？

外科医生都知道，给艾滋病感染者动手术，那一刀的距离，就是生与死的距离。医生是生与死的距离，病人也是生与死的距离。面对生与死，医生能够不慎重吗？

任何外科手术治疗，都会给病人的身体留下新的创伤。外科的手术治疗，历来都是两害相权取其轻的选择的结果。如果手术带来的收益超过了手术的创伤，那么手术就可以做；如果手术的创伤带来的害处超过了手术带来的好处，这个手术就不需要去做。这就是为什么，很多病人在发现某些地方生了肿块后，医生往往建议病人观察随访。因为这个时候，无法判断这个肿块是不是恶性也就是癌症。如果是癌症，会威胁生命，当然要手术；如果不是癌症，不影响身体，就不需要手术。

这个病人的膝盖下面有个血管瘤，如果他没有感染艾滋病，手术治疗当然是第一选择，但是，一旦这个人感染了艾滋病病毒，那么这种选择就要考虑病人本身的特殊情况，考虑手术给病人带来的后果，值不值得来手术。

那么，给这个艾滋病感染者动手术，会带来什么后果？

首先，艾滋病病毒攻击的是人体的免疫系统，这种病人外科手术后感染的机会会增加很多。2009 年到 2011 年，上海公共卫生临床中心进行了266例HIV感染者为手术期病例的回顾性研究，266例中110例发生脓血症，发生率41.3%，6例在一个月内由于HIV并发症死亡，死亡率6%。（刘保池等，中国普外科学文献，2012）这是艾滋病感染者接受手术需要考虑的最严重的问题。这个病人的膝盖下的血管瘤的治疗，一样面临这个问题。病人可以拿录音笔全程录音，来保留医生拒绝为他手术的证据，但是，一旦手术了，录音笔也无法保证自己的生命安全。

其次，外科医生在为病人手术的时候，都是通过精细的解剖预先控制大出血，创面的小出血靠病人的完善的凝血功能才能止血。医生做手术就怕病人的凝血功能不好，一刀下去，血凝不住，手术台上流血是要死人的啊。HIV感染者在手术的应急后，容易诱发免疫混乱导致的血小板减少性紫癜，这种病人，就很容易出血而无法止血。这也是外科医生最忌讳的。这就是很多外科医生，要对艾滋病感染者动手术要很慎重的原因。

最后，艾滋病感染者手术，需要手术室，手术器械，这些都是和其他病人是通用的。姑且不说手术台上手术刀和针扎破手术医生手的事情发生，就单单避免这个病人如何不把病毒传染给其他住院病人，也是一个很大的问题。我国医院缺乏相应的HIV感染者手术管理规范细则，大家心里都没有底。

1997年，我还在浙江医科大学附属浙一医院实习。那时候，艾滋病病人非常少。普外病房来了一个下肢溃烂的病人，最后查清楚是艾滋病病人，需要截肢。大会诊到最后，浙二医院的骨科主任（那时候浙一还没有骨科。）来外科主刀手术，需要2个助手上台帮忙啊。大家都知道病人是艾滋病病人，谁都害怕上手术台，管床医生也不愿意上手术台。那时候，退休返聘的老主任孙义夫教授说：“我已经70多岁了，反正也没有多少年好活了，感染了艾滋病也不怕，我上吧。”孙教授做了一助。我也上台拉了钩。手术很顺利。我们也没有被暴露。

在手术后的很长一段时间，我都在反复地回想，自己在手术中的每一个细节，来排除自己被病人血液污染的可能。这种恐惧，伴随了我很长的一段时间。没有切身经历过的人，你无法感受那种恐惧。

1998年参加工作以来，我一直干外科。至今为止，我给3个艾滋病感染者动过手术。每次手术前和手术中，都是慎之又慎。如果是急诊的救命手术，那怎么着也得马上动手术。如果不是救命的急诊手术，会建议他去专门的艾滋病定点医院去治疗。这不是为了推诿病人，这是为病人负责，也是为同时期住院的病人负责，也是为自己和自己的同事们负责。给艾滋病感染者动手术，那一刀的距离，就是生与死的距离，病人是这样，医生也是这样。

如果能够心存善良，胸怀悲悯，就能够多一些理解。

谢谢大家能够耐心地看完。

针对博文中医生的理性表达与医学知识科普，代入患者身份的受众（用户）也对医学领域的事件增加了了解，并且表达了自己的看法。

网友@素染半笺回复：“这次事件发生之后，我才知道潜伏的艾滋患者以及同性恋协会、网站等，其数目之众，超出我的想象之外。这些人无一不认为他们通过治疗，免疫力和常人无异，可他们不懂这免疫力在应激状态下和常人是有异的！这个层次的理解如同一个糖尿病患者认为他血糖控制正常了就没病一样，是极其错误的。感谢山猫科普。”

网友@－灰色轨迹2006—回复：“这就是一名有良知的专业医生。”

网友@子母云亭回复：“看过太多类似的事情。医患不沟通，病人无法理解，沟通得太多，病人害怕。没有信任，就没有沟通。如果病人一直用怀疑的态度来对医生，那医生也只能用怀疑的态度来对病人。”

由此可见，在微博这个平台上，打破了以往传统媒体把握发声权力的状态，医患双方都拥有了表达个人观点的话语权。首先，医生可以表达自己的立场和主张，借助微博平台与患者进行平等交流；其次，患者有机会表达自己的困惑，与医生进行深入交流，一定程度上有助于打破医患之间的壁垒，增加了患者对医生的理解与信任，有助于缓和紧张的医患关系。通过微博平台上的平等互动，医患沟通呈现出“医—患沟通”“患—患沟通”的特点。

在70条样本里，患者根据医生所发微博作出评论，医生在评论中回复，两者的互动形成了“医—患沟通”。互动内容通常为患者就自身遇到的医疗事件咨询医生，或对医生的微博表示赞同或反对。例如@白衣山猫发布微博：

今天，微博私信里，一位老年粉丝私信里劝我：“花时间写微博不值得，还是花时间做医生赚钱去比较值得。”这引发了我的思考：我们医生群体，在微博上写文章，孜孜不倦地科普，到底值不值得？医生微博，还值得写吗？

这条微博得到353评论，代入患者身份的网友与医生及其他网友之间形成互动，在@白衣山猫的微博下面展开讨论。

网友@蜗居的袋鼠mami评论到：“我觉得值。第一，医生通过微博有名气了，看病时自然患者更为信任，通过治好病又口口相传，职业道路就更为通畅了。第二，能认识一些志同道合的朋友，有些问题通过有价值的评论和讨论，可能会产生与之前不同的看法。第三，通过科普，让大家了解一些医疗常识，能缓解医患关系，让好医生看病更为顺畅，也能避免被庸医看病忽悠。第四，我想写作的过程也是梳理知识的过程，在这个过程中，医生应该也有收获吧。”

除“医—患沟通”之外，研究发现：在评论里，由于微博平台提供了评论区内用户之间的回复功能，患者与患者之间也能够进一步地了解相关内容或交换彼此间的意见和看法，会就某些话题发起广泛讨论，此时就形成了“患—患沟通”。

例如，在上文样本微博下的评论中，患者与患者会进行自主交流，微博用户@南开 aixin 针对此博文首先连发多条评论：

“一直关注您，感觉无论是人品医德医术都无可指责，但是一个医生为微博花这么多时间，有时候还为些是是非非与人争执不休，很不值。我是这样写的，不客气的说你有点不务正业，沽名钓誉。你写的其他科的科普有些不很合适。立刻取关!”

“提醒你：公众人物撒谎要不得!”

“你竟然高贵到要撒谎。看来你的医德医风也要打个问号!”

“你有的其他科的科普，也误导病人。不要太自负，觉得你无所不能，撒谎也没人敢指正!”

@苏二碎回复@南开 aixin：“反正大家三观不同，想法肯定不同。没有任何人值得去苛责。您惜才，不想被琐事牵绊，这种生活的态度很值得浮躁的年轻人学习。至于您可能觉得这位医生太专注于微博公众号了，我倒觉得这无可厚非，可能有比较充足的时间呢。给大家科普了好多医疗知识挺好的，帮助了很多人呢。但要避免错误呢 [微笑]”

@只说真话有错吗　回复@南开aixin："首先，山猫是个平凡的人，是人都会陷入是非，难道别人说你了你可以一直沉默吗？现实里你沉默，网络里你依然沉默，那你的压抑如何释放？再说，他是个医生，遇到误导的新闻之类的，我一个不明白的人都想找找正确的说法去不让更多的人上当，何况一个懂得的人站出来说话了。"

@无痕blue　回复@南开aixin："哪里有误导？请指出来，免得我们上当啊。"

@眼光光光　回复@南开aixin："有错误的话就要指出来，到底哪里错了才是正确合理的方法。如果只是一味在这里说误导别人，只会让人觉得……"

通过分析，部分患者对医生怀有敌意或不信任很大可能是曾遇到过不负责任的医护人员，因此对医护人员持有偏见。但在微博环境下，医患沟通产生了新特征，除传统的医患沟通角度外，"患—患沟通"的新角度，为医患关系的缓和提供了一个新思路，具有相似经历或相反经历的患者相互交流，一定程度上可以促进医患关系的和谐。

三　微博医患表达与沟通特点的研究结论

通过对@白衣山猫的个案研究发现，当下的医生自媒体对于热点事件的掌握十分及时，并使用微博的多种表现形式，对医患关系的相关事件进行了自我解读与科普，一定程度上对缓和医患冲突产生了一定的效果，转发、评论、点赞等方式的运用也促进了医患的沟通与交流。经初步研究后，我们得出的基本结论有以下几点。

第一，新媒体平台（如微博）本身所具有的公开性和即时性的特点使医生和患者都获得了一定话语权，医生通过对热点的自我解读、反讽和调侃，可以在一定程度上表达自己的观点，患者也在与医生的互动中有机会发表个人看法，表达情感倾向。

第二，在新媒体平台上搭建医患沟通的窗口，成本较低，并且能够实现多人沟通，对加强医患双方沟通，促进和谐医患关系具有巨大优势，当下医患利用新媒体平台沟通的趋势正在形成，但尚未成熟，沟通效果有限。

第三，微博等新媒体本身的特点使得医患沟通能够在短时间内得到有效反馈，这就为其成为医患沟通的新平台提供了条件，因此，在微博视域，医患之间有机会进一步形成线上沟通、实时沟通的可能，从而打破医患之间的专业壁垒，增加双方的理解，改善医患关系。

第五节　新媒体环境下社交媒体医患沟通的优势与困境

一　新媒体环境下医患沟通的优势

有研究表明，微博的出现极大地改善了医患沟通困境。医护人员通过微博，拉近了医患之间的距离，拓宽了医患之间的沟通渠道，加强了医患双方的对话强度，拓宽了医患沟通的交流边界，改善了患者的信息弱势地位，反映了真实的医生群体形象。[①] 微博对于加强医患沟通、重塑医患互信、改善医患关系等都大有裨益，这也得益于其作为新型医患沟通渠道的自身优势。

（一）搭建了多人沟通平台

传统的医患沟通中，通常是医生与患者一对一的互动，基于疾病治

① 陈旭：《新浪微博中医患沟通研究》，硕士学位论文，江西师范大学，2017 年。

疗、康复情况进行语言及肢体的互动。医患间一对一的沟通过程中，当面互动的沟通效果容易受情绪、语音语调、面部表情以及个人立场等因素的影响。而在微博这类新媒体上，医患沟通缺少了有声语言及肢体部分的沟通，拉开了双方的距离，并且得益于网络空间中微博的公共性质，更多的人可以参与到话题的讨论中，产生了多人参与沟通的特点，互动中不再是一对一，而是医护人员全体和患者群体的对话。根据上文当中的样本分析可以了解到，在微博沟通中，针对同一个话题，各方可以有自己的观点，正反或中立都有自己发声的机会。相比较而言，微博等网络公共空间的沟通更多见的是理性的声音，其言辞也更为缓和。这样有助于增进医患间的理解与换位思考，提高医患沟通效果，缓和紧张的医患关系。

（二）医护人员得以发声

医护人员对于当前的医疗环境及医患关系有切身体会，对相关医患纠纷背后的考量有深刻了解，同时也持有自己的意见和看法。在传统媒体中，医护人员这一群体难有有效的发声，处于一个较为被动的状态，而在微博这类新媒体平台上，医护人员可以发表自己的观点。一方面，医护人员可以表达主张，多方位解读医患关系，通过对群众进行医药知识方面的普及，群众便能够理解医方的工作，可以促进医患关系和谐；另一方面，当医生背负“污名化”的标签和媒介形象时，可以及时举证澄清事实，从网络留言中能够得到同人的支持，也能消除群众的误解，从而维护自身形象。通过对@白衣山猫的微博评论观察，我们发现有不少医护人员对其言论及观点表示赞成，并且与患者就自身所了解的情况进行沟通互动，加强医患交流，改善医患关系。

二　新媒体环境下医患沟通存在的问题

(一) 沟通效果与影响有限

微博平台信息传播的效果如何，能否成为“热搜”，这在很大程度上依赖于微博的转发、评论和点赞的数量，数据显示越大，用户参与越多，则关注度越高。而微博中医患沟通的效果如何在这些数据中得以体现。为此，笔者针对评论区这一医患沟通的重要平台，对样本微博的数据进行了初步统计，按照转发、评论和点赞综合数据进行排序，如表5－1和表5－2所示，数据得分排在前十条和最后十条的分别为：

表5－1　　按评论量排在前十位的微博内容及统计

序号	微博内容	转发量	评论量	点赞量
1	2013－10－28　14：59 温岭现场人员较多。浙一医院，浙二医院，省中医院，杭州市中医院，省立同德医院等各大医院同仁声援温岭同仁，支持同仁理性表达合法诉求。省儿保同仁戴黑纱，继续门诊。(图片5分钟前来自省内同人)	7845	3933	1701
2	2015－11－27　04：24 今晚凌晨一点，两位警察跟着我院救护车，送来一个伤员，浑身都血淋淋的一个女人。(长微博)	1231	1059	2212
3	2015－9－30　17：31 报社职工病危，没床位也得收么？9月28日上午，山西省人民医院急诊室没有床位，连推送病人的平车都在用，所有监护设备都有其他病人用，此时来了报社职工，医生必须把其他危重病人从床上拉下来，必须从其他危重病人身上卸下设备吗来收报社职工吗？急诊室工作人员该怎么办？(长微博)	3279	855	1070
4	4月25日　13：22 这一枪，鸣响了依法治国的出发令　河南警察鸣枪警告医闹，我在@环球时报　微博下截取了相关报道微博的11页热门评论，网友们清一色地支持民警。这是民意。开枪警告医闹的民警最帅，这一枪，鸣响了依法治国的出发令，为这位警察点赞！	1044	602	1709

续表

序号	微博内容	转发量	评论量	点赞量
5	2015-10-13 09：29 只有开便宜药的才是好医生吗？昨晚，一则《医生只用四毛钱就把高血压病看好》的新闻在各大网站和终端疯传，网友在评论中纷纷骂医生缺德。此事堪比当年“八毛门事件”。前面文章中出现学术瑕疵，经过大学舍友@大李哥vv教授指正，删文修改后重发此文。谨向网友致歉，向@大李哥vv道谢。（长微博）	1683	485	1230
6	2015-2-21 12：35 诚信值27元吗？他始终不相信人会为二三十元钱而逃费，每当患者要求先取鱼刺会再付钱时，他总是先取鱼刺，再开单子要患者去付钱。但是，大部分患者，取出鱼刺后，不会再去付款。最极端的那些夜晚，十个取鱼刺的患者，取出鱼刺后，十个人全部不去付钱。（长微博）	560	438	628
7	2015-10-18 09：35 谁是赢家呢？这是一个真实的故事。为尊者讳，为死讳，我隐去了真名。那段时间，媒体长篇累牍地报道医院为创收而过度检查。医生给一个糖尿病人查CT，在病人查了@百度后引发投诉。医生心伤了，病人错过了最佳治疗时机，最后痛苦地死了；这件事有谁赢了呢？（长微博）	1150	423	429
8	2015-12-14 15：45 很多医疗欠费，会欠到医生个人头上。很多人问了，如果很危急的病情到了医院，自己身上又没有带钱，医院和医生会不会见死不救呢？今天，我就来谈谈这个问题。医院和医生会见死不救吗？（长微博）	592	394	722
9	2015-10-20 15：06 这一篇报道，又激起了全国网民对医生的讨伐，也激起了医生的怒火，标题党记者同志，你成功地吸引到了眼球。标题党赢了，可是医患信任的鸿沟，又加深了。你我他，都会有成为病人的那一天。医患和谐，事关所有人，那些标题党记者，不要再来搬弄是非了!°写《空巢老人排队3小时，看病5分钟》的标题……（长微博）	505	378	1200
10	2013-10-28 15：19 温岭现场没有屏蔽网络，只因现场人口密度太高，手机网络通道拥堵，会出现掉线。目前现场没有冲突，各方尚为理性克制。温岭人民医院急诊，ICU，病房，正常运行，普通门诊部分停诊。医护表达诉求不会漠视急诊和住院病人生命，请各位病人家属放心。有事说事，有理说理，不造谣。（图片来自1分钟前现场）	1359	377	132

表 5－2　　按评论量排在最后十位的微博内容及统计

序号	微博内容	转发量	评论量	点赞量
1	2016－4－29　16：56 有人发给我这么一篇报道，绍兴市中心医院肝胆外科禁止护士上班时间使用手机，说是为了更好地服务病人。对于绍兴市中心医院“上班时禁带手机”这一规定，你怎么看?	38	39	111
2	2014－9－25　08：48 血站本是财政全额拨款的卫生公益事业单位。目前公众最集中的疑惑和质疑在于无偿献血的血，卖给患者却很贵。血液检验贮存等环节要成本，这成本如何核算？如果再不向公众公布收支明细，仅以诸如领结婚证前必须献血等行政手段干预，难以平息公众质疑。长此以往，血站会不会重走红会老路?	24	38	36
3	2013－10－25　14：30 浙江省温岭市第一人民医院五官科王永杰主任在门诊看病人时，身中七刀毙命，CT 室医师在读片时被砍成重伤，管床医师最后被砍！我们该说什么呢？我非常愤怒！如果你看到了，请转发下，表达下你对这件事的看法！	119	36	4
4	2012－3－25　19：58 刚才一个胃大出血的病人，需要用血，在我担保她儿子明天去献血后，血站才肯发血，血源紧张，血站也不得不这样。一个郭美美事件，就彻底把公众对红十字会的信任打垮了，把公众对公益事业的信任打垮了。血液是救命之物，各位亲，能献血的，去献个血吧。@ 金华日报_ 新闻现场@ 金华晚报@ 金华公安@ 浙中新报	17	31	1
5	2015－6－17　12：26 一位医生的呼声　昨晚和朋友闲聊，现把聊天记录整理成文，这是一个医生的呼声。但愿有一天，医院里能够暗淡了刀光剑影，我们可以安心做一个纯粹的医生。为了这一天的到来，我们仍然坚守在医疗岗位。坚守吧，谁又知道我们能坚守到何时?	92	28	111
6	2014－7－28　20：51 在美国如能够误诊率控制在 30% 以下，就是很了不起的顶级医生。我相信中国医生也是人，也会有误诊。B 超诊断肝胆疾病最有优势，但其临床符合率也只能达到 95%，更别说确诊其他疾病。央视宣传某医生 B 超诊断数万例，无一漏诊误诊。看来，自佛祖涅槃之后，地藏王菩萨正化身 B 超医生在中国济世行医！国人幸甚！	39	26	44

续表

序号	微博内容	转发量	评论量	点赞量
7	2014－9－25　11：21 前天晚上因为病人要用血，再次被问及："人家无偿献血，医院为什么要卖血?"其实献血互助金和血费，医院只是帮血站代收，不仅没有赚钱，而且还要贴电话费路费人工费。血液检验储存的成本、互助金去向等账目，理应公开以解公众质疑。质疑不除，血荒无解。身为外科医生，不愿有一天会无血可救命。	49	25	46
8	2014－8－19　21：49 微博求助，有些确需帮助，但专业意见，往往淹没在废话和不专业意见的海洋里，专业意见也成了废话。能够诊断疾病的医生，当然也能治疗，起码他知道谁能治。诊断明确的微博求助，既然不信任自己主治医生，凭什么会信任微博上的医生？这种情况我一般不回应。主治医生是最了解自己病情的人，请珍惜信任之。	22	22	41
9	2014－8－29　21：08 我国器官捐献、移植的相关法律法规不全面、不完善，离建立一套完整的器官移植法律体系仍有较大差距。婴儿无法自主自己行为，无法表达自己意愿。在相关法律不完善情况下，仅靠道德无法制约病婴器官买卖。如果媒体对死婴器官捐献神圣化并加以宣传，会不会有人拿病婴器官做交易，再消极治疗致死以卖器官?	19	17	22
10	2013－10－28　01：26 来自台州市委宣传部消息，（温岭为台州属县）目前温岭人民医院无流血冲突，也无抢尸行为。我愿现场各方都有克制，不要再流血。夜已消，我明天还要出门诊，洗洗睡了。死者安息，生者平安！//@老辣陈香：回复@白衣山猫：没有冲突，因为呼吁关注医院医生安全，这是全社会一致的。	33	11	5

通过表5－1与表5－2的对比发现，微博环境下医患沟通的效果存在以下几个特点。

第一，信息量影响传播效果。综合数据排在前十位的微博，内容涉及医闹等当下最热门的话题，因为医患之间存在信息不对称，所以博主在微博中给出了很多专业的信息，致使相关微博信息量大，满足了患者需求，也产生了更大的传播效果。而表5－2中的内容很多与患者实际遇到的情况具有较小的接近性，因此产生的影响力小。

第二，新媒体平台影响范围仍待扩展。@白衣山猫微博粉丝数达200多万（2016年），但是参与医患关系相关话题讨论的人数较少，这一方面揭示了医护人员创立微博发声虽然为医患沟通带来新平台与新视角，但是影响力尚且有限；另一方面也说明医患双方都尚未形成通过新媒体平台沟通的习惯，通过新媒体平台改善医患关系是趋势，但是影响范围还需要扩大。

尽管短时间内，通过新媒体平台进行医患沟通效果较弱，影响力较小，但也是对传统媒体单一发声状态的改变，相信随着越来越多的医护人员和患者在新媒体环境下的积极沟通、建言献策，未来，新媒体（如微博）将会发展成为一个有效的医患沟通平台。

（二）新媒体环境下医患沟通的伦理问题

新媒体平台的开放性使其为多人沟通提供了平台，但社交媒体时代的媒介信息传播同样存在伦理失范现象，这也使医患沟通处于隐患之中。因此，医护人员和患者双方怎样更好地利用微博这类新媒体平台进行沟通需进一步思考，对于医患沟通的方式仍需进一步探索。

1. 虚假信息的泛滥

@白衣山猫的部分微博也提到很多医生或健康类微博账号存在虚假信息，一旦这些所谓的“医生”博主发布的信息为不实信息，公众也很容易听之信之，从而造成网络谣言的传播和医患沟通的误解。当下对于新媒体传播虚假信息的相关法律法规还未完善，医患沟通如果建立在虚假信息之上，这类信息传播将不仅不利于加强医患沟通，促进医患关系和谐，相反可能对医患关系造成重大伤害。

2. 匿名发布的随意性

如今，微博等社交媒体中出现了部分网友所憎恶的“键盘侠”，由于网络的匿名性，他们热衷于对某一事件或人物进行犀利的评价、讽刺和嘲笑，甚至发布仇恨言论，形成网络语言暴力行为。例如，@一二九那天出生的02："被打的是医护，打得好，打得活该，他们就是欠抽!!! 你不闹，你就被欺负了，闹得轻还不行。"对此，有学者表示，目前没有相关的法律来约束这些随意恶化医患关系的微博发布者，当他们发布一些不真实的、具有诋毁医务人员形象的信息时，对医患关系的破坏力还是非常之大的，修复成本也非常之高。[①]

3. 医患隐私泄露

隐私权是我国法律规定的一项基本人格权利，是指自然人享有的私人生活安宁与私人信息秘密依法受到保护，不被他人非法侵扰、知悉、收集、利用和公开的一种人格权。随着网络信息时代的到来，网络传播的实时性、传播范围的广泛性以及信息技术的不完善，使得网民的网络隐私权面临着巨大的挑战。[②] 由于微博的便捷性，人们的言论自由得到极大的满足，但是有些人会利用微博曝光他人的隐私或者利用微博任意地行使自己的隐私支配权，给社会造成了负面影响。微博医患沟通常常涉及与医生、患者相关的个人信息和隐私，如果发布者处理不当，就会泄露自己的个人隐私或对他人的隐私权构成侵害。

---

① 陈华、叶尘宇、刘文娟、张红霞、季建林、杨震：《社会化媒体时代的医患关系沟通探索》，《医学与哲学（A）》2014年第35卷第3期。

② 陈旭：《新浪微博中医患沟通研究》，硕士学位论文，江西师范大学，2017年。

结语　从医患报道论共有媒体中公民理性文化的缺失

在本书的撰写过程中，我们一直企图探讨媒体行为之于医患关系的影响。通过媒体的医患报道，或有矛盾的激发、利益的碰撞、情绪的宣泄，抑或有医患的沟通和关系的修复。通过媒体新闻报道的框架分析，我们得知了媒体对医患冲突事件的报道在某种程度上影响了人们对医患关系的认知；通过医患报道中媒体角色分析，指出了主流媒体在医疗纠纷事件中固定事实的重要性；通过网络话语博弈分析，发现媒体医患报道之于医疗纠纷事件舆论引导的重要性；通过社交媒体中医患关系的表达、讨论与沟通观察，了解了新媒体环境下医患关系发展变化的特点以及新型医患沟通方式之于医患关系修复的可能。在共有媒体环境下接受信息的受众，通过媒体平台参与和共享信息，展现其个性化，在获得自我认同的同时，也存在着理性文化的缺失。如此现象，在公众对待医患关系的媒体报道中同样存在。

一　新媒体与共有媒体

新媒体（new media）是互联网兴起之后，传媒界对于运用新的传播技术的媒体的概括，如网络电视、数字报纸、论坛、博客等。相对于传统的报刊、广播、电视媒体来说，新媒体不仅互动性增强、形式内容更丰富，经过媒体技术的相互融合，新媒体产品还呈现出相互依赖交叠的关系。

我们正处于新旧媒体交融的时代，运用互联网（移动互联网）等新传播技术形成的新媒体，颠覆了传统媒体的传播方式，也改变了受众的阅读方式，声音、视频、图片（动态图片）等各种数据都可以通过新媒体迅速地传播到世界各地。多媒体和交互性是新媒体战胜传统媒体的两大特征，“大众媒体铁板一块的帝国将会被拆分成许多家庭手工作坊，今天的媒体帝王将看到他们的中央帝国的坍塌”①，尼古拉·尼葛洛庞帝（Nicholas Negroponte）等学者甚至预测被动的旧媒体会彻底地被互动的新媒体吸纳。共有媒体的概念是北京大学新闻与传播学院副教授胡泳基于 Web2.0 兴起的背景下首次提出的。Web2.0 时代的互联网，由过去的少数人占有资源而自上而下主导的体系，升级为自下而上的广大用户通过集体智能而主导的体系，代表着网络业和新媒体的转折点。Web2.0 泛指 2004 年以来出现的第二代、以万维网为基础的服务，该术语由蒂姆·奥赖利（Tim O'Reilly）进行首次定义：“Web2.0 以网络作为平台，横跨所有互联设备……把软件作为不断升级的服务加以提供，使用软件的人越多，软件会变得越好，这些应用从多种来源（包括个人用户）吸取和重混数据，与此同时，允许自己的数据和服务被他人重混。”此定义由于过于技术化而晦涩难懂，我们从用户定位角度来理解：Web2.0 则更注重用户的交互作用，用户既是网站内容的浏览者，也是网站内容的制造者，而所谓网站内容的制造者是说互联网上的每一个用户不再仅仅是互联网的读者，同时也成为互联网的作者，新媒体在该时代的最显著特征是参与和共享。胡泳从公众角度，把各种基于数字技术、

① ［美］尼古拉·尼葛洛庞帝：《数字化生存》（*Being Digital*），胡泳、范海燕译，海南出版社 1996 年版。

集制作者/销售者/消费者于一体，消解了传统的信息中介的媒体系统（即现阶段的新媒体）定义为“共有媒体”。[①] 共有媒体传播信息的特点主要表现在受众在这一过程中所起作用的变化，即“从前所说的大众媒介正演变为个人化的多向交流，信息不再被推给（push）消费者，相反，人们（或他们的电脑）将把所需要的信息拽出来（pull），并参与到创造信息的活动中”。[②] 该定义赋予媒介以公众视角的使命，集体智能和集体资源使得个人拥有极大的权力，去主动参与展现自己的个性。

二 公民理性文化的缺失现象

在共有媒体中，公众不再被动地网上冲浪、阅读、倾听或观看，而是主动地参与创造、沟通和共享信息。共有媒体在给用户带来诸多便利和优势的同时，也带来了一系列不可忽视的问题，如网络黑客、人肉搜索、色情暴力、网络谣言、垃圾信息等。网络时代给公众带来了前所未有的自由表达的权利，但也导致了公民理性文化的缺失，当一个涉及利益群体的公众事件曝光在大众视野中时，理性的声音往往很匮乏。

据统计，2012 年哈尔滨医科大学杀医案件后，某门户网站报道了该案件，在报道的新闻评论中，有 4018 人次在“读完这篇文章后，您心情如何”的投票中选择了“高兴”，占总评论数近七成。2013 年 10 月 25 日，浙江温岭市第一人民医院发生患者杀医事件，导致 1 名医生死亡 2 名医生受伤，该事件通过媒体报道后再次掀起关于医患关系危机的大讨论，并引发空前规模的全国范围内医生群体利益诉求维权行动，其间有媒体从业人员在新浪微博上公开发表“为杀医喝彩”的言论，引发诸多医护人员的抗

① 曹瑞：《试论共有媒体中的个人表达》，《新闻传播》2014 年第 3 期。

② 胡泳：《众声喧哗：网络时代的个人表达与公共讨论》，广西师范大学出版社 2013 年版。

议，甚至将该媒体人的姓名、工作单位、单位地址和电话等人肉搜索出来，公布在中国最大的医学门户网站论坛之上，最后该媒体人在公开道歉后被工作单位开除。此外，在温岭杀医案曝光至一审判决公布之后，即2013年10月25日至2014年3月，笔者在中国最大医学专业网站丁香园论坛，统计了所有关于温岭杀医案的讨论帖，在共计1087篇的帖子中，理性分析事件原因、患者病症和案件结果或者进行思考和反思的帖子，例如“10·25温岭杀医事件引发的思考”“温岭事件的5个深层原因”“屠刀下执业的中国医生——浅析患者的观念误区——温岭伤医事件深层思考”等，只有77篇，仅占据发帖总数的7%，而大部分帖子是在感慨医生职业的艰难和悲哀。

由上述医患冲突事件中公众在共有媒体上的言论可以发现，冲突事件发生时公民理性文化存在缺失。虽然，共有媒体可以使公众自由地进行信息共享、个人表达与公共讨论，但是却没有规制公众如何理性思考、理性表达。越来越自由的表达、越来越广泛迅速的传播，带来的是越来越难以步入规制，甚至导致去个体化和群体极化，即“去个体化使得个体弱化甚至丧失个人意识和判断理解能力，从而导致其行为脱离社会规范的制约；群体极化则使得群体的判断和决策更趋向于极端，这极易引发网络群体的分裂和对抗，造成混乱的局面”。去个体化和群体极化的后果，是公民理性文化更加缺失，从而陷入一种恶性循环。

三　公民理性文化缺失的原因

公民文化源自古希腊思想，当时指公民的一种精神和美德，它能够使得民主政治成为稳定的和有效的政治体制，而现在通常指公民型政治文化，对应着民主制度。公民文化影响公众的认知，塑造公众的行为方式，甚至影响到国家政治。公民这一概念是建立在权利和义务范畴之上的政治概念，其本身蕴含着理性色彩，因而公民理性文化是公民文化的一种。正如约翰·罗尔斯（John Rawls）所说，“公共理性是民主社会的特征，它是那些享有平等公民权地位的公民的理性，其理性的目标是共同的善，即正义的政治概念所要求的社会基本制度结构，以及它们所服务的目的和目标”。[①] 借此可以用来理解公民理性文化，笔者认为主要有三个方面，首先它是公民的理性，其次理性目标是共同的善和正义，最后它是公共的。

改革开放之后，中国步入社会转型，经济领域的市场化改革、政治领域的科学民主建设，都为公民文化的培育和发展奠定了基础。然而，处于转型期的中国社会有着诸多不稳定因素，利益分化和矛盾冲突加剧，加之互联网时代各种媒体对于风险和矛盾的扩大，给公民理性文化带来了潜在的威胁。“社会转型、体制转轨的过渡性不确定性、市场经济的双重性，对人们的价值取向也产生了双重影响。不少人在社会变革尤其是利益调整面前，手足无措、无所适从，导致前所未有的精神烦闷、思想困惑、理想迷失、道德缺失、信仰滑落和文化冲突。”

当下中国公民理性文化缺失是由多重因素共同导致的结果。公民理性文化缺失的原因是十分复杂的，不仅有社会环境的因素，还有媒体因素、法律因素、政府和公民等因素。

首先，整个媒体行业具有娱乐化倾向。互联网时代，共有媒体为了满足用户的使用需求，娱乐化倾向尤其明显，因为共有媒体需要通过用户来证明其存在的意义，参与用户越多集体智能越多。娱乐化可以满足大众需求，吸引更多大众，而一味的娱乐化倾向养成了大众机械化简单思考的惰性，导致大众理性思考和逻辑思维能力退化，一旦尺度拿捏不好，极容易走向低俗化。

其次，虽然客观是新闻的核心要素之一，但是绝对客观的新闻是不存

---

① ［美］詹姆斯·波曼、威廉·雷吉：《协商民主：论理性与政治》，陈家刚等译，中央编译出版社 2006 年版。

在的，新闻报道只能尽力做到公正客观，媒体从业人员正因为深知这一点，往往会放纵自己追求客观的程度，尤其是关于纠纷事件的报道，媒体往往很难做到给利益双方同等的话语权（主要体现在双方报道篇幅、不同采访对象立场等上）。例如，2014 年 12 月 21 日的西安某医院医生手术台自拍事件，诸多媒体关于该事件的报道都没有给事件双方当事人和知情者以共同的话语权，《都市快报》通过官方微博爆料的时候甚至仅仅采用举报人一边倒的口述和看法，完全没有核实和深入调查。次日，专门调查小组经过调查采访之后给出的关于该事件的调查报道，采访对象是医院、医生、卫生部门、医学门户网站丁香园，依旧话语权一边倒，忽视了自拍照所涉及的手术台上的患者及其亲属的看法。如果新闻报道能够给予事件相关者同等的话语权，将不同立场的双方观点同等篇幅地呈现在受众面前，使受众无法避免地加以判断和思考，久而久之就会形成思考的习惯。

再次，公民理性文化缺失的原因还有政府方面和法律方面的因素，主要是政府对于网络规制的缺失，以及法律对于公民私人利益保护的空缺。公民虽然享有自由表达权，但是这种自由是建立在理性基础之上的，自由表达的前提是所涉及的言论和信息不会危害其他人的利益，然而在共有媒体中，公共领域和私人领域二者之间的界限极为模糊，公民在公共领域的言论往往会涉及甚至侵犯其他人的私人利益，这时就需要有明确具体的法律去规范公民在媒体中的行为，以保护隐私权、名誉权等。事实上，到目前为止，中国尚无隐私权的专门立法，只有对于隐私权的法律规定，且将隐私权隶属于名誉权的范畴，根据 1986 年制定的《中华人民共和国民法通则》，对于侵害公民隐私权的案件均以名誉权审理。与此同时，政府对于网络空间的信息管理缺乏规制，即使政府有意愿去规制，也需要解决种种难题，例如新媒体拥有者和服务器供应商来自不同国度，那么面临网络的“地理缺失”，究竟哪一方应该负责和承担相应的责任和义务？

最后，公民自身有一些原因，导致其在共有媒体中进行个人表达和公共讨论的时候理性文化缺失。第一，许多公众把共有媒体当作情绪发泄的平台。由于共有媒体隐匿了公民的真实身份，因而公众可以抛开现实生活中社会规范和道德规范的束缚，去宣泄一些在现实中被压抑的最真实隐秘的想法，并且鲜有顾忌后果及他人利益，这就导致诸多具有攻击性、煽动性和侮辱性的言论经过媒体广泛传播，造成了对他人的实质性伤害。例如，2010 年的著名医疗纠纷——“缝肛门”事件，媒体对于该事件的报道一波三折，起初是站在产妇患者家属的立场，给予其充分的话语权，大肆宣传助产护士是由于收红包未遂对产妇进行打击报复才把产妇的肛门缝上，引发全国针对医患关系、医疗体制改革的大讨论，诸多网民齐力声讨该助产护士。迫于舆论压力，该医院停业整顿，事件所涉及的医护人员下岗。而真相水落石出后的情况是，医护人员出于好心帮产妇进行结扎止血。第二，群体极化。网络社区聚集了拥有共同爱好的人，用户通过共有媒体进行社交可以获得现实快乐感，同时“网民以群内同质化、群际异质化的特点聚集，志同道合的网民群体极易出现严重的极化现象”。[①] 人们在群体化的洪流中会逐渐丧失自己的思想和明辨是非的能力，群体极化很容易感染和同化关于某个问题的群体情绪，很难拥有理性的引导，会引爆群体性的情绪发泄，导致群体失控。第三，个人道德失范和媒介素养不高。公民的媒介素养决定了公民参与媒体活动时是否能够保持足够的清醒和理智，而不是被动的无思想的靶子。媒介素养不够高的公民往往会被极端思想干扰，为了获得认同而倾向于顺服。当然，公民的个人道德素养高低也决定了其是否能够进行理性判断和分析，而不会在涉及自身利益的冲突事件发生时丧失理智，从而发表过激言论或者进行私人情绪发泄。

---

① 严利华：《从个体激情到群体理性——新媒介时代公民参与的理论与实践》，武汉大学出版社 2013 年版。

四　重建公民理性文化

麦克卢汉认为，“媒介即人的延伸”。广播是耳朵的延伸，电视是眼睛和耳朵的同时延伸，那么网络则像是人的神经系统的延伸，然而没有理性大脑的神经系统，就算延伸得再远，也是毫无意义的。技术前进的步伐是我们不可阻挠的，但是在技术发展的同时重建公民理性文化，是当代社会的重要课题。

重建共有媒体环境下的公民理性文化不可能一蹴而就，需要多个方面的合作与共同努力。媒体不仅要避免迎合大众、娱乐化和低俗化的倾向，还要提供公正客观的报道，给予事件相关利益群体相同的话语权。政府需要加强互联网的规范化管理，并与他国政府合作进行网络规制。关于公民的私人权益必须完善立法规范，形成法律保护的基干。同时，要加强公民的媒介素养教育以及社会自律。

附　录

附录1　《南方周末》2005—2014年医患关系报道样本列表

序号	标题	发表日期
1	怎样防止“内部消化”医疗事故？	2/24/05
2	“为民医生”痛揭潜规则　“政绩院长”大怒反调查	3/3/05
3	医疗鉴定制度遭质疑——兄弟姐妹相互鉴定？	5/26/05
4	解决［看病贵］要破除市场迷信	6/2/05
5	近视激光手术安全问题调查	6/9/05
6	干细胞研究的亚洲机遇	6/16/05
7	假如他永不醒来，是放弃还是坚持？	6/23/05
8	开颅戒毒手术后遗症及其他	6/30/05
9	国家药监局批示查处“静舒氧”	7/21/05
10	江西婺源：农民“签单”看病	7/21/05
11	丁医生的慈善三级跳	7/28/05
12	民工医院需要精心呵护	12/15/05
13	危重病人由“无照大夫”抢救？	8/24/06
14	如何来对医生收受红包定性？	8/31/06
15	二甲医院生死谜局	12/14/06
16	医生陈晓兰10年打假路	12/28/06

续表

序号	标题	发表日期
17	两起工伤病例多收 161 万　天价医疗黑洞吞噬社保基金	12/7/06
18	上海东方医院治心术调查	12/7/06
19	卫生部专家解密佰易事件决策内幕	2/1/07
20	多名权威专家回应上海东方医院事件	2/8/07
21	医疗卫生姓“公”还是姓“私”?	3/15/07
22	大别山里的医保全覆盖	4/5/07
23	“我们每个人都可能成为受害者”——对话精神病学专家刘协和	5/10/07
24	异地居住　老人医保怎么办?	5/10/07
25	何物“甲钴胺片”	8/16/07
26	为什么每一方都输得这么惨	11/29/07
27	谁来结束医患战争	12/6/07
28	“肖志军悲剧”后的更大悲剧	12/6/07
29	看病难看病贵为什么还在被抱怨	12/20/07
30	医院制剂的生财术	1/10/08
31	华西医院：磅礴急救	5/22/08
32	“复杂的政策不是好政策”	5/1/08
33	新医改不能回避“看病怕”	10/30/08
34	不是有意售假药，医院也该担责任?	1/15/09
35	新医改方案：6 个月里改进了什么?	4/9/09
36	人体试验，中国法律如何面对	10/8/09
37	实习生行医：部门批复 VS 国家法律	11/12/09
38	按病种收费治不了“看病贵”	11/12/09
39	“大医”张新生：通医术，不通“人情”	12/17/09
40	抢尸背后的维稳逻辑　聚焦内江“死而复活”案	1/14/10
41	“倒举证”法条被删：患方的溃败?	1/14/10
42	北大医院案二审再开庭“手术有无必要”成焦点	2/4/10
43	利益推动剖腹产顺产无需	1/21/10
44	器官捐献迷宫	3/25/10
45	药“养”的医院	3/11/10
46	卫生部副部长不宜做手术	3/11/10
47	“有望获诺贝尔奖的手术”?	4/15/10
48	从 2 元到 12 元，一盒药的价格历程	3/11/10

续表

序号	标题	发表日期
49	谁管得住问题疫苗	4/8/10
50	打不倒的张悟本?	6/24/10
51	医者该多与大众交流	6/24/10
52	刑不上假药贩子? 南京抗癌假药案遭遇打假难	5/27/10
53	暴利药，权力制造	5/27/10
54	误解医生?理解医生	7/29/10
55	破解医患难题：不靠理解，要靠制度	7/29/10
56	谁制造了深圳产妇“缝肛”门	8/5/10
57	“缝肛”门：鉴定说“缝了”，医方露馅了	8/19/10
58	《医疗事故处理条例》当休矣	8/19/10
59	比“超级细菌”更可怕的	10/14/10
60	直肠癌药当眼药，三十家医院有牵扯	9/16/10
61	非法心脏支架使用调查 致命手术	12/30/10
62	心脏学术会议谁埋单	12/30/10
63	心脏支架医生个个身家千万?	12/30/10
64	无解诉讼? 同仁医院砍医案背后的沉重问号	9/29/11
65	“八毛门”事件，医院如何作为	11/3/11
66	“不倒翁”医院	11/10/11
67	梁启超为何不当“医闹”	12/1/11
68	天亮前死去	11/17/11
69	“医生没跟我们说风险”输液室现场观察报告	1/20/11
70	美国手术亲历记	2/24/11
71	失控的输液 “中国人人均输液8瓶”背后	1/20/11
72	“最严重医患血案”?上海新华医院“暴力伤医”调查	2/17/11
73	贩肾网络	3/24/11
74	非法器官移植，医院该当何罪?	3/24/11
75	不老的柳叶刀	4/28/11
76	眼球里发现棉絮，医院内斗酿的祸?	6/30/11
77	边疆军医“庄一刀”	6/30/11
78	医生到了最需要关怀的时候	5/10/12
79	“第三方”调解教科书：避开武旦，专找花旦	5/31/12
80	第三方就是公了变私了	5/31/12

续表

序号	标题	发表日期
81	“我们是医院的防火墙”	5/31/12
82	过度医疗之忧	6/21/12
83	医生和医院到底该不该商业化	6/28/12
84	你可能不知道的献血误区	6/28/12
85	医生如何赢得病人的好评	7/5/12
86	绿茶“发炎”背后　医院检验那些事儿	8/16/12
87	医难自治——血案频发：医生为医疗改革滞后埋单	4/19/12
88	X 光下的“花朵”：三次 X 光照射，两年“秋菊”打官司	1/25/13
89	钢的肾　一个尿毒症患者的自助透析 13 年	1/11/13
90	自助透析之困：不在难而在利益垄断	1/11/13
91	解放医生：如果市场能为医生定价，医院就可以不再全靠药品供养	1/31/13
92	没有“准生证”的产前检测术　15 万孕妇未知的真相，500 亿市场的诱惑	4/12/13
93	病人——SARS 幸存者的生命相簿	4/12/13
94	“SARS 之后，隐瞒疫情成了过街老鼠”——访中国疾控中心流行病学首席科学家曾光	4/12/13
95	拯救个旧病人	4/19/13
96	移动医疗 App：在医院围墙外淘金	4/26/13
97	看看人家怎么解决医患矛盾　这些年我看过的医疗剧	4/26/13
98	急诊科女超人：时尚这个东西，为什么非要在医院推行？	4/26/13
99	“疯子”医生 ——“你砸医院招牌，医院砸你饭碗”	5/31/13
100	制造假医生	6/13/13
101	不公开的假医生黑名单	6/13/13
102	不和评判体系玩了　优秀医生逃离公立医院	6/20/13
103	“患者，就是我们的战友和兄弟”	7/26/13
104	富平贩婴医生的骗局“秘诀”	8/16/13
105	医生岂能见病不见人	11/1/13
106	中国医疗暴力史	11/8/13
107	不怕挨一刀，就怕挨错刀	11/1/13
108	医生的逆袭	11/8/13
109	医生、律师、学者三方谈医生被砍既要维权，也要反思	11/8/13
110	撤医疗价格管制　赋医生执业自由	11/8/13
111	请送“医普”到乡村	11/15/13

续表

序号	标题	发表日期
112	医患关系，来碗鸡汤	11/22/13
113	鼻子“小病”惹出多起杀医案　空鼻症的社会之痛	12/5/13
114	赵立众：我是医生，我以我血荐医改	1/2/14
115	乙肝疫苗：被放大的恐惧	1/9/14
116	下一次疫苗事件，我们该避免什么　乙肝疫苗风波的冲突和反思	2/7/14
117	“走廊医生”举报的医院院长被调查“创收”院长	2/21/14
118	公立医院创收潜规则	2/21/14
119	从诉讼走向调解与仲裁——美国如何对治医患矛盾	3/14/14
120	“心因性”南京护士被打事件	4/24/14
121	护士被打事件变形记	4/24/14
122	徐克成：与癌作战，与癌共存　一名癌症医生的布道之路	5/24/14
123	涉嫌对病人实施非法人体试验有证医生被控非法行医罪	6/12/14
124	OK 镜重入市场，严肃医疗难严肃小心，近视治疗“神器”	7/10/14
125	ICU 病人周龙英之死	8/8/14
126	赚钱胜过救命？——ICU 缺编背后	8/8/14
127	赤脚医生的最后一搏	8/22/14
128	没有白大褂，只有乡间路	8/22/14
129	江西修水乡村医生注册乱象：兽医缘何变人医？	8/22/14
130	最不该像医院的诊室	8/22/14
131	追寻埃博拉幸存者乌干达：从埃博拉“病人”到“良医”	8/29/14
132	中国医患关系紧张的病理学	8/29/14
133	癌症免疫疗法：监管停滞，业务疯狂　国外谨慎，国内盛行	9/5/14
134	恶魔医生	9/26/14
135	会呼吸的死人	10/10/14
136	“妈妈，我不想死，我想活”暗瘤——被忽视的儿童癌症	10/10/14
137	姜汤治艾滋、埃博拉、渐冻症…养生江湖再现“神医”	10/10/14
138	门宽路窄的社区医院	10/10/14
139	一封社区医生的来信	10/10/14
140	美牙失败变犬牙“天价”换牙之痛	10/31/14
141	缓解医患矛盾，请用“无偏的正义”	11/7/14
142	“治疗近半年，只报销过一次”	12/12/14
143	海南力推“先诊疗后付费”“最美医改”等待疗效	12/19/14

续表

序号	标题	发表日期
144	从国外买便宜百倍药，白血病患者无意中触了法　救命药之罪	12/19/14
145	医生本可讲出更多信息	12/19/14
146	自由执业医师张强：再也不想回去了	12/26/14
147	在舆论中医生容易受伤	12/26/14

附录2 《钱江晚报》2006—2014年医患关系报道样本列表

序号	标题	日期
1	宁波海曙中医院这一招引人关注：挂号实名制，整治号贩子	2006年1月2日
2	过节，慢性病全复发节日请节制啊	2006年1月3日
3	出生16个月　龙龙还不知世界的颜色	2006年1月3日
4	“平价医院”首现杭城　普通门诊挂号一律免费	2006年1月4日
5	13岁肾病女孩新年迎来新生命　我省2000换肾人重获希望	2006年1月4日
6	合肥：看病报销网上结算	2006年1月4日
7	哈尔滨：天冷催生“代儿问诊”	2006年1月4日
8	食橘过量惹出“橘黄病”	2006年1月4日
9	65岁农妇一年半没睡好	2006年1月5日
10	有“世界外婆”之称的名老中医俞瑾教授直言：情爱最为滋养女人	2006年1月5日
11	她怎么中了禽流感　对福建三明一死亡患者的发病调查	2006年1月5日
12	山东：八百余医务人员收红包	2006年1月6日
13	为平价医院一忧	2006年1月9日
14	八百万医疗济助寻找千户受助家庭	2006年1月9日
15	献肾慈父昨日出院	2006年1月9日
16	吴孟超与病人肝胆相照	2006年1月10日
17	卫生改革杭州走在先　杭州开设惠民病床相当一家医院	2006年1月10日
18	农民看病难，难在看病贵	2006年2月14日
19	一个吐血，一个眼伤，都在元宵惹出祸	2006年2月14日
20	还百岁老人一双清澈的眼	2006年2月15日
21	节后大拇指罢工抗议	2006年2月15日
22	50年的坚守与奉献	2006年2月16日
23	感冒病毒群起攻“心”	2006年2月16日
24	破伤风快要他命了　可别小看石头、木刺、锈钉带来的小伤口	2006年2月17日
25	气温忽高忽低患儿吃煞苦头	2006年2月17日
26	不系安全带抛出20米外	2007年3月21日
27	洗澡滑倒玻璃割伤腕动脉　44岁壮年大出血身亡	2007年3月23日

续表

序号	标题	日期
28	天气转暖病毒细菌作乱带状疱疹患者增多	2007 年 3 月 23 日
29	给老外拔火罐	2007 年 3 月 23 日
30	卖掉笨鸡买保健品孩子补得又弱又小	2007 年 3 月 27 日
31	幼儿跛脚疑是脊椎侧弯　肾炎患者可以练瑜伽	2007 年 3 月 27 日
32	为孤儿义诊	2007 年 3 月 28 日
33	8 龄童发胖成绩下降　她变懒了?	2007 年 3 月 28 日
34	初春“面瘫”发病高峰期　开车兜风吹歪脸	2007 年 3 月 28 日
35	气压低胸口发闷办公室要多除湿	2007 年 3 月 28 日
36	抗癌群英会	2007 年 3 月 28 日
37	“望闻问切”把脉中医	2007 年 3 月 29 日
38	三个杏林追梦人　追寻困境之中的中医守望者	2007 年 3 月 29 日
39	脚底按摩	2007 年 3 月 29 日
40	气温往上蹿蚊虫脚气找上身	2007 年 3 月 29 日
41	当 27 岁的生命戛然而止	2007 年 3 月 30 日
42	上门拆线	2007 年 4 月 3 日
43	菜花黄，痴子狂，春病袭人　应及时疏导不良情绪，关爱比药更有效	2007 年 4 月 3 日
44	信息透明有助救助成功	2007 年 4 月 3 日
45	台胞带来“光明礼物”	2007 年 4 月 3 日
46	杭州无医保老人享受“老有所医”	2007 年 4 月 4 日
47	医生和演员一起进社区	2007 年 4 月 4 日
48	一时大意　8 个月伢儿烫伤　急救八字口诀：一脱二冲三送医院	2007 年 4 月 4 日
49	事后档案无助改善医风医德	2007 年 4 月 5 日
50	关键是谁来记录医德档案	2007 年 4 月 5 日
51	学学网络商店的“信用评价”	2007 年 4 月 5 日
52	四处借病历专配抗癌药	2007 年 4 月 5 日
53	患宫颈癌后还能做妈妈全球仅百例　36 岁的她喜极而泣	2007 年 4 月 5 日
54	“拈花惹草”回来红斑点找上门	2007 年 4 月 5 日
55	生命种子今送西安	2007 年 4 月 6 日
56	惨！一刀刀砍自己	2007 年 4 月 6 日
57	7 龄女童患巨大脑瘤	2007 年 4 月 6 日
58	他们为什么缺席体检	2007 年 4 月 10 日

续表

序号	标题	日期
59	又一颗救命种子飞向西安这次救人的是衢州一位老师	2007年4月10日
60	听来听去，都说小夫妻“结果”难	2007年4月10日
61	名医坐堂	2007年4月10日
62	本报名医坐堂开出防治专列	2008年5月11日
63	高血压患者晨练摔倒	2008年5月11日
64	母亲节有免费妇科体检	2008年5月11日
65	医疗队支援安徽	2008年5月11日
66	与病毒争夺生命阜阳EV71感染重症患儿救治记	2008年5月12日
67	医务人员全线上岗	2008年5月13日
68	鲜花送护士	2008年5月13日
69	送千只香袋	2008年5月13日
70	生病孩子能不能洗澡　孩子痊愈何时重返幼儿园	2008年5月14日
71	天热了，工地意外进入高发期	2008年5月14日
72	服务区新增医疗点	2008年5月14日
73	十万火急进灾区	2008年5月15日
74	浙江医疗队火线救人	2008年5月16日
75	“军医，让我送你上前线”	2008年5月16日
76	浙江医疗队昨救近300人昨天傍晚起转战平武	2008年5月17日
77	当医生累倒了，我们顶上！	2008年5月18日
78	“野战医院”地晃得厉害浙江卫生急救队员在行动	2008年5月19日
79	长大了当医生，救更多的人	2008年5月19日
80	能救活一条人命最开心	2008年5月19日
81	火线援救：浙医瓦砾上搭起手术台	2008年5月19日
82	浙江医疗队一线讲述感人事18岁少年救出3孩子	2008年5月20日
83	浙医昨徒步挺进南坝镇进村入户救死扶伤	2008年5月20日
84	网络远程诊治灾区患者皮肤病缓解	2008年5月20日
85	同栽“连心树”	2008年6月24日
86	配副好眼镜	2008年6月24日
87	手足口病心理干预做到“知、信、行”	2008年6月24日
88	冬病夏治开锣　针灸唱起主角	2008年6月24日
89	我在美国生宝宝	2008年6月25日
90	一口痰卡牢没了心跳呼吸	2008年6月25日

续表

序号	标题	日期
91	梅雨季节注意蛇出没杭州市中医院一连收治9位蛇伤者	2008年6月25日
92	吞咽困难却是霉菌惹的祸	2008年6月25日
93	妹妹脐带血救哥哥	2008年6月26日
94	这种怪病很痛苦：不停地向后扭脖子	2008年6月26日
95	心房里有个血栓“炸弹”	2008年6月26日
96	一颗心脏搭六座“桥”	2008年6月26日
97	怪病李大姐昨手术顺利	2008年6月27日
98	年轻厨师再也没醒来	2008年6月28日
99	25岁，与癌抗争17年	2009年7月1日
100	天气潮热“癣”相环生	2009年7月4日
101	一个胖小伙，被呼噜害死了	2009年7月5日
102	心脏手术成功老来伴喜迎金婚	2009年7月7日
103	9000人次“浙二”差点被挤爆	2009年7月8日
104	“宅”在家里孵空调当心头颈扳牢	2009年7月8日
105	妈妈，你真的不要我了吗	2009年7月8日
106	让“灰太娘”变回“灰太狼”孩子发音有问题	2009年7月8日
107	新疆各族医务人员全力抢救　全部伤员已得到救治	2009年7月8日
108	乌鲁木齐心理干预治疗　“7·5”事件受伤人员	2009年7月8日
109	当心癌魔“声东击西”	2009年7月8日
110	一周15个孩子跌伤了又到暑期意外伤高发期	2009年7月8日
111	与热天相关的疾病多起来了玩蛇被蛇咬饮料代水得结石	2009年7月9日
112	名医坐堂	2009年7月9日
113	脚下一滑滚烫的油淋遍了全身	2009年7月10日
114	别紧张，让阿姨握住你的手	2009年7月10日
115	暑期过度上网男孩视网膜脱落	2009年8月11日
116	寄生虫“做窝”颈部出现蛋大肿块	2009年8月11日
117	涨医费请先降药价	2009年8月12日
118	是谁“催熟”了女儿	2009年8月12日
119	从鼻孔看到胃里	2009年8月12日
120	双胞胎姐妹同患乳腺瘤	2009年8月12日
121	社区医院，照样卧虎藏龙	2009年8月13日
122	职场女强人，肌肉沉睡了	2009年8月13日

续表

序号	标题	日期
123	我能站着尿尿啦	2009年8月19日
124	基本药能否管住大药方	2009年8月20日
125	4年艾滋病一朝“被痊愈”	2009年8月20日
126	维C银翘片，不能想吃就吃	2010年9月21日
127	修脚划破脚面溃烂流脓竟是恶性黑色素瘤	2010年9月21日
128	精心喂养的宝宝查出营养不良	2010年9月22日
129	警惕胃炎变胃癌	2010年9月22日
130	肾上腺长了瘤，11岁女童高血压，狂上厕所螺蛳壳里关门“打狗”	2010年9月24日
131	血管栓塞走路跛脚	2010年9月29日
132	吃多面精胃病找你	2010年9月29日
133	癌转移凶险尝试冻死它	2010年9月29日
134	“文迪雅”仍在金华正常使用	2010年9月29日
135	艾滋妈妈生出健康宝宝	2010年10月8日
136	人有病，天知否	2010年10月8日
137	天气转冷，关节容易受伤	2010年10月9日
138	“秋冻”无度，感冒来袭	2010年10月9日
139	肌瘤如蛇，蜿蜒侵心脏	2010年10月9日
140	“B超堕胎一条龙”案开庭	2010年10月10日
141	撕改病历，医生“太不争气”	2011年11月11日
142	艾滋患者无奈求医路	2011年11月12日
143	一小时搭起“野战医院”一天“抢救”200伤员	2011年11月14日
144	图书馆和医生，是干什么用的	2011年11月15日
145	你的脖子，你的手指　还有你的心情，我们来关心	2011年11月15日
146	抽她300cc的血救她自己的命	2011年11月15日
147	21岁女大学生，患糖尿病5年多	2011年11月15日
148	鼻子常常发臭　原来里头长了颗牙	2011年11月15日
149	拱墅区12个卫生站　与市二医院“心联心”	2011年11月16日
150	“浙江微博医生”今天满月啦	2011年11月17日
151	最焦虑：小孩发烧抗生素要不要吃　最严谨：喝过红酒多久才能“造人”	2011年11月17日
152	最“惊悚”手脚冷得“到零度”最“神秘”为啥睡觉腿发抖	2011年11月17日
153	“自体输血”救己一命　金华已有420例	2011年11月17日

续表

序号	标题	日期
154	柿子连吃十多天，胃中长出“大石头”	2011年11月18日
155	抢到名医号，激动得手发抖　千名家长带着伢儿来院庆	2011年11月19日
156	价不超千元，含着吃最好	2011年11月19日
157	广州企业家“被精神病”医院错诊被判赔3万元	2011年11月20日
158	心脏换“零件”35年　已健康搏动15亿次	2011年12月21日
159	10位学生已有4位出院　心理医生随时准备介入	2011年12月21日
160	睡着睡着，少年突然“蛋疼”	2011年12月22日
161	不能只是调解	2011年12月26日
162	多吃了两个大柿子　老太胃里长出芒果般大结石	2011年12月26日
163	专家用它24小时看护病人	2011年12月26日
164	一颗救命药495元，难倒一家人	2011年12月27日
165	吃了红枣和橘子，50岁糖尿病患者差点丢性命	2011年12月27日
166	过度医疗，“规范”得住吗	2011年12月28日
167	这个团队超默契　一年做了1000例心脏大手术	2011年12月28日
168	拖了12年的病，手术治好了	2011年12月28日
169	吃得太素太少，惹出古怪毛病　浙江微博医生重点说说“吃”的问题	2011年12月29日
170	咒病人“去死”让人战栗	2011年12月30日
171	天冷了，又到伢儿烫伤高发期　用热水袋或暖宝宝，要谨防低温烫伤	2011年12月30日
172	定向“抓住”癌细胞，保护好细胞	2012年1月5日
173	催病人欠款催来了两面锦旗	2012年1月6日
174	吃虾儿吃进气管了　捞虾却发现得了肺癌	2012年1月6日
175	“压力性”消化道出血　门槛降到小学生	2012年1月6日
176	出门看病，竟一去不返	2012年1月6日
177	换心换肾　39岁的他“死里逃生”	2012年1月8日
178	医院新招：看病送火车票　网友：为了车票，没病都要去装病啊	2012年1月10日
179	看病救人岂能“满就送”	2012年1月10日
180	玩通宵，脑出血　脑子里的“定时炸弹”爆炸了	2012年1月10日
181	深呼吸，撑破肺　急诊室一天来了4个气胸小伙	2012年1月10日
182	贴一张治哮喘	2012年1月10日
183	救命最要紧，这个字我们签了	2012年2月11日

续表

序号	标题	日期
184	4 根鸡骨头，驻扎气管 16 年	2012 年 2 月 11 日
185	纯母乳致脑瘫？专家说不可能	2012 年 2 月 13 日
186	长期便秘都是自己“作”出来的	2012 年 2 月 13 日
187	腰背酸痛、抽筋骨折　不是累出来的	2012 年 2 月 13 日
188	医保监管，要“治愈系”不要“黑暗系”	2012 年 2 月 13 日
189	多出 5 万余元治疗费　爷爷奶奶想帮更多穷孩子治病	2012 年 2 月 14 日
190	“先看病后交钱”，蛮好的	2012 年 2 月 15 日
191	20 岁小伙，药物和酒同服窒息身亡	2012 年 2 月 15 日
192	激光治近视，到底靠不靠谱	2012 年 2 月 15 日
193	小宇恒出院了今晚可以到家	2012 年 2 月 17 日
194	吃不下又拉不出，憋了整一年	2012 年 2 月 20 日
195	一个心血管病人被放 7 个支架	2012 年 2 月 20 日
196	错把药酒当劲酒　七旬老汉险送命	2012 年 2 月 20 日
197	120 救护车司机酒驾送病人	2013 年 3 月 21 日
198	台州救护车在贵州撞了	2013 年 3 月 21 日
199	19.5 元的眼药膏，只降了 4 毛钱	2013 年 3 月 21 日
200	49 岁陈阿姨每天抓什么就往嘴里塞	2013 年 3 月 25 日
201	要不要淘汰胸片改做 CT	2013 年 3 月 26 日
202	27 岁新娘突发肝衰竭，大学生妹妹捐出大半肝	2013 年 3 月 28 日
203	街头献血检出乙肝阳性　到医院一查却说没病	2013 年 3 月 28 日
204	在浙二做肠镜，不痛也不尴尬了	2013 年 3 月 29 日
205	出院手续床前办理　杭州市三医院实行出院一条龙服务	2013 年 3 月 29 日
206	让颤抖的心平静下来　“射频消融”治疗房颤	2013 年 3 月 29 日
207	千人体检揭示这三种病最易被忽视	2013 年 3 月 30 日
208	上海两人感染 H7N9 禽流感身亡安徽一名感染者病情危重	2013 年 4 月 1 日
209	脑瘫非不可逆，半岁是治疗最佳时机	2013 年 4 月 1 日
210	全省医院密切监测不明原因肺炎　浙医一院获取安徽病人病毒样本	2013 年 4 月 2 日
211	患过尿毒症，移植一个肾　还能不能当护士	2013 年 4 月 3 日
212	江苏确诊 4 例 H7N9 患者	2013 年 4 月 3 日
213	爱心接力救助 2 岁罕见病女童	2013 年 4 月 3 日
214	肠癌呈现家族性　30 岁就要去筛查	2013 年 4 月 3 日
215	患者双肺石化　呼吸困难意识尚清	2013 年 4 月 4 日

续表

序号	标题	日期
216	我省确诊两例 H7N9 禽流感　1 人死亡 1 人病重	2013 年 4 月 4 日
217	锻炼身体，保护好跟腱很关键	2013 年 4 月 5 日
218	浙江新增 1 例　人感染 H7N9 禽流感	2013 年 4 月 5 日
219	4 日确诊当晚去世，距发病仅 7 天　太快了！病毒用的是闪电战	2013 年 4 月 6 日
220	什么人更易感染 H7N9 禽流感	2013 年 4 月 6 日
221	阳台上停过一只鸟，跟发热有关系吗	2013 年 4 月 6 日
222	昨天，浙大一院传来好消息　67 岁杨先生病情好转，能笑了	2013 年 4 月 7 日
223	用医保卡看完病后　请直接与医生结账	2013 年 4 月 8 日
224	血压正常，呼吸稳定，心律良好　H7N9 重症病人杨先生，救回来了	2013 年 4 月 9 日
225	上海 4 岁男孩康复，他给了我们信心　复旦专家：孩子的小宇宙很强大	2013 年 4 月 9 日
226	申屠大伯紧急转院　本报独家目击紧张的 24 分钟	2013 年 4 月 10 日
227	我省昨新增 2 例人感染 H7N9 禽流感	2013 年 4 月 10 日
228	生活简单的大哥，怎么传染上的	2013 年 4 月 10 日
229	杭州眼科专家：只要遵从医嘱，眼药水并不会伤眼	2013 年 4 月 10 日
230	爸妈们，药瓶子千万看紧了	2013 年 4 月 10 日
231	健康那些事	2014 年 5 月 12 日
232	6000 粉丝，1 万票，投给最美护士	2014 年 5 月 13 日
233	越来越多青壮年得冠心病　压力大生活不规律是主因	2014 年 5 月 13 日
234	3 个月大的宝宝得了白内障　三类宝宝要进行视力筛查	2014 年 5 月 13 日
235	深潜 30 米患上减压病　2 小时内没急救，肾脏衰竭	2014 年 5 月 13 日
236	不小心摔了一跤笔壳头吸进肺里	2014 年 5 月 14 日
237	血压控制不好，肠子就死给你看　63 岁李大伯肠子截掉两米半	2014 年 5 月 16 日
238	被撞当事人：医生没有拒绝救我	2014 年 5 月 16 日
239	18 岁孕妇在家生完孩子，自己走进了急诊室	2014 年 5 月 16 日
240	武警嘉兴医院申丹丹被赞“最美护士”	2014 年 5 月 16 日
241	从业 25 年的护士长获全国先进　捐出十万元奖金激励后辈	2014 年 5 月 17 日
242	健身房每天猛练两小时　壮汉得了横纹肌溶解症	2014 年 5 月 17 日
243	症状百出，颈椎病瞄上年轻人　动一动，跟着医生学做“颈椎米字操”	2014 年 5 月 20 日
244	专家答复写了 2000 字比门诊病历记录更详细	2014 年 6 月 24 日
245	抽血时发晕，怎么办	2014 年 5 月 20 日

续表

序号	标题	日期
246	两位名医回复仔细建议贴心	2014年6月24日
247	杭州中医院耳鼻喉科　开了一场世界杯患者“专场”	2014年6月24日
248	用生命拯救生命，用爱心滋润爱心	2014年6月24日
249	挂号看病取药的队伍　突然都不动了	2014年6月26日
250	老年中风之后，也会诱发癫痫	2014年6月28日
251	“李芊医生”查无此人	2014年6月29日
252	网友非洲隔空求助医馆君	2014年6月30日
253	不出下沙，也能做白内障手术啦	2014年6月30日

附录3　2005—2014年《南方周末》医患关系报道的消息来源编码得分情况

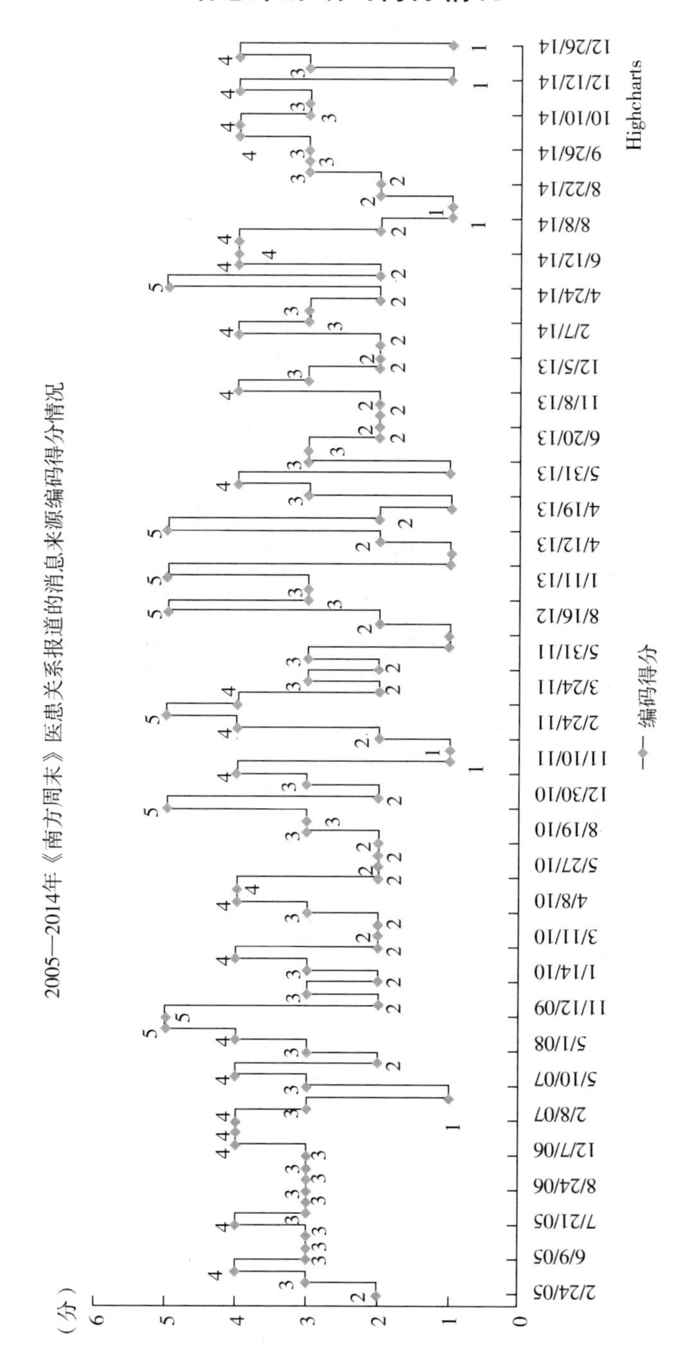

附录4　2006—2014年《钱江晚报》医患关系报道的消息来源编码得分情况

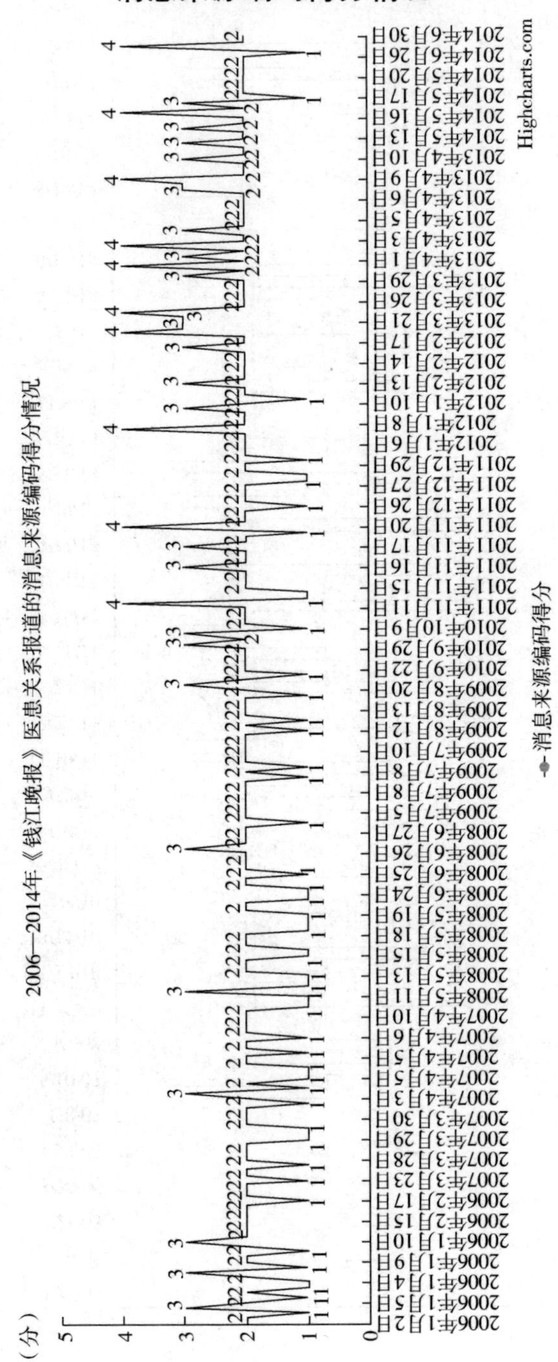

附录5 《南方周末》医患关系报道前50名高频词汇表

排名	2005—2009年		2010—2014年		2005—2014年	
	词汇	次数	词汇	次数	词汇	次数
1	医院	729	医院	2005	医院	2735
2	医疗	343	医生	1564	医生	1828
3	医生	264	医疗	916	医疗	1259
4	病人	262	病人	647	病人	909
5	手术	154	患者	605	患者	723
6	患者	117	手术	538	手术	692
7	治疗	113	南方	477	治疗	524
8	药品	103	周末	472	南方	498
9	非法	97	治疗	411	周末	493
10	陈晓兰	96	护士	266	卫生	311
11	上海	91	卫生	233	执业	288
12	法律	90	执业	230	一位	287
13	试验	84	疫苗	220	专家	286
14	合作医疗	83	事件	219	药品	285
15	行医	82	一位	216	护士	279
16	干细胞	81	专家	208	事件	253
17	临床	79	检查	204	上海	247
18	专家	78	医患	195	临床	241
19	卫生	78	媒体	188	鉴定	234
20	机构	73	医	186	机构	232
21	研究	73	药品	182	药	229
22	卫生部	72	药	181	医师	229
23	中心	71	医师	180	媒体	226
24	一位	71	鉴定	178	医	222
25	胡卫民	68	卫生局	168	检查	221
26	农村	67	临床	162	疫苗	220
27	万元	67	机构	159	医患	216

续表

排名	2005—2009 年		2010—2014 年		2005—2014 年	
	词汇	次数	词汇	次数	词汇	次数
28	人体	66	上海	156	卫生局	212
29	制度	66	接受	150	法律	193
30	静	64	纠纷	149	中心	192
31	东方	61	注册	144	接受	192
32	执业	58	相关	143	医学	189
33	鉴定	56	图	141	责任	185
34	农民	56	医学	140	非法	178
35	医保	55	输液	139	第一	178
36	静舒氧	54	支架	139	卫生部	177
37	移植	54	曾	138	相关	175
38	责任	54	死亡	134	纠纷	172
39	意见	54	兰越峰	134	注册	171
40	收费	53	责任	131	曾	170
41	看病	52	肿瘤	131	行医	169
42	收入	52	第一	130	一种	166
43	费用	51	说法	128	收入	165
44	家属	49	告诉	124	研究	165
45	医师	49	孩子	123	院长	161
46	医学	49	主任	123	费用	161
47	保险	49	一种	122	死亡	159
48	药	48	作者	122	作者	159
49	第一	47	中心	121	家属	158
50	上海市	46	院长	119	告诉	152

附录6　2005—2014年《南方周末》医患关系报道字数统计

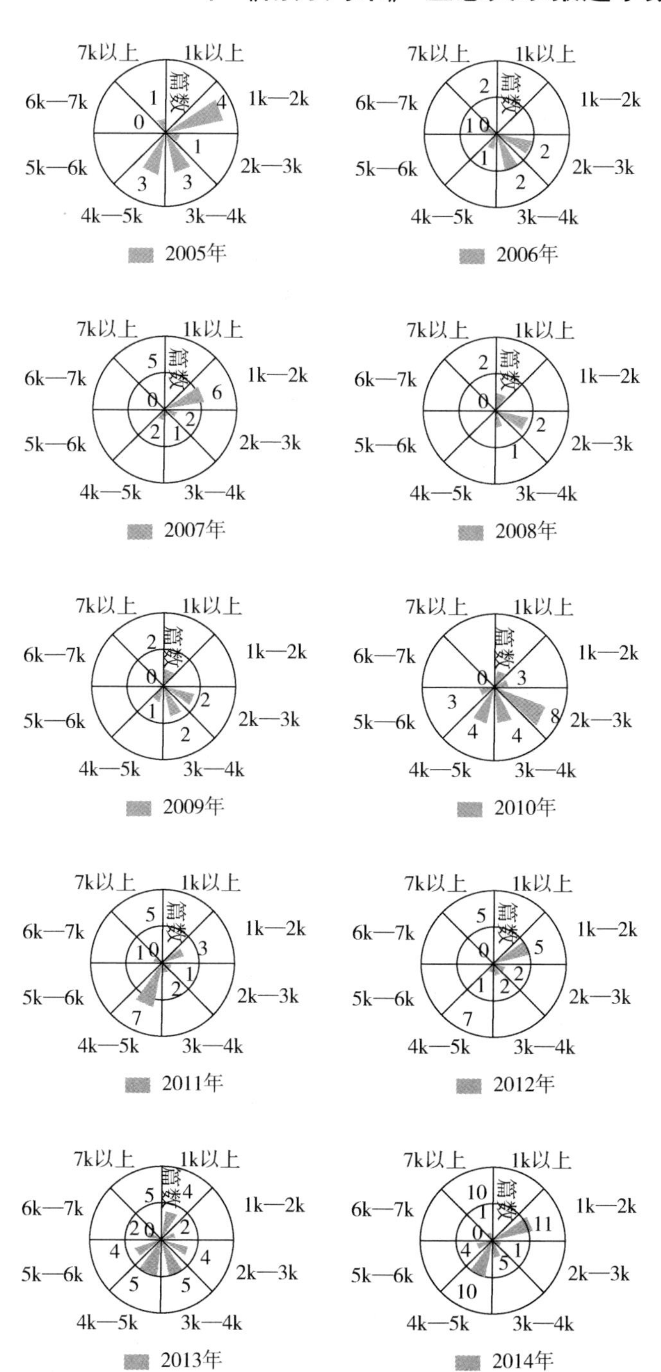

附录7 编码说明

A. 标题：报道的原标题（包括大小、粗细等）

B. 刊载时间：例如2012年1月1日记为20120101

C. 刊载版面：该报道所刊载的报纸版面A、B、C、D……

D. 版面名称：该报道所刊载的报纸版面名称

E. 篇幅大小：

F. 报道体裁：1. 消息：对新闻事实新、短、快、活的报道形式。
2. 评论：有鲜明的针对性和指导性的一种政论文体。
3. 图片：使用图片讲述新闻事件的报道形式。
4. 专访：有充分目的地对有关人士进行专门的采访的报道形式。
5. 深度报道：系统反映重大新闻事件和社会问题，深入挖掘和阐明事件的因果关系以揭示其实质和意义，追踪和探索其发展趋向的报道形式。
6. 其他：无法判断具体是以上哪一种形式。

G. 主要消息来源：1. 医方：具体包括医生、护士、医技人员、管理人员等来自医院等医疗机构的各类人提供的信息、资料或言论。
2. 患方：是与医方相对而言，包括患者及其亲属、监护人等。
3. 媒体：主要指发布的评论类报道，如时评、短评等。
4. 专家：有关报道中涉及领域的权威人士，如财经、法律、心理等。
5. 政府：包括国家卫生有关部门的政府官员发表的意

见看法，政府工作报告、会议决议、指示以及法律机关对相关事件和人员的判决等。

6. 其他：指消息来源不明或没有消息来源以及调查报告等消息来源不属以上类者。

H. 主题框架：1. 事件经过及结果：指对于该事件的起因、经过和结果的报道。

2. 事件评论及建议：指媒体的报道对于该事件的评论与相关的意见建议。

3. 事件深度调查：指深入挖掘事件的前因后果以及揭示其实质和意义。

4. 政策法律法规：指该事件涉及的相关政策及法律法规。

附录8 《这回医生真怒了：温岭杀医事件后续》封面故事集

《医生，发出最后的吼声》

伴随着医闹—伤医—杀医的暴力演变，我们看到的是医护人员的“节节败退”——疑难杂症不敢看，检查程序增加，免责签字更多……当愤懑的医生再一次归于沉默，是否意味着防线的再次后退?

33岁的患者连恩青在2013年10月25日这天早上，提着一把刀、一把榔头走进了温岭市第一人民医院，46岁的耳鼻喉科主任医师王云杰被残忍杀害。

医患矛盾困扰着中国社会，近年来更是成为影响中国社会和谐稳定的一大因素。

矛盾屡次以如此极端的方式呈现，医生们愤怒了，发出了集体的怒吼。

如潮水般涌来的媒体记者在11月1日这一天又如退潮般撤离温岭，这起引发国际社会关注的杀医事件在舆论上开始逐渐平息，此后鲜见报道。

然而，就像医生们的情绪从愤怒走向沉默，这些转变并不意味着危机真正得到了解决。

新一轮的博弈，从王云杰医师倒下的那一刻开始推演。

被杀医生的同事们

从2012年3月23日，哈尔滨医科大学第一附属医院发生杀医事件，导致一名实习医生死亡至今短短一年半时间内，中国各地接连发生了多起伤医事件。因为医闹、伤医变得近于常态，温岭这起杀医事件发生伊始并未引发外界太大的关注，直至10月28日，温岭市第一人民医院的医护人员在医院广场静坐表达诉求，事件开始发酵。

温岭市第一人民医院虽然只是一家三级乙等医院，但却是当地最大的一家医疗机构。根据《新民周刊》对该院多名医护人员的采访，各种规模的医闹事件在该院也曾多有发生，但如此极端的杀医事件还是第一次遇到，因此在事发后的前三天，该院的医护人员们多是沉浸在同事惨遭杀害的悲愤与震惊之中。参与对王云杰医师抢救的一名护士通过朋友告诉《新民周刊》当时的心情："懵了，头脑一度空白。"

连恩青在接连刺伤三名医生后被当场制服，扭送公安机关。出于稳定的需要，当地政府在迅速加强各医院安保工作的同时，也由卫生部门牵头，努力尽快善后，平息事态。根据新华社的报道，"抢尸"源于一个误会，温岭市卫生局副局长俞妙祥在接受《新民周刊》采访时，也明确辟谣不存在"抢尸"。

但在悲愤的情绪下，误会极易被放大，因此便出现了10月27日夜里，温岭市第一人民医院部分医护人员护卫王云杰医师遗体的事件。一些医护人员通过个人微博对"护尸"进行动态直播，迅速得到了外界尤其是医疗界的声援。

温岭市医疗系统多名医护人员对《新民周刊》表示，辱医、伤医，甚至杀医，屡屡发生，"我们不情愿，但某种程度上也只能认了，不能接受的是，杀了我们的人，却用这样的方式来处置"。

尴尬的误会道出了医护人员心里真实的焦虑，也道出了他们对寻求法律庇护的期望。被杀害的王云杰医生的同事们担心这起案件在维稳的压力下"被和谐"，官方通报中，有关连恩青作案前曾接受过精神病治疗这一细节，更是加剧了他们的"误会"。

于是部分医护人员酝酿10月28日上街游行，表达他们的焦虑与对医院暴力零容忍的诉求。基于同样的诉求，温岭市、台州市甚至浙江省内省外多家医院的医护人员赶来温岭市第一人民医院声援。

出于可以理解的稳定需要，温岭市动用了大批警力维护现场秩序，在温岭市第一人民医院大门与前面的马路间构起了一道人墙。当时参与围观的一名群众告诉《新民周刊》，他在执勤人员中看到了公安、检察院甚至国家安全局的熟人。

温岭市委宣传部的一名宣传干部解释，她非常能理解医护人员的心情，并支持医护人员的诉求。“但我们确实怕这件事被一些别有用心的人利用。”

为了安抚医护人员，温岭市市委书记、常务副市长当天赶到现场与医护人员对话，倾听医护人员的诉求，承诺采取有力措施保障医护人员的安全。

医护人员们最终没有走出医院广场，集会虽然响彻“严惩凶手”“医院暴力零容忍”的口号，但由于参与者与现场秩序维护双方均保持了克制，集会在理性中逐渐平息。

多名参与表达诉求的医护人员表示，当天，他们就被请去谈话，“经过谈话，对上面的担心能够理解”。

被悲愤凝聚的同行们

王云杰医师是温岭市第一人民医院耳鼻喉科主任医师、重点学科带头人，他致力于鼻内镜外科学及耳外科的基础与临床研究，已完成各种鼻内镜手术3000余例及耳显微手术2500余例，其中包括许多疑难重症患者。他的遇害可以说是温岭市医疗系统的重大损失，对他的家庭而言更是不可弥补的伤害，据《新民周刊》了解，王云杰的女儿正在学业最紧张的高三阶段。

事发后，每天都有媒体记者试图采访王云杰的家属，但均被劝阻，理由可以接受更可以理解——出于人道主义关怀以及死者家属不愿接受采访的意愿。

对他的善后方案，官方目前尚未公布，温岭市第一人民医院一位不愿公布身份的中层干部透露，补偿王云杰家属两百多万元，对王云杰的妻子以及女儿将来大学毕业工作方面都作出了安排或承诺。

记者就此向俞妙祥副局长求证，俞局长婉拒，只是确认对王云杰医师的家人作出了合理和必要的帮助。

10月28日，是这起杀医事件发生后的一个分水岭，从这天晚上开始，此前情绪十分激动的温岭市第一人民医院医护人员似乎恢复了平静。医院秩序得以恢复，各科室恢复了往日的人头攒动，但从医护人员们的神色中仍可看到抑制不住的悲情。

温岭市第一人民医院院长助理郑志坚神色凝重地告诉《新民周刊》，这起事件发生后，“一些医生拿手术刀的手都是颤抖的”。

平静，在10月31日再次被打破了。这一天是王云杰医师的追悼会，由于医院正常接诊，各科室只能派一些代表前往温岭市殡仪馆参加追悼，即便如此，加上从各地赶来的追悼人员，上千名各界人士还是将殡仪馆最大的一个追悼厅挤得水泄不通。

记者在人群中看到了温岭市市委书记周先苗，他神色凝重，紧随其后的温岭市卫生局副局长俞妙祥眼睛通红。王云杰生前的同事们无不泣不成声。

殡仪馆前的广场突然间变成了一个小型的新闻发布会场。有同事边哭边问：“医生和患者共同的敌人是疾患，为什么患者要将刀子对准战友？”还有同事泣诉：“从医二十多年，心寒了。”

更有人痛斥媒体记者：“我们有什么想法？我们能有什么想法！医患关系紧张，媒体功不可没。求求你们这些媒体报道时不要再对我们医生持有偏见就可以了！”

当然也有人痛陈医改的失败，悲愤之下，言词难免过激，这让宣传部的干事们很紧张，一名护士慷慨陈词时，吓得一名女宣传干事不断悄悄拉采访她的记者的衣角。“人之常情，宣泄一下无妨。”在旁人的劝说下，女干事最终放弃了干扰。

在王云杰的追悼会结束后，他的一名女同事呼吁：医学是一门残缺的学科，有很多未知领域，希望社会上对医学有正确的认识，端正心态，不能把看病当作做买卖。

记者采访了多位温岭市民，主流的声音是对暴行的谴责，但也有人认为这样的恶性事件会倒逼医生查找自身存在的问题，比如改变对患者的态度。

阴影已经留在医护人员心里，王云杰的女同事哭着告诉记者，这件事发生后，一个小男孩陪母亲看病，因为排队久了，孩子就对医生嚷嚷：我要拿把刀杀了你!

“我真的怕了。”女医生坚定了不允许自己的孩子报考医学院的念头。“以后没人当医生了，你们怎么办?”

伴随着医闹—伤医—杀医的暴力演变，我们看到的是医护人员的“节节败退”——疑难杂症不敢看，检查程序增加，免责签字更多……

当愤懑的医生再一次归于沉默，是否意味着防线的再次后退?

“最终的埋单者还是患者。”女医生说。

短暂的追悼会，王云杰的同事们流下了泪水，表述了他们对社会偏见的失望，留下了他们对医患关系的绝望，以及对医改的寄望。而后扭转身，回到了让他们爱恨交加的工作岗位。

他们重新恢复了沉默。

凶手穷凶极恶之谜

按照当地习俗，出殡要在距逝者家最近的一条河边完成祭奠仪式，由于王云杰的家在温岭市区，亲属们只能在闹市区的一条河边沿着马路排成长队捧着他的遗像寄托哀思，亲属们抑制着悲痛，保持安静且不影响主干道的通行，这成了10月31日，温岭市区最让人唏嘘的“街景”。

围观的群众一改10月28日在医院门口围观医生集会时的嘈杂，多了一份尊重。10月28日，在温岭市第一人民医院广场曾发生过一个不和谐的小插曲，有一名群众指责集会的医生，大意是“你们这些医生杀18个都不为过”。这番话当即引起了医护人员与其他围观群众的不满，指着其鼻子斥责：滚！

当理性逐渐回归，从围观者的窃窃私语中才可以看出真正的人心。10月31日祭奠仪式的围观者，大多表达对逝者的惋惜、对家属的同情，虽然人们对当前医生的素质包括温岭市第一人民医院的口碑并不叫好，但“纵有千万条缘由，也不应对医生诉诸暴力”，这样的基本常识，没有人否认。

对医患关系以及医改，每个人早已“久病成医”，从药价到纠纷处置路径，谁都能说出一两条道道来。市民们焦虑的是，问题的症结“地球人都知道”，但死扣什么时候才能解开？还有，那个凶手——连恩青，他到底是不是一个精神病患者？

箬横镇浦岙村是媒体记者聚集最多的地方——连恩青就在这里长大。媒体记者同样想在这里寻找到他行凶的动机，但他们遭遇了面对医护人员时一样的尴尬——连恩青的亲属甚至附近村民对媒体记者持有戒备，这让一些记者对医护人员的处境有了隐隐约约的感同身受。

当地政府派出宣传干事与驻村干部驻守连家，虽然他们没有对媒体的采访进行直接的干扰，但确实导致了连恩青亲属对媒体记者的误会，认为记者们并不是奔着真相而来。

连恩青的母亲不会说普通话，但仍被媒体轮番提问，最终崩溃，号啕大哭一个多小时，谁也劝不住。一名电视台记者下了车，未采访就在连恩青家里录像：“这是犯罪嫌疑人连恩青的家……”结果，没来得及说第二句，就被连家赶了出去。

从外观看，连恩青家五层楼的房子与周围邻居相比并不寒酸，但走进去就可以发现，家居设施非常简陋，建成十多年以来，很多墙面还是裸露并未装修粉刷。

连恩青的父亲、63岁的连德友告诉《新民周刊》，他知道10月31日是王云杰医生的追悼会，“我不敢去，怕被打”。

连德友是一个石匠，一直在广西桂林打工，连恩青杀人后第二天，他赶回温岭，作为父亲，他备受打击。“医生的口碑怎么样，你去问问周围的群众就知道了。但不管什么样的原因，杀人是不对的，王医师这么年轻就走了，很惋惜。我代表家属，对王医生的家人道歉。”这是事发5天后，连家首次就这起案件表态。

连恩青有一个小他两岁的亲妹妹连巧巧，还有两个叔叔以及几个堂兄弟，但他似乎却是一个孤独的人。连家介绍说，连恩青“老实到连一个朋友都没有”，甚至与堂兄弟们之间都鲜有交往。

与连恩青交往最多的三叔连德林解释，因为穷，“他整天穿着橡胶鞋，穿着随便，我问他怎么没有朋友，他说没有钱怎么交朋友”。

33岁的连恩青至今未婚，曾经在20岁左右经人介绍谈过一个女朋友，女孩也是本村的，但连德友说因为发现这个女孩子尿床，就把婚退了，从此连恩青没有再交一个女朋友，主要原因还是“穷”。

连家并不认为连恩青性格上有什么问题，比如“孤僻”或者“偏执”，因为他们眼里的这个小伙子为人忠厚、老实、孝顺，这个评价与邻居们的反馈基本一致。

连恩青初中毕业后就出去打工，先后学过汽车修理、当过石匠（给石狮子雕发球），事发前最近一份工作是在镇上的一家麻将厂。连恩青的生活交际圈子狭窄，他的那间不足10平方米的卧室，甚至连亲友们都不踏足，以至于案发后，亲属们才在他的卧室发现了墙壁上非常醒目而又让人不寒而栗的几个字：“7·31，王云杰、林海勇，死。”连恩青写这几个字时下笔很重，字迹就像刻进了墙壁。

连家以及邻居都确认连恩青在去温岭市第一人民医院看鼻窦炎前并无精神疾病，连家也没有精神病史。但根据连德友的观察，自从2012年3月20日，连恩青在温岭市第一人民医院接受了“鼻中隔矫正术与双侧下鼻甲黏膜下部分切除术”后，精神就逐渐变得反常，最终于2013年8月被送进上海市精神卫生中心接受了为期两个月的治疗。

连家询问了很多前来采访的记者："以你们的经验，他会不会被判死刑?""我们尊重法律，该怎么判就怎么判。但我真的希望政府帮我们搞清楚连恩青脑子到底有没有坏？脑子如果坏了，跟手术有没有关系?"

连德友另一个不解之谜就是，儿子案发前长达一年半的时间内一直在嚷嚷着鼻子"不舒服，憋气，睡不着"。

"他的鼻子到底有没有问题?"

鼻子到底怎么了

"满世界都是鼻子!"妹妹连巧巧道出了连恩青案发前生活的全部。在连巧巧看来，无论真正的"疾患"来自鼻子还是来自精神状况，连恩青都一直饱受病患的折磨，她强调，"我不是在为我哥找借口，杀人肯定是不对的"。

连恩青的卧室里算得上电器的就只有一架破了的落地电风扇，床单被褥凌乱不堪，掀开，席子下面压的是鼻炎药物的说明书。警方搜查了连恩青的卧室，带走了有用的物证，但残留的十几张就诊卡、几十张医疗单以及大量的鼻炎药都验证着连巧巧的那句话——他的世界只剩下鼻子。

连德友回忆，连恩青小的时候就曾反映鼻子不舒服，但连德友认为他年纪小，长大后会好起来。2012 年 3 月，连恩青难以忍受鼻患，给父亲扔下一句"你不同意我也要去看"，他第一次来到了温岭市第一人民医院耳鼻喉科，主治医师蔡朝阳诊断其患有"鼻中隔偏曲、慢性鼻炎、左上颌窦炎、筛窦炎"。

为摆脱病患，连恩青要求医生给他做手术，3 月 18 日，温岭市第一人民医院对其收住入院，并在两日后进行了"鼻中隔矫正术与双侧下鼻甲黏膜下部分切除术"。来自医院方面的记录是"术后恢复良好"。

但连德友介绍，出院后不久，连恩青就抱怨鼻子"难受、憋气，睡不着觉"。有时候，不得不用镊子或者用牙签顶起鼻孔才能呼吸。因为感觉"透不过气"，连恩青整宿睡不着觉，精神状况也每况愈下，连德友说，麻将厂的老板特意找到连恩青的母亲，让她给儿子补充一点营养，因为连恩青“干活没力气”。连恩青则诉苦，“老娘，我不是营养不良，我是鼻子难受睡不着觉啊”。

连德友时常看到儿子大半夜在自己房间里双手别在后背，走来走去。“我一看，不对啊，疯子才这样，我就骂他!”起初连恩青还抱怨是因睡不着，后来不吭声，连头也不抬，继续踱步。

医院记载，2012 年 12 月 28 日，连恩青术后第一次到医务管理处投诉，反映鼻孔不透气，认为手术效果不佳。但医院当场会诊，结论手术效果良好。连家则反映，连恩青在此后至少五六十次去温岭市第一人民医院，“不是投诉，就是要求医生给他再动一次手术，解决痛苦”。连德林说，很多次，连恩青还没踏上去温岭的车，就被家人拦下来了，如果把这些也算进去，起码上百次。

连恩青好几次跪在医生面前，有一次连母也陪着他跪下来。对这个细节，院长助理郑志坚证实，确实有跪过，“他自述病情时思路清晰，并不过激，只有谈到鼻子曾伤心落泪”。

不过，连德友并没有听儿子反映过医生的态度问题，唯一的不满就是“他们不同意再手术”。对此，郑志坚解释，按照医学管理的规定，不能过度治疗。

早有迹象的杀机

连恩青杀医的动机根据家属回忆早在 2012 年年底就曾有过一次，连恩青跑到温岭一家菜场，偷走卖肉摊上的一把刀，被紧随其后的连德林、连巧巧夺了下来。“那时我们就怀疑他是不是脑子出问题了。”

因为对温岭市第一人民医院不信任，从 2013 年年初开始，连恩青多次前往台州、杭州等多家医院耳鼻喉科就诊，但所有医院的结论都是认为手术没有问题，CT 检查没问题。连恩青也多次将这些医院的检查报告拿回温岭市第一人民医院，嘀咕：“怎么跟你们的结论一样？你们医院是不是串通了？”

“我们只好跟他说，不信浙江省内的医院，可以去省外试试。”郑志坚回忆，为解决连恩青的问题，医院作出了最大的努力，2013 年 5 月 14 日，医院特意请来浙江省邵逸夫医院五官科的汤建国教授对连恩青会诊，结论依然是手术效果良好，不需要再次手术，同时建议对患者作心理安慰。

医院曾提出退还连恩青五千元的手术费用，但连恩青表示自己是来看病的不是来退钱的。

久而久之，连家愈加认为连恩青出了精神问题，“我们相信医生，这么小的手术应该不会出问题”。

这成了连恩青另一个苦恼，他越纠结鼻子，家属越认同他脑子坏了。连恩青往返不断在各家医院拍片子，让本就窘迫的家境变得更加困难。母亲劝阻他不要再看了，“看病的钱都是老娘打零工赚来买菜的”。脾气变得焦躁的连恩青于是打了母亲，并砸烂了家里的吊顶、电饭煲、铝锅。

2013 年 7 月 18 日，连恩青在镇上一家照相馆给自己拍了四张小照，照片中的他面带微笑，透着阳光。谁也没有意识到背后暗藏的杀机。7 月 29 日，连恩青又到照相馆将这组照片放大成 7 寸，7 月 30 日，他将取回的照片拿给了母亲：“老娘，我没办法做人了，你们以后想我了就看照片吧。”

连德友吓坏了，他安抚儿子，说送他去上海“全中国最好的医院”。连恩青乐了，上网搜索并记录了上海复旦大学附属眼耳鼻喉科医院专家门诊的信息。

8 月初，连恩青在连巧巧陪同下到了上海，检查的结论依然与浙江方面一致，连恩青就怀疑温岭医院已经串通到了上海。他让妹妹一个人回家，留给他一千元，他要匿名再挂一次号。连巧巧赶紧给父亲打了电话：“一定要送恩青去看脑子。”

连德友和两个侄子赶到了上海，差不多是押着连恩青到了上海市精神卫生中心。连恩青无奈地说:“我脑子没病,鼻子长在我身上,这种痛苦只有我自己才能体会到。既然你们坚持认为我脑子坏了,那我就看吧。”

因为连巧巧说他精神反常,连恩青当着精神病医院医生的面打了妹妹,并摔坏了妹妹的手机。医生摇头说这个人不行了,连恩青就这样被收治,两个月后的10月15日,连巧巧接连恩青出院。在出院小结上,精神卫生中心诊断“持久性的妄想性障碍”。

动车刚开离上海,连恩青就对妹妹说鼻子不舒服,妹妹没敢接话。当晚11点多到了温岭的家中,吃了晚饭后,连恩青突然说,“你们以为我住了两个月的院,鼻子就好了?我还要去看的!”连巧巧吓出一身冷汗,“我心想,完了”。

连恩青第二天就去了椒江一家医院,结论还是与此前一致。谁也不知道他何时准备了刀和榔头。在从精神病院出院后的第十天,连恩青来到了温岭市第一人民医院。出发前,他将手机、多余的钱都留在了家中,只带走了单程车资。

他当场刺死了曾参与处置纠纷的王云杰医师,刺伤了前来救人的王伟杰医师。他提刀冲向蔡朝阳医师的诊室,砸破了门上的玻璃,因为其他患者拼死抵住门,他未能进入,蔡朝阳医师幸免于难。

整个行凶的过程显得惊人的冷静而有逻辑性,他一句“凶手在楼上”骗过了赶来的保安,而后径直走到CT室对着医师江晓勇的心脏部位就是一刀。胸前口袋里的手机救了江晓勇一命,他问江晓勇,你是不是林海勇,江晓勇说“不是!”

据目击者回忆,发现杀错人之后,连恩青愣住了,说了一句:“哦,那没事了。”

这一切的表现让人匪夷所思,他像一个精神病人吗?

《就算有空鼻症又怎样?》

输入“空鼻症“的词条，记者轻易找到了不下十个由所谓的“空鼻症”患者建立起来的谈论群、自救群，但加入后记者发现，群里的大多数患者，均无法拿出确凿证据证明自己所患确系空鼻症。

随着温岭杀医事件的发酵，凶手连恩青一年半以前因术后鼻子不适，对温岭市第一人民医院进行投诉的经历也渐渐进入公众的视野。结合连恩青之前对自己鼻部不适症状的描述，和家人对其变得暴躁、易怒的评价，一个陌生的词语开始渐渐进入公众视野：“空鼻症”。

主观疾病?

空鼻症，英文名称为：empty nose syndrome，简称 ENS，美国空鼻症患者网站将其定义为：一种后天造成的鼻子生理缺陷，多半是过度的鼻甲骨切除或矫正手术所引起的副作用。该病症最早由梅奥诊所的尤金科恩于 20 世纪 90 年代中期提出，但由于诊断非常复杂，业内至今对该病症的研究仍旧停留在初级层面，缺乏针对此症的长期研究。

关于空鼻症的症状，台湾林口长庚医院耳鼻喉部鼻科主任黄启哲这样描述：鼻腔有过滤空气中的灰尘、加温空气的温度及滋润空气中的水分的功能，但一旦因为不明原因或先前手术治疗而导致鼻腔过度通畅，使鼻腔固有的功能丧失，那就形成所谓的“空鼻症候群”。手术不当造成的“空鼻症候群”，此类病人多因为先前过敏性鼻炎、肥厚性鼻炎或鼻窦炎而接受手术，将下鼻甲或者中鼻甲作过度的修除，而致鼻腔过度通畅，此时病人常会抱怨咽喉干燥或有异物、鼻塞、头晕、睡眠品质差、胸闷和心情沮丧。结合这样的症状描述，连恩青之前的症状似乎与空鼻症存在某种程度的相似。

术后检查中，医生一直认为连恩青的手术没有问题，CT 片也显示一切良好，但这样的结论显然与连恩青主观的感受不相符。

2011 年，华中科技大学同济医学院附属协和医院等医院的耳鼻咽喉科医生发表论文指出：很多时候，空鼻症的症状易被医务人员忽视，因为医生无法清楚解释这种宽阔鼻腔的患者出现这种矛盾的鼻塞的原因，而且 CT 检查也是正常的，只会显示患者鼻腔在术后变大。重庆医科大学附属永川医院耳鼻咽喉科甚至有医生表示：空鼻症是一种主观性疾病，需要依靠患者对症状的描述才能确定，单靠检查是检查不出来的。这似乎可以解释，为什么空鼻症患者屡次复查结果均会显示正常。

不仅是在中国，即便在一些医疗水平发达的其他国家，空鼻症的确诊依旧是一个难题。美国空鼻患者网站中的一个研究指出：很大的问题在于，空鼻症的许多症状平均要手术 7 年后才能明显显现出来，所以很难追溯手术的关联性和责任。因此，可以说空鼻症是一种慢性病，它的症状可以是许多别的问题引起，诸如鼻炎一类的病症，在症状上有时也与它相似，故对于空鼻症的确诊需要长期的研究和观察。

登录腾讯 QQ，输入“空鼻症”的词条，记者轻易找到了不下十个由所谓的“空鼻症”患者建立起来的谈论群、自救群，但加入后记者发现，群里的大多数患者，均无法拿出确凿证据证明自己所患确系空鼻症。记者在各种讨论组中询问参与者，为什么认为自己得了空鼻症，90% 受访者的回答均是：以前鼻子不好，做了手术，就变成这样了，且症状完全符合。很多受访者都表示，自己手术过后没多久就感觉鼻子不对劲。

不治之症？

在诸多关于空鼻症的讨论群中，比起对医疗部门的抱怨，大家显然更加关注针对此病症的治疗方式。但按照网络上的说法，空鼻症一旦形成，鼻内管道即永久失去其正常功能，即使再用手术缩小鼻内通道，也无法完全恢复。

通过网络搜索记者发现，一些关于如何治疗空鼻症的方法广泛流传。资料显示，针对空鼻症的治疗主要分为非手术性和手术性两种，非手术性主要偏重于药物治疗来维持鼻内湿度，增进剩余的鼻黏膜的健康，减低发炎的可能性，维持鼻腔内的血液流畅；手术性治疗则着重于再度缩小原先过度扩大的鼻腔通道，通过生物移植的方法或人造组织来重建割去的鼻甲骨组织。但即便鼻甲骨组织可以通过手术重建，一些诸如鼻内纤毛细胞（鼻毛）等组织一旦因先前的手术被过度切除，也无法重建。换而言之，重建的组织再逼真，也无法具备原生态组织的全部功能，而空鼻症患者，则注定要痛苦下去。

在国内关于空鼻症谈论中，一些所谓的偏方也屡屡出现，但多数患者对这些偏方的反应都甚为消极，也有人对此病的治愈根本不抱希望，登录QQ群，只是纯粹为了发泄情绪，或与同病相怜者抱团取暖。

在记者说明身份后，仅有极少数人愿意接受采访，并表示希望记者通过媒体传播，为他们找到一个可以治愈的好方法，大多数人的反应仍是以抱怨为主，透过聊天窗口中一行行快速刷出的文字，一个个叠加的感叹号，使记者在这样一个虚拟空间中，感受到一种真实的焦虑与一点即燃的火药味。

对于一般生理上的病痛，旁观者或许能够理解，但永远无法感同身受，记者没有过患鼻炎或其他鼻部疾病的经历，包括记者在内的大多数鼻子健康之人可能都无法想象，一个鼻子，何以难受到要人命。而在连谋杀以前，这样的痛苦甚至连理解都得不到。

五官科成重灾区

除此次浙江温岭连恩青杀医事件外，近几年来，国内发生的几起伤医、杀医事件中，耳鼻喉科的医生几乎占了受害者的大半。这是一个残酷的结果。

2007年6月13日，新乡市第二人民医院耳鼻喉科主治医师代文红，被一名五年前曾在这里进行过鼻中隔手术的患者，以手术效果“不理想”为由，连捅11刀，刀口遍布前胸，后背，腹部，腹股沟区，最致命一刀捅在心脏要害部位，当时血流满地。后经抢救无效，因公殉职。

2011年9月15日，北京同仁医院耳鼻咽喉科部主任徐文，遭遇一位名为王宝洺的病人的暴力砍杀，双臂被砍十余刀，致肌腱断裂和颅骨、尺骨、胫骨骨折，经多学科专家全力抢救，才脱离生命危险。

2012年2月14日，河北省邢台市柏乡县医院内，一名陌生男子闯进耳鼻喉科，当场砍死耳鼻喉科医生，又对做胃镜的另一名医生和护士砍数刀，有一位看耳鼻喉的病人也被砍数刀，生命垂危。

2012年4月13日上午，北京大学人民医院耳鼻喉科主任医师邢志敏在为患者看病时，被一名男子用刀捅伤。目击者称，行凶男子戴着蓝色口罩，伤人后便冲出了诊室，受伤的邢医生被送往急诊室救治。经过抢救，被刺医生脱离了危险。

2012年9月3日上午，一名43岁的男子在深圳鹏程医院候诊时突然拔出菜刀，将一名耳鼻喉科医生砍伤后，再砍伤一名女导医和一名保安，随后挟持一名护士狂砍，护士身中20余刀。

在接二连三的恶性事件中，死神似乎格外垂青耳鼻喉科的医生，有人因此猜测，这其中可能有一个隐秘的内在联系，即伤人者可能是经该院手术治疗而患上空鼻症的患者。但目前为止，上述事件中，仍有部分凶手伤人动机不明，基于前文所述空鼻症的诊断之难，行凶者的真实动机可能永远是一个谜。

但几起恶性事件中的一个共同点是，凶手杀医似乎都是早有预谋，行凶过程中目标明确且毫不犹豫，并且众目睽睽之下，都带了些鱼死网破的味道。

在此次温岭杀医事件中，连恩青如果真患有空鼻症，是否会在之后对其的定罪量刑时有相应影响？中建中汇律师事务所的洪流律师在接受《新民周刊》专访时表示，被害人过错在刑事司法实践中的确可以作为对被告人酌情从轻处罚的情节予以考虑，但这种从轻不可能被无限放大。假设连恩青的空鼻症系错误治疗造成，那么相应的医疗机构理应在民事范围内承担一定责任。从温岭杀医的个例来看，在对连恩青审理时，若故意杀人的罪名成立，即便有证据证明连恩青患有空鼻症，法院在量刑时对连恩青从轻处罚的可能性也很小，因为他的行凶手段太过残忍，在公共医疗场所造成两死一伤的后果也极为严重。

连恩青再大的痛苦也不能成为剥夺他人无价生命行为的免死牌。此外，就目前我们对空鼻症的研究来看，连恩青的辩护人想要充分证明连恩青患有空鼻症，以及空鼻症给连恩青造成的痛苦与被害人之间有因果关系，并让法官从证据角度予以采信，这恐怕也是一个难题。

【王若翰】

《用脚抗议》

当被问及“你是否有过转行的想法”时，回答“有”的人数高达81.9%。

2013年10月31日，上午8点20分刚过，上海中山医院的医护人员已经陆续来到了院内的孙中山像前，自发排起了队伍。他们身着白大褂，手持写着“沉痛哀悼温岭遇害同仁”的标语。

原定于8点30分开始的活动，因为不断有医护人员加入队伍而稍微推迟了一会儿。待百余人的队伍站定，静默的3分钟正式开始。

因为温岭杀医案，医生群体第一次对伤医事件集体发声。中山医院的同行们便用沉默的方式表达着自己的愤怒，同时也呼吁建立医患新关系、医疗新秩序，呼吁对医患矛盾的理性反思。

默哀完毕后，现场一位负责人宣布“大家尽快回到自己的岗位上，不要影响工作”，话音回荡在小小的广场上空。

除了用沉默的集会表达对医生职业处境的担忧，近年来，不少医护人员离开医疗一线岗位，转而选择其他“性价比”更高的职业，用转行来回避日渐恶化的职业环境。医生改行，正在从医生们的嘴上说说变成实际行动。

温岭案发生当天，网友“金色葡萄”在果壳网写下《医生改行指南》，而一项来自中国最大的医学学术交流网站“丁香园”的调查显示，当被问及“你是否有过转行的想法”时，回答“有”的人数高达81.9%。关于导致医务人员转行的主要因素，医学圈网友们投票认为，除了“工作负担过重”“对收入情况不满意”，“伤医和杀医事件比例的增多”赫然位列第三。

行医高风险?

“中山医院巴林特小组活动：为温岭遇害医生默哀3分钟……在不影响工作的前提下，请本院同仁着白大褂前往，默哀不喊口号——巴林特心家园，我们守望相助。”10月29日晚，陆林（化名）在微信朋友圈看到了这样一条消息。

陆林曾是全国某著名三级甲等医院的一名医生。他告诉记者，温岭事件发生后，朋友圈中的医生朋友们几乎每天都会转发一些有关“抵制医院暴力”的消息。“还是第一次见到医生们如此愤怒，或许是因为前两天广医二院多名医生被打的事情刚出，再遇到温岭事件，医生的情绪一下子就爆发了。”

陆林说，他至今对医生职业感情深厚甚至十分留恋，他坦言，若不是出于一些职业发展以及现实因素的考量，他不会选择放弃当医生。在多年前当医生的时候，陆林也时不时耳闻有医生或护士被打伤的消息，但他不曾料想医患关系会恶化到“挥刀相向，伤人性命”的地步。

“记得2002年我刚毕业，那时的医患关系开始变得‘微妙’，但不至于恶劣。后来就一年不如一年，直到我离开的时候，可以说是医患关系最差的时候。这其中，可能也有微博等自媒体发展的原因，让消息传播得更快和更广。一旦双方有什么较大的冲突，人人都会知道。”陆林回忆道。

2011年，有报道称，未来5年内中国大陆地区可能有1.4万名医生改行到外资医药公司任职。当时，陆林已经在一家外资药企市场部工作了 3 年。

“去外资药企是一些医生转行时会考虑的选择。”陆林说，换个角度来看，这些年来他其实并未真正离开医疗圈。

“不论是我当医生的时候，还是现在工作中接触到的医生，不好的当然有，但肯定是少数。可以这样说，读了这么多年书，熬了很多年才能正式成为一名医生，他们中的绝大多数是由衷地希望自己能够救助病患。”陆林说，“可惜的是，我们的医生正在渐渐失去成就感”。

陆林指出，年轻医生收入相对少是一方面，而工作中缺乏成就感与成长机会也是一个问题。“虽然说有住院医师培训制度，但有多少住院医师得到了真正的锻炼和机会呢？终日只有简单重复的跑腿劳动。加之大陆医生除了医疗任务还有很多其他不必要的任务，比如科研任务和职称评定。”

陆林认为，现在紧张的医患关系则是让医务人员身心俱疲的另一个主要原因。

这些天，让陆林不放心的是他当麻醉科医生的妻子。陆林说，自从温岭事件发生以来，妻子的情绪就很低落，“麻醉科也是一个高风险的科室，经常会遇到医患矛盾。几天来，特别是到了晚上，每当听到或看到相关新闻时，她总是默默流泪。她对我说，想不明白当医生到底是为了什么”。

其实，早在 2012 年哈尔滨医科大学杀医案发生后，陆林的妻子就萌生去意。当时，为了鼓励还是女友的妻子，陆林向她求婚。“希望通过这样的方式，给妻子一些正能量，让她能够坚持下去。这些天，我也经常跟她聊天，开导她，同样希望能给她一些正能量，让她振作。”但陆林强调，医院在处理这些事情上的态度才是最大的正能量，“若医院为了息事宁人或者出于某种利益考虑，而牺牲了医生的利益，这会让医生感到更心寒”。

医不二代

2013 年 6 月，拥有 252 万微博粉丝的北京协和医院急诊科医生于莺辞职引起了不少关注。

于莺对辞职做了解释：“不和科研考核大夫的评判体系玩了。”但也有人猜测：她是遭遇了不公正对待，还是别有隐情？要知道急诊科的工作既辛苦又存在高风险，收入比起一些专科也有不少差距，没有良好的体力和心理素质，很难胜任这份工作。

风险大、责任重、辛苦、挣钱少、不能照顾家庭是急诊科医生真实生活的写照。实际上，各家医院急诊科医生的流动性一直比较大，于莺的离开只是唤起了人们对医生，特别是急诊科医生生存状态的更多关注。

“丁香园”一项调查显示，中国医师“医不自医”现象突出：超过四分之一的医生存在心血管疾病风险，35 岁以上男性医生高血压患病率是健康人群的两倍，七成以上医生患有不同程度的颈椎腰椎疾病。

而现在，暴力袭医则是让整个医护群体的生存环境堪忧。

中华医学管理学会统计，自 2002 年 9 月《医疗事故处理条例》实施以来，中国医疗纠纷的发生率平均每年上升了 22.9%。一些受访人士坦承，医患关系恶化和频发的暴力事件让医生心理负担很大，变得更加小心谨慎，对一些年龄大、手术风险大的患者有时更愿意推荐保守治疗。

于莺在接受媒体采访时也曾表示，暴力袭医对医生整体来说都是一个打击。有些医生选择离开这个医疗行业；有的医科院校毕业的医学生，选择毕业后不当医生，“（他们）辛辛苦苦读这么多念书，到社会上去工作，不是为了被打，甚至被杀的”。

“这两年医科院校的招生分数线一降再降，有的学校还是招不满。厦门大学医学院甚至还免费招收医学生，就是因为想更多地吸引学生来读医学专业，也是因为招不满学生。”于莺进一步表示，“长此以往会出现一个什么现象？人才流失和医疗断档”。

培养一个医生的周期非常长，五年的本科，三年的硕士，三年的博士，十一年出来还只是一个住院医生，还另外需要三年的住院医生轮转培养。“14 年之后，他才可能积累一定的临床经验和知识技能，独立地去为患者服务。这样一个长的周期是不允许断档的。一旦当中断了一个层面，后面的人接不上，那就会出现，有一个时期，它的医生资源会非常少。也许我们这一辈人，还有医生为我们服务。如果这个局面不扭转的话，可能到了我们的子女，为他们看病的医生就会大量减少，到时候群众看病难，找不到一个合格的好医生为他看病，那这个矛盾就会更加突出了。所以还是呼吁大家理性地对待医患矛盾，对待医患纠纷。”于莺说。

有数据显示，我国每年培养约 60 万名医学生，但是只有约 10 万人可以穿上“白大褂”。另有报道称，目前医学毕业生的转行率居高不下，学以致用的难度较大。

中国年青一代开始重新审视医生这一职业。表现最为突出的是，中国已经出现“医不过二代”现象——据媒体公布的最新医师执业状况调查，中国 78% 的医生不希望子女从医；另据一份有效问卷为 11910 份的医生自己的调查，“反对子女或者亲属选择医疗行业”的人接近 60%。

对此，陆林表示会尊重孩子自己的意愿，“将来我的孩子无论希望从医，还是别的职业，我只希望他能在一个公平、公正、法治的环境中工作”。

暴力零容忍

针对近期暴力袭医事件，国家卫生计生委和公安部日前印发了《关于加强医院安全防范系统建设指导意见》，要求医院保安员数量当遵循“就高不就低”原则，按照不低于在岗医务人员总数的 3%，或每 20 张病床配 1 名保安的标准配备。

但这一规定立即引发了热议。

一名不愿具名的卫生系统工作人员在接受记者采访时，批评这样的规定是“官僚作风的指导意见”。“20 张床配 1 个保安，是配公安还是保安？

保安执法权谁给？费用谁支付？国家本来就不给医院什么钱，却还要让医院自己付钱保护自己，不说能不能保护，就是费用也付不出，总不能让医生自己付吧！”在该工作人员看来，此《指导意见》难以缓解医患关系，也跟不上伤医案的节奏。

11月5日，上海华山医院邀请宝山公安分局教官，向职工培训面对暴力侵害如何自卫；同一天，中山医院也邀请世界跆拳道联盟黑带四段高手，前来传授防身绝招，吸引了大批医护员工。

如此看来，医生们纷纷开始“习武防身”，医院全员练武，难道是想制造出一番“以暴制暴”的“盛景”？

“（这）是鲜明的犯罪和犯法，就是伤人罪，这是罪，而且没有什么可以模棱两可的地方……不管在任何的环境。”钟南山院士曾因之前广医二院多名医务人员遭受毒打而在接受媒体采访时5次强调“这是一个非常鲜明的是与非的问题”。

10月31日，公安部下发通知，要求公安机关坚持“零容忍”，依法严厉打击各种侵害医务人员的违法犯罪行为。中国医师协会、中华医学会、中国医院协会、中国卫生法学会在之前就联合发表声明，呼吁全医疗行业、全社会动员起来，“对医疗暴力零容忍”。

其实，为了防暴力伤医，从2005年以来，中国的各大医院便开始设立警务室，但效果并不明显。因为暴力事件的发生，往往带有一定的突发性，难以预测和防范。

“如今患者对医生极其不信任，媒体的误导也是一个原因。关于医院、医生、医药的负面报道太多，个案是存在，但不是普遍现象，不是每个医生都拿黑钱、办黑事。医生队伍总体是好的，在社会上是出色的一群人，有教养的一群人，有理想的一群人，以及有责任心的一群人。”上述工作人员称，“最重要的还是国家没有把应该担起的责任担起来，把风险转嫁到医院、转嫁到老百姓身上”。

要想解决医患纠纷问题，不破除以药养医的机制是不可能的。而要打破以药养医的机制，意味着要对庞大的医疗产业链条动大手术，触动相关的利益格局，难度相当大，也绝非短时间内能够完成。“就看接下来的这十年时间吧。”陆林做出了这样的估计。

【应　琛】

参考文献

Amanda J. Wilson, Billie Bonevski, Alison L. Jones, David A. Henry, *Deconstructing cancer: what makes a good-quality news story?*, The Medical Journal of Australia, 2010, 193 (11): 702 – 706.

Barry A. M. , Yuill C. , *Understanding the Sociology of Health: An Introduction*, New York: SAGE Publications, 2002.

Christen Rachul, Nola M. Ries, *Canadian Newspaper Coverage of the A/H1N1 Vaccine Program*, Canadian Journal of Republic Health, 2011: 186.

Docofsoul, *Chinese doctors are under threat*, The Lancet, 2010: 657 – 658.

Goffman, *Frame Analysis: An Essay on the Organization of Experience*, Northeastern University Press, 1986.

Goffman, Erving, *Frame Analysis: An Essay on the Organization of Experience*, London: Cambridge University Press, 1984.

Gregory Bateson, *A Theory of Play and Fantasy*, *The MIT Press Combrige*, Massachuestts London, England, 2006.

Judith Revel, *LeVocabulaire de Foucault*, Paris: Ellipses Edition Marketing S. A. , 2002.

Michel Foucault, *Dits et Ecrits*, *IV*, 1980 – 1988, Paris: Gallimard, 1994.

Michel Foucault, *L'ordre du discours*, Paris: Gallimard, 1971.

MORREI ME., *Haavi: Conflict of Interest*, *in Warren Thomas Re-ich* (*editor in chief*): *Encyclopedia of Bioethics*, New York: Macmillan, 1995: 459-465.

Nicola Latronico, Ottavia Manenti, Luca Baini, *Quality of Reporting on the Vegetative State in Italian Newspapers The Case of Eluana Englaro*, Plus One, 2011, Volume 6, Issue 4.

Noelle E., *The Spiral of Silence a Theory of Public Opinion*, Journal of Communication, 1974, 24 (4): 43-51.

Shepherd E., *Eating disorders in the media: The changing nature of UK newspaper reports*, European Eating Disorders Review, 2010-11-12: 486-495.

《马克思恩格斯全集》第一卷，人民出版社1995年版。

柴会群：《鼻子“小病”惹出多起杀医案　空鼻症的社会之痛》，《南方周末》2013年12月5日。

陈爱如、张洁：《从对立到信任还要多久？——新医改进程中和谐医患关系构建》，《佳木斯大学社会科学学报》2014年第8期。

陈虹、高云微：《医患关系中的话语权重构》，《新闻与传播研究》2013年第20卷第11期。

陈化、黄钰桃：《医患利益冲突及其平衡》，《医学与哲学》2019年第5期。

陈力丹：《舆论学——舆论导向研究》，中国广播电视出版社1999年版。

陈倩雯、郑红娥：《国内外医患关系研究述评》，《医学与哲学（A）》2014年第35卷第3期。

陈瑶质：《专家谈温岭杀医案：冷漠医者会造成恶性后果》，《南方新闻网》（中国台州网转载）2013年11月4日。

杜涛：《框中世界：媒介框架理论的起源、争议与发展》，知识产权出版社2014年版。

［英］扶霞·邓洛普：《鱼翅与花椒》，何雨珈译，上海译文出版社2018年版。

高芳:《简析框架理论》,《青年记者》2008 年第 17 期。

龚群:《中国传统社会的职业及其伦理》,《孔子研究》2001 年第 6 期。

[法] 古斯塔夫·勒庞:《乌合之众》,冯克利译,中央编译出版 2005 年版。

顾冬辉:《医患博弈中的行为模式研究》,硕士学位论文,中国人民解放军军医进修学院,2006 年。

郭小平:《当前医患纠纷报道的误区和对策》,《新闻三昧》2002 年第 9 期。

郭小平:《医患要沟通 媒体要引导——当前医患报道的误区和对策》,《声屏世界》2002 年第 11 期。

[德] 哈贝马斯:《公共领域的结构转型》,曹卫东等译,学林出版社 1999 年版。

[挪威] 哈罗德·格里曼、王巧贞:《权力、信任和风险:关于权力问题缺失的一些反思》,王巧贞译,《哲学分析》2011 年第 2 卷第 6 期。

胡泳:《众声喧哗:网络时代的个人表达与公共讨论》,广西师范大学出版社 2008 年版。

黄河、王芳菲:《新媒体如何影响社会管理——兼论新媒体在社会管理中的角色与功能》,《国际新闻界》2013 年第 35 卷第 1 期。

黄静:《医患话语博弈研究——以湘潭“产妇之死”为例》,硕士学位论文,南京师范大学,2015 年。

金苗、熊永新:《美国 25 家日报要闻版伊拉克战争报道新闻构架分析》,《新闻与传播研究》2003 年第 3 期。

景录先:《古今“医患关系”比较研究》,《中国卫生法制》2004 年第 1 期。

鞠传宝、曹鲲:《中国政府规制中的“政府失灵”现象分析——以医患关系为例》,《桂海论丛》2014 年第 30 卷第 2 期。

雷锦程:《医药回扣是最大的医患利益冲突》,《医学与哲学》(人文社会医学版)2006 年第 10 期。

雷跃捷、辛欣:《网络传播学》,中国传媒大学出版社 2010 年版。

李丛：《古今医患关系的社会学对比分析》，《中国医学伦理学》2007 年第 5 期。

李红、董天策：《符号学视域下的网络公共事件及其主体分析》，《现代传播》2012 年第 9 期。

李嘉新、郑伟康、李盈：《边缘的行走：传统媒体医患关系报道——以 2013 年〈中国青年报〉为例》，《中国报业》2014 年第 10 期。

［美］李特约翰：《人类传播理论》，史安彬译，清华大学出版社 2004 年版。

刘国栋：《医患关系的伦理学思考》，硕士学位论文，吉林大学，2010 年。

刘京林等编著：《传播中的心理效应解析》，中国传媒大学出版社 2009 年版。

刘伶俐、文亚名：《网络舆论对医患关系的负面影响及应对》，《医学与哲学》2013 年第 9 期。

刘世敏：《网络受众的特点及传播功效》，《新闻世界》2009 年第 4 期。

［美］罗兰·德·沃尔克：《网络新闻导论》，彭兰等译，中国人民大学出版社 2003 年版。

马丽敏：《我国新闻媒体医患关系报道的受众研究——以西安市为例》，硕士学位论文，陕西师范大学，2013 年。

马小华：《当前医患关系的社会学解读——以嵌入性为视角》，《天中学刊》2014 年第 29 卷第 4 期。

［美］迈克尔·海姆：《从界面到网络空间：虚拟实在的形而上学》，金吾伦、刘钢译，上海科学普及出版社 2007 年版。

［美］尼古拉·尼葛洛庞帝：《数字化生存》，胡泳、范海燕译，海南出版社 1996 年版。

盘敏：《群体极化现象及对策研究》，硕士学位论文，湖南师范大学，2015 年。

彭劲松：《当代中国利益关系分析》，人民出版社 2007 年版。

彭曼：《我国近期报纸医生的传媒形象研究》，硕士学位论文，华中科技大学，2007 年。

茹倩倩:《我国医疗事故纠纷报道中的医生媒介形象研究》,硕士学位论文,陕西师范大学,2012 年。

宋阳、佟延秋:《医疗媒介形象的重构与传播——以纪录片〈人间世〉为例》,《电影评介》2018 年第 4 期。

苏春艳:《当“患者”成为“行动者”:新媒体时代的医患互动研究》,《国际新闻界》2015 年第 11 卷第 4 期。

苏苗苗:《中美媒体医患新闻报道话语中医生形象比较研究》,硕士学位论文,山西大学,2013 年。

孙福川:《医学人本论:医患和谐的伦理之根——兼论“医生也是人”》,《中国医学伦理学》2019 年第 32 卷第 9 期。

谭复成:《谈古今医德医患关系》,《实用医技杂志》2005 年第 22 期。

涂光晋、刘双庆:《社交媒体环境下医患暴力传统事件的媒介呈现研究》,《国际新闻界》2015 年第 11 卷第 3 期。

[美] 托德·吉特林:《新左派运动的媒介镜像》,张锐译,胡正荣校,华夏出版社 2007 年版。

汪新建、王骥:《医患纠纷媒体报道框架及其对医患信任的影响——以〈人民日报〉和〈健康报〉为例》,《南京师范大学学报》(社会科学版)2018 年第 1 期。

王丽媛:《媒体在构建和谐医患关系中的责任》,《青年记者》2014 年第 11 期。

王瑞林:《从医患门报道看中国新闻专业主义的现实尴尬》,《新闻界》2013 年第 21 期。

王扬:《媒介守望的迷失——从深圳“八毛门”事件看新闻专业主义的失守》,《记者摇篮》2011 年第 12 期。

王瑜:《警惕“刻板印象”背后媒介素养缺失——浅析媒体医患关系报道的负面影响》,《中国报业》2014 年第 10 期。

［美］沃纳·赛佛林、小詹姆斯·坦卡德：《传播理论——起源、方法与应用》，郭镇之等译，华夏出版社2000年版。

吴飞、田野：《新闻专业主义2.0：理念重构》，《国际新闻界》2015年第7卷第1期。

吴鹏伟：《医患关系的媒介框架研究》，硕士学位论文，安徽大学，2013年。

向倩云：《从框架分析视角探析我国医患冲突的媒体呈现——以"温岭杀医案"为例》，《新闻世界》2014年第4期。

肖敏、闻娱：《医患关系的媒介报道框架分析——以杭州地区报纸为例》，《传播与版权》2014年第6期。

谢申照：《新闻框架视角下的医疗改革报道分析（2005—2007）》，硕士学位论文，复旦大学，2007年。

辛文娟、赖涵：《群体极化视域下网络舆情的演化机制研究——以微博网民讨论"浙江温岭杀医案"为例》，《情报杂志》2015年第34卷第2期。

徐军义：《福柯的话语权力理论分析》，《哲学史学研究》2010年12月。

严利华：《从个体激情到群体理性——新媒介时代公民参与的理论与实践》，武汉大学出版社2013年版。

阳欣哲：《媒体传播对医患关系影响研究》，博士学位论文，上海交通大学，2012年。

杨保军：《当代中国主导新闻观念的可能选择：发展新闻专业主义》，《国际新闻界》2013年第3卷第11期。

杨璀璀、蒋忠波：《"框架"概念再辨析——兼论近年国内外的框架研究》，《新闻爱好者》2015年第5期。

殷东风、王立波：《社会转型期医患关系的社会学研究》，辽宁大学出版社2014年版。

于赓哲：《汉宋之间医患关系衍论——兼论罗伊·波特等人的医患关系价值观》，《清华大学学报》（哲学社会科学版）2014年第29卷第1期。

俞欢:《新媒体形势下的舆论场中医患话语权博弈——“湘潭产妇死亡”事件舆情分析》,《新闻及传播研究》2016 年第 3 期。

曾庆香、黄春平、肖赞军:《谁在新闻中说话——论新闻的话语主体》,《新闻与传播研究》2005 年第 12 卷第 3 期。

[美] 詹姆斯·波曼、威廉·雷吉:《协商民主:论理性与政治》,陈家刚等译,中央编译出版社 2006 年版。

张思玮:《〈中国青年报〉医患关系报道的媒介框架研究》,硕士学位论文,河北大学,2009 年。

张晓琦:《聚焦闪亮的日子——中国新闻调查往事》,《电影世界杂志》2016 年 3 月 9 日。

郑大喜:《医生的行为角色及其控制策略——基于经济学的分析》,《中国医疗保险》2010 年第 6 期。

朱文伟:《对医患关系的认识与思考》,《才智》2014 年第 15 期。

朱振明:《福柯的“话语与权力”及其传播学意义》,《现代传播》(中国传媒大学学报)2018 年第 40 卷第 9 期。

后　　记

时光飞逝，这篇书稿初稿的完成已是三年之前，其间由于我的拖延和终日忙碌于事务，直到今天才付梓。伏案写作是一件辛苦但快乐的事情，需要有精神和体力的支持，在此我特别感谢我的研究生们。在一起相处的日子里，我们一起读书，一起旅行，探讨学术，这种相处是人生的极大快事，也是一日一日平凡生活中最大的欣慰，本书的成稿也得力于他们的支持，是我们共同努力的结晶。

除了合著者彭毅之外，研究生侯琳对本书的第二章作了重要贡献，研究生梅峰对本书的第四章作了重要贡献。虽然他们都离开学校开始新的征程，不再从事与学术研究相关的工作，但是一起奋斗成为彼此美好的记忆，我们亦师亦友，常相聚，常相忆。

是为记。